COLLÈGE NATIONAL
DES GYNÉCOLOGUES ET OBSTÉTRICIENS FRANÇAIS
Président : Professeur B. Blanc

Mises à jour en Gynécologie et obstétrique

—

CNGOF

VINGT-HUITIÈMES JOURNÉES NATIONALES
Paris, 2004

PUBLICATIONS DU COLLÈGE

MISES À JOUR EN GYNÉCOLOGIE ET OBSTÉTRIQUE :
TOME I : 1977 Numéro spécial du *Journal de Gynécologie, Obstétrique et Biologie de la Reproduction.* Tome 7, n°3 bis, 1978 (épuisé).

TOME II ....: 1978	TOME XV ....: 1991
TOME III ....: 1979	TOME XVI ....: 1992
TOME IV ....: 1980	TOME XVII ....: 1993
TOME V ....: 1981	TOME XVIII ......: 1994
TOME VI ....: 1982	TOME XIX ....: 1995
TOME VII ......: 1983	TOME XX ....: 1996
TOME VIII .....: 1984	TOME XXI ....: 1997
TOME IX ....: 1985	TOME XXII ....: 1998
TOME X ....: 1986	TOME XXIII ......: 1999
TOME XI ....: 1987	TOME XXIV ......: 2000
TOME XII ......: 1988	TOME XXV ....: 2001
TOME XIII .....: 1989	TOME XXVI ......: 2002
TOME XIV ......: 1990	TOME XXVII ......: 2003

MISES À JOUR EN GYNÉCOLOGIE MÉDICALE :
TOME I ....: 2002 TOME II ....: 2003

L'ÉVALUATION DES SOINS EN GYNÉCOLOGIE ET OBSTÉTRIQUE

OBJECTIFS PÉDAGOGIQUES EN GYNÉCOLOGIE ET OBSTÉTRIQUE
pour les étudiants du deuxième cycle d'études médicales

LA RESPONSABILITÉ MÉDICO-LÉGALE
EN GYNÉCOLOGIE-OBSTÉTRIQUE (épuisé)

L'ENSEIGNEMENT EN GYNÉCOLOGIE-OBSTÉTRIQUE

ENVIRONNEMENT DE LA NAISSANCE

APPORT DE L'ÉCHOGRAPHIE EN OBSTÉTRIQUE

LA PRISE EN CHARGE MÉDICALE DE LA STÉRILITÉ

LA PRISE EN CHARGE DE LA GROSSESSE, DE L'ACCOUCHEMENT ET DU NOUVEAU-NÉ SELON LEUR NIVEAU DE RISQUE

ÉDITEUR

Collège National des Gynécologues et Obstétriciens Français
184 rue du Faubourg St Antoine – 75012 PARIS

Diffusion : VIGOT
23, rue de l'École de Médecine – 75006 PARIS
Tél. : 01 43 29 54 50

TABLE DES MATIÈRES

« Conseils aux voyageurs » pour les femmes enceintes

H.-J. PHILIPPE*, M. MIEGEVILLE**
(Nantes)

Les voyages au cours de la grossesse soulèvent la question des risques liés aux moyens de transport et aux pays et donc aux conseils qui en découlent.

I. QUELS SONT LES RISQUES LIÉS AUX MOYENS DE TRANSPORT ?

Les risques sont modérés.

1.1. Le bateau ne pose que peu de problèmes, sauf en début de grossesse en cas de mal de mer associé à des nausées.

1.2. Le train est habituellement sécurisant et il est possible de se mobiliser, rendant ainsi exceptionnels les accidents thrombo-emboliques.

1.3. La voiture ne pose pas plus de problème sous réserve d'une conduite non sportive, du port de la ceinture de sécurité, dans un

* Service de gynécologie-obstétrique
** Laboratoire de parasitologie et de médecine tropicale
CHU Nantes.

climat serein et avec une durée raisonnable maximale de 6 heures. Comme pour tout voyageur, une pause toutes les deux heures est recommandée. Le port de la ceinture est obligatoire ; il permet de réduire la mortalité maternelle et fœtale. En cas d'éjection de la femme hors de la voiture, la mortalité maternelle est 6 fois plus importante et la mortalité fœtale 5 fois (6).

Un HRP survient dans 1 à 5 % des cas après un accident léger et dans 20 à 50 % des cas d'accident grave (17).

1.4. L'avion soulève des problèmes liés à l'altitude, à la pressurisation de la cabine, aux radiations cosmiques, à la difficulté d'arrêter le voyage en cas d'urgence obstétricale !

1.4.1. Les modifications cardiovasculaires liées à la pressurisation de la cabine. Elle correspond à une altitude de 2500 m ; elle entraîne une augmentation de la fréquence cardiaque et de la pression artérielle maternelles, une diminution de la PO_2, la PCO_2 restant stable (2, 10).

Ceci n'a pas de conséquences, sauf en cas d'anémie sévère et notamment en cas de drépanocytose.

Au moment du décollage et de l'atterrissage, la fréquence respiratoire s'accélère. Pour le fœtus, aucun des paramètres de bien-être n'est altéré (10).

1.4.2. Le principal risque est celui de maladie thrombo-embolique (MTE)

Le *syndrome de classe économique* a été décrit en 1988 par Cruickshank et al. Il correspond à des manifestations thrombo-emboliques liées à un voyage aérien. Trois mécanismes sont impliqués : la réduction de la mobilisation des jambes et de la mobilité dans l'avion, la déshydratation et l'atmosphère hypobare. Ces conditions sont habituelles en classe économique (7).

Scurr et al. ont exploré par échographie doppler dans les 48 h suivant un voyage à longue distance en avion (> 8 heures) des passagers de plus de 50 ans sans autres facteurs de risque thrombo-embolique. Ils retrouven 10 % de passagers avec des anomalies échographiques (16).

D'autres auteurs retrouvent une incidence de 2,8 % en cas de facteurs de risque : antécédents de MTE, thrombophilie, varices, cancer, mobilité réduite (3).

Le lien entre anomalies échographiques et MTE est remis en question par Hirsh J et O'Donnell MJ dans un éditorial du Lancet (9).

Lapostolle et al. ont analysé les accidents thrombo-emboliques sévères ayant conduit à une prise en charge immédiate après l'atterrissage, soit 56 embolies pulmonaires (EP) parmi 135 millions de passagers en 7 ans à l'aéroport Charles-de-Gaulle.

L'incidence est de 1 par million de passagers pour des vols < 4 h et de 4,8 par million de passagers pour des vols > 4 h (11).

F. Paganin a évalué l'incidence des MTE survenant dans les 15 jours suivant un voyage en avion entre Paris et la Réunion, soit un voyage > 12 h. L'incidence a été appréciée à partir de questionnaires adressés à l'ensemble des médecins de l'île de la Réunion. Elle est de 116 par million de passagers. Dans 82 % des cas, il existait un facteur de risque (varices, immobilité, antécédents de MTE, maladies cardiaques, trauma récent). Le principal facteur de risque d'EP était l'immobilité (14).

Les principaux éléments pathogéniques sont la majoration de la stase veineuse, la déshydratation et la baisse de la pression atmosphérique dans la cabine.

La stase veineuse existe en fait dans toute classe. Le rôle de la stase a été évalué par l'impact positif des bas de contention avec une incidence de 3 % versus 10 % dans l'étude de Scurr et de 0,2 % versus 4,5 % dans celle de Belcaro (3).

La réduction de la pression atmosphérique est nécessaire pour des raisons de consommation en carburant. Elle est identique à celle existante à 1800-2400 m d'altitude. À cette pression atmosphérique, la saturation en O_2 est diminuée, ce qui peut induire une activation des facteurs de la coagulation (4).

Enfin, l'hydratation de l'air est faible ; elle est évaluée à 8-10 %.

La question en suspens est celle des mesures préventives. Certaines correspondent à une logique médicale : mobilisation régulière des jambes, déplacement toutes les deux heures dans l'avion, hydratation, réduire l'usage de café, thé, alcool et somnifères. En cas de facteurs de risque, l'héparine de bas poids moléculaire (HBPM) a une efficacité supérieure à celle de l'aspirine pour la prévention d'une MTE : 3,6 % versus 0 %. Les études sont limitées et absentes en cas de bas risque ou de risque modéré. Au minimum, l'usage de bas de contention force 2 semble souhaitable en cas de risque modéré (5).

Pendant la grossesse, l'incidence n'est pas évaluée. Cependant, c'est une situation à risque de thrombose (stase veineuse, compression par l'utérus, hypercoagulabilité). Il serait donc raisonnable de considérer cette situation comme une situation à risque modéré et de recommander systématiquement, en plus des mesures générales, le port de bas de contention en choisissant si possible un siège « couloir ».

L'indication d'une injection d'HBPM, le matin du départ, pourra se discuter en cas de risque de thrombose modéré selon la définition établie à la dernière conférence d'experts sur la thrombophilie quel que soit le moment de la grossesse, conditions qui justifient une prévention par HBPM pendant une période de 4-6 semaines en post-partum (1).

1.4.3. Le risque d'accouchement prématuré n'est pas augmenté en raison de l'ascension ou de l'altitude. La prudence liée au délai incompressible pour atterrir justifie d'éviter les voyages prolongés et notamment en cas de risque d'accouchement prématuré.

De 1984 à 1989 dans les vols entre Los Angeles et Hawaï, 33 femmes ont donné naissance à des nouveau-nés nécessitant une réanimation néonatale. Dans 30 % des cas, il existait des facteurs de risque (15).

Une observation d'hématome rétro-placentaire semblant lié au transport aérien a été rapportée (12).

Le lien de cause à effet n'est pas certain. Il semble cependant recommandé de ne pas voyager en avion en cas d'antécédents d'accouchement prématuré, d'intoxication tabagique, d'anémie sévère, d'HTA, de thrombophilie.

1.4.4. Le risque d'irradiation cosmique est faible (50 millirems/mois correspondent à 80 h de vol) et probablement sans risque, même pour le personnel navigant (13).

Au total, le principal risque est celui de MTE, il justifie des mesures préventives strictes. Le risque d'accouchement prématuré n'est pas augmenté mais il pose des problèmes de prise en charge en vol, d'où la nécessité d'évaluer le risque avant tout voyage en avion. Au total, la plupart des compagnies aériennes interdisent de voyager après 32-35 SA. Il est prudent de les interroger avant de partir.

2. QUELS SONT LES RISQUES LIÉS AUX PAYS ?

Schématiquement, il existe trois types de risques :

– des risques de maladies pour des raisons d'hygiène, de densité de population, d'alimentation, d'environnement, de toxiques...

– des risques de maladies infectieuses pour des raisons d'hygiène, de conditions climatiques...

– des risques pour des raisons de difficultés d'accès aux thérapeutiques préventives ou curatives.

Avant d'entreprendre un voyage, il est donc nécessaire de vérifier les moyens permettant d'éviter ou de réduire la première catégorie de risques.

Pour cela, on évitera par exemple de se rendre dans une région où existent des produits toxiques (pesticides, irradiation, eau non potable, eau surchargée en plomb...).

Concernant les maladies infectieuses, les principales qui nous préoccupent pendant la grossesse sont le paludisme et les gastro-entérites ; d'autres posent également des problèmes de prise en charge thérapeutique. Pour chacune d'entre elles, nous envisagerons un rappel clinique, les conditions de contamination, les conséquences gravidiques, les moyens thérapeutiques et de prévention.

2.1. Le paludisme

2 milliards de personnes sont affectées et on estime le nombre de morts à 2 millions par an.

La contamination se fait par piqûre d'anophèles.

Pendant la grossesse, le risque est maximal au 1er et au 3e trimestres du fait d'une évolution rapide vers la perniciosité.

L'anémie hémolytique est aggravée par l'anémie physiologique de la grossesse.

La baisse physiologique des IgG et des IgA peut entraîner la perte des anticorps protecteurs préexistants chez la femme prémunie, et favorise l'éclosion de la maladie.

Au cours d'un accès fébrile, la baisse du débit cardiaque peut entraîner des anomalies du rythme cardiaque fœtal (RCF).

Une hypotrophie (20 %), un avortement (12 %) ou une mort fœtale peuvent survenir.

L'infection congénitale est rare et sans gravité.

Prévention au cours de la grossesse : ne pas voyager en zone d'endémie palustre !!!

Se renseigner auprès des agences de voyage (peu fiable), de l'*ambassade de France* (assez fiable), de l'OMS (assez fiable) et surtout des consultations spécialisées « conseil aux voyageurs ».

Elle comporte l'association de quatre éléments :

1. Une protection cutanée contre les anophèles par :

• Vêtements imprégnés d'insecticides et de répulsifs. Leur efficacité est de 6 semaines et résiste à plusieurs lavages ;

• Moustiquaires imprégnées d'insecticides (durée d'action 6-8 mois) en bon état (sans trou !) et bien utilisées (bordées sous le matelas ou touchant le sol) pendant la nuit ;

2. Des répulsifs :

• Huile de citronnelle (durée d'action de 1 h) ;

• Diéthyltoluamide (DEET) : durée d'action de 4-6 h. Des questions se sont posées vis-à-vis du DEET en raison d'une absorption par voie cutanée avec passage transplacentaire et accumulation au niveau du tissu adipeux et du cerveau. Un syndrome dysmorphique avec retard psychomoteur a été décrit. En fait, une étude randomisée a infirmé ces craintes : il ne semble pas qu'il existe de conséquences chez le nouveau-né pour une utilisation de DEET quotidienne de 3 à 7 mois (8).

3. Des insecticides sous la forme de diffuseurs électriques, de bombes ou de flacons liquides (pyréthrinoïdes) avec une durée d'action de 6-8 heures, voire des tortillons fumigènes.

4. Une chimioprophylaxie

Elle va dépendre de la zone (ou pays), de la saison, de la durée et des conditions du séjour.

Pays du groupe I ⇒ Chimioprophylaxie Chloroquine (Nivaquine® 100), un comprimé par jour à commencer la veille du

Carte OMS (d'après CNREPIA publié dans le BEH)

Groupe I (traitement préventif)	***"pas de Plasmodium Falciparum, si présent chimiosensible, présence possible de Plasmodium Vivax[1]."***		
Amérique du Sud	Argentine (nord[1], sud[4])	Haïti	Pérou[5] (ouest[1])
	Belise[1]	Honduras[1]	République Dominicaine
	Bolivie[5] (sud[1])	Mexique[1]	El Salvador[1]
	Costa Rica[1]	Nicaragua[1]	Venezuela[5] (hors amazonie)
	Équateur[5] (ouest)	Panama[1.5] (ouest[3])	
	Guatemala[1]	Paraguay (est[1], ouest[4])	
Asie	Chine[5] (nord-est[1])	Thaïlande[5] (sud[1], centre[4])	
Moyen Orient	Iran[5] (nord et centre)	Irak[1]	

1. Essentiellement transmission de Plasmodium vivax.

2. Compte tenu de la faiblesse de la transmission du paludisme, il est admissible de ne pas prendre de traitement préventif quelle que soit la durée du séjour.

3. Dans ces régions il est licite de ne pas prendre de traitement préventif pour un séjour inférieur à 7 jours, à condition d'être en mesure dans les mois qui suivent le retour de consulter en urgence un médecin en cas de fièvre.

4. Pas de traitement préventif nécessaire.

5. Plusieurs zones de chloroquinorésistance dans ce pays.

départ ou Nivaquine® 300, un comprimé deux fois par semaine et à poursuivre pendant les 4 semaines suivant le retour.

⇒ **En cas de résistance (Groupe II : Chloroquine** (1 cp.) et Proguanil (Paludrine® 2 cp.) ou Savarine® (1 cp. par jour).

Groupe II : (traitement préventif)	**"chimiorésistance modérée"**		
Afrique	Burkina-Faso Côte d'Ivoire Gambie Guinée Guinée-Bissau	Libéria Madagascar Mali Mauritanie Namibie	Niger Sénégal Sierra Leone Tchad
Amérique du Sud	Colombie[5] (hors amazonie)		
Asie	Bangladesh[5] (hors sud-est) Bouthan Inde Indonésie[5] (bali[4], hors Irian Jaya)	Malaisie[5] (hors Sabah & Sarawak) Népal Pakistan Philippines	Sri Lanka[1] Thaïlande[5] (sud-ouet, centre[4])
Moyen Orient	Afghanistan Arabie Saoudite (ouest; est & nord[4])	Iran (sud-est) Yemen	
Océanie	Iles Salomon	Vanuatu	

1. Essentiellement transmission de Plasmodium vivax.
2. Compte tenu de la faiblesse de la transmission du paludisme, il est admissible de ne pas prendre de traitement préventif quelle que soit la durée du séjour.
3. Dans ces régions il est licite de ne pas prendre de traitement préventif pour un séjour inférieur à 7 jours, à condition d'être en mesure dans les mois qui suivent le retour de consulter en urgence un médecin en cas de fièvre.
4. Pas de traitement préventif nécessaire.
5. Plusieurs zones de chloroquinoresistance dans ce pays.

⇒ **En cas de résistance (Groupe III)** : éviter cette région au cours de la grossesse ; sinon : atovaquone-proguanil (Malarone® pendant le séjour et à poursuivre pendant les 7 jours suivant le retour) mais son coût est élevé.

Groupe III : (traitement préventif)	"Plasmodium Falciparum très chimio-résistant voire poly-résistant"		
Afrique	Afr. du Sud (nord, sud[4])	Gabon	Rwanda
	Angola	Ghana	São Tome & Principe
	Bénin	Guinée équatoriale	Somalie
	Botswana	Kenya	Soudan
	Burundi	Malawi	Swaziland
	Cameroun	Mozambique	Tanzanie
	Comores	Nigeria	Togo
	Congo	Ouganda	Zaïre
	Djibouti	République centrafricaine	Zambie
	Ethiopie	R. Démocratique du Congo	Zimbabwe
Amérique du Sud	Bolivie (amazonie, ailleurs[4])	Guyana	Surinam
	Brésil (amazonie, ailleurs[4])	Guyane Française (fleuves, z. cotière[4])	Venezuela[5] (amazonie)
	Colombie[5] (amazonie)	Panama[5] (est)	
	Équateur[5] (est)	Pérou[5] (amazonie, ailleurs[1])	
Asie	Bangladesh[5] (sud-est)	Laos[6]	Timor Oriental
	Cambodge[6]	Malaisie[5] (Sabah & Sarawak)	Vietnam (côtes & deltas[4])
	Chine[5] (Yunnan & Hainan)	Myanmar[6]	
	Indonésie[5] (Irian Jaya)	Thaïlande[5] (z. frontalières[6]; centre[4])	
Océanie	Papouasie-Nouvelle Guinée		

1. Essentiellement transmission de Plasmodium vivax.
2. Compte tenu de la faiblesse de la transmission du paludisme, il est admissible de ne pas prendre de traitement préventif quelle que soit la durée du séjour.
3. Dans ces régions il est licite de ne pas prendre de traitement préventif pour un séjour inférieur à 8 jours, à condition d'être en mesure dans les mois qui suivent le retour de consulter en urgence un médecin en cas de fièvre.
4. Pas de traitement préventif nécessaire.
5. Plusieurs zones de chloroquinoresistance dans ce pays.
6. Dans les zones frontalières de/avec la Thaïlande il est possible d'utiliser préventivement de la doxycycline au lieu de la méfloquine.

Durée du séjour

– En cas de séjour < 7 jours et en zone à transmission faible (saison sèche, ville d'Asie), on pourrait n'envisager aucune prévention.

N.B. La survenue d'un accès palustre est très rare dans ce contexte. Il faudra l'envisager en cas de fièvre ou de syndrome grippal chez toute femme enceinte de retour d'une zone impaludée.

– **Dans toutes les autres situations**, entreprendre toujours une prévention.

Le traitement dépend de la probabilité d'une chloroquino-résistance.

2.2. La « diarrhée du voyageur » ou gastro-entérite

Jusqu'à 50 % des voyageurs provenant des régions tempérées, séjournant dans des pays tropicaux et subtropicaux, présentent une diarrhée (3 à 5 jours après l'arrivée).

Il s'agit le plus souvent soit d'une « *turista* » correspondant à un simple changement de régime alimentaire, soit d'une contamination par voie alimentaire.

Escherichia coli est la bactérie la plus fréquemment retrouvée dans cette situation (40-70 %). D'autres germes peuvent être en cause : *Shigella*, *Salmonella*, *Campylobacter*, *Vibrio Cholerae* et exceptionnellement des virus.

Les conséquences maternelles sont directement liées à la déshydratation avec risque de choc, de malaises et d'accouchement prématuré.

Traitement

On distingue trois niveaux de gravité nécessitant des attitudes thérapeutiques différentes :

– forme légère : Loperamide (Imodium® à utiliser avec prudence) ;

– forme modérée (nécessitant un changement de mode de vie) : ampicilline et lopéramide ;

– forme sévère (> 38°C, dysenterie, incapacité totale) : antibiothérapie première et réhydratation.

Prévention

Hygiène particulière concernant les boissons (eau en bouteille, filtrage systématique de l'eau, eau bouillie, **glaçons proscrits**) et une alimentation respectant des consignes d'hygiène stricte : proscrire les crudités, les viandes, poissons, crustacés peu cuits.

Une chimioprophylaxie est parfois envisagée : Intetrix®, Flagyl®.

2.3. Les autres maladies

2.3.1. Les parasitoses

Elles dépendent essentiellement des voies de contamination :

- par l'alimentation :
  - viandes peu cuites ⇒ Taenia saginata (bœuf) ou Taenia solium, cysticercose (cochon), trichinose (attention à la charcuterie) ;
  - poissons et crustacés ⇒ distomatoses exotiques ;
  - légumes ⇒ ascaridiose ou trichocéphalose ;
  - eau ⇒ amibiase ou cyclosporose ;
- par piqûre de moustique ⇒ paludisme, filariose, dengue...
- par contact avec les sols ⇒ myases ;
- par contact avec les sols humides :
  - contact bref (marche pieds nus sous les tropiques) ⇒ ankylostome, anguillule ;
  - contact prolongé (plages des pays chauds) ⇒ *Larva migrans* cutanée ;
- par contact dans l'eau (baignade en eau douce) ⇒ bilharziose.

Les complications spécifiques gravidiques sont rares. Le diagnostic et le traitement ne présentent pas de particularités.

Les conseils sont d'éviter les contacts avec l'eau et les sols humides, de bien cuire la viande, d'éviter de manger des légumes crus et de se protéger contre les insectes.

2.3.2. Les autres maladies virales ou infectieuses

En dehors des MST, de la toxoplasmose, la rubéole, le CMV, le parvovirus B19... et de la listériose qui ont des conséquences spécifiques pendant la grossesse, la plupart des maladies virales n'ont pas de conséquences particulières liées ou aggravées par la grossesse.

Cependant, les conséquences sur l'organisme maternel justifient des mesures préventives et surtout des vaccinations.

Les vaccins nécessaires pour certaines destinations pendant la grossesse sont :

- Parmi les vaccins vivants atténués :
  - Fièvre jaune : indispensable dans les zones intertropicales d'Afrique et d'Amérique du Sud en raison de la létalité élevée (30 à 60 %), c'est le seul vaccin vivant autorisé pendant la grossesse (après le 1er trimestre) si le voyage ne peut être reporté.
- Parmi les vaccins inactivés et anatoxines :
  - Diphtérie/Tétanos/Poliomyélite : vérifier le carnet de vaccination, sinon pas de contre-indication pendant la grossesse.

Situation de l'endémie amarile (fièvre jaune)
L'Asie n'est pas touchée

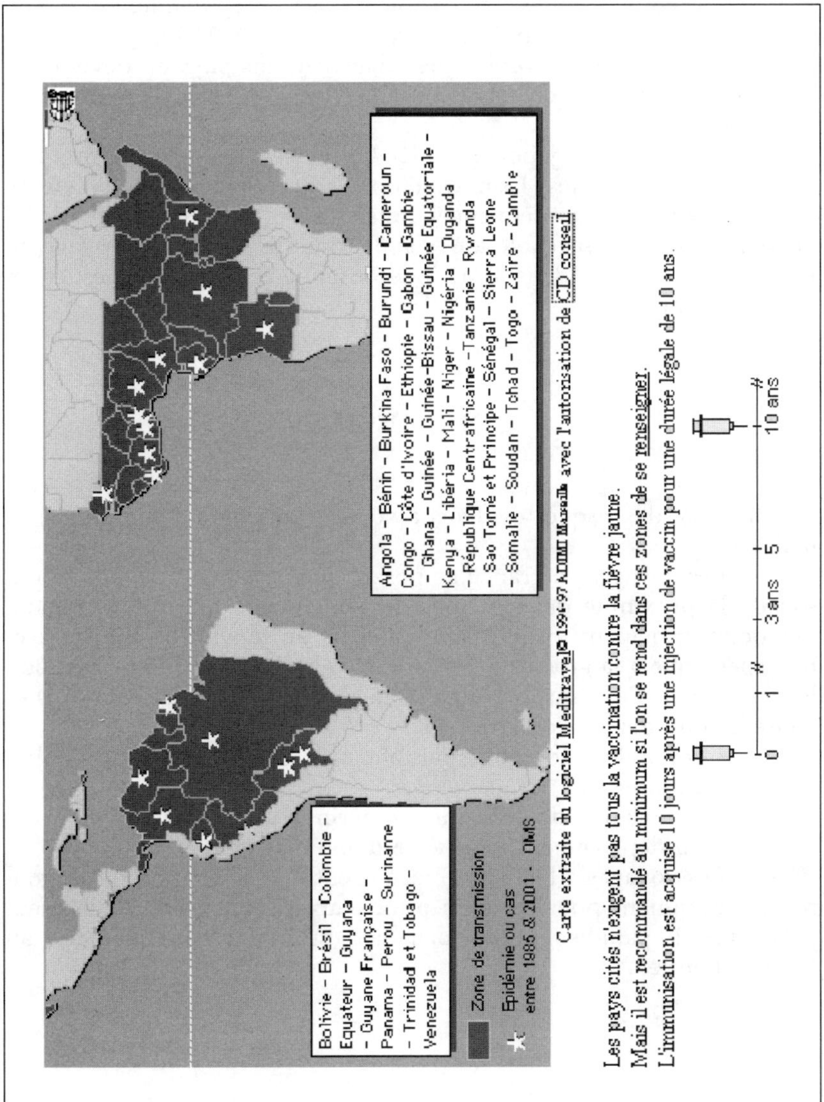

• Hépatites : hépatites A et B en cas de voyage en Afrique ou en Asie.

• Méningocoques : en cas de contact ou épidémie, ou obligatoire en cas de voyage en Arabie Saoudite ou à la Mecque.

• Typhoïde : recommandée dans certains pays en développement mais la vaccination est déconseillée car non évaluée au cours de la grossesse.

• Encéphalite japonaise : létalité élevée, séquelles neuro-psychiatriques importantes (1 sur 1million à 1 sur 5000 en zone pluvieuse et rurale) avec des conséquences fœtales sévères (mort in utero). La prévention est envisageable après le 3e trimestre en cas de voyage en Asie, en zone rurale dans la période de pluie et si le séjour est supérieur à un mois.

CONCLUSIONS

Il existe des risques évidents à voyager au cours d'une grossesse, mais :

– Les voyages en France ne posent que peu de problèmes en raison de la proximité des systèmes de soins quelle que soit la région. Les deux principaux risques sont celui lié au moyen de transport et non spécifique à la grossesse (voiture) et celui lié à la prématurité, non lié au moyen de transport mais à la distance de la maternité. Les conseils sont, dans ce cas, simples :

- conduite automobile paisible, avec ceinture de sécurité obligatoire ;
- vérification de l'état du col utérin et de la contractilité avant un déplacement à distance d'une maternité.

– Les voyages à l'étranger nécessitent une évaluation plus rigoureuse notamment pour les trois principaux risques : l'accouchement prématuré, le paludisme et les maladies thrombo-emboliques liées au transport aérien.

Résumé

Les conseils aux voyageurs pour les femmes enceintes doivent tenir compte des deux paramètres : la femme enceinte et le voyage.

Pour la femme enceinte, *il faudra analyser les deux principaux risques :*

– ***l'accouchement*** *qui n'est pas plus fréquent mais plus difficile à prendre en charge à distance des structures hospitalières, qu'il soit prématuré ou à terme. On recommande donc de vérifier le col utérin avant tout voyage et d'éviter un voyage long après 35 SA ;*

– ***les maladies thrombo-emboliques*** *qui sont plus fréquentes au cours de la grossesse et en cas de vol aérien longue distance. On recommandera de dépister des facteurs de risque de MTE et dans ce cas de mettre en place un traitement préventif, sinon chez toute femme enceinte des bas de contention sont recommandés.*

Pour les voyages, *il faudra :*

– ***éviter les pays à risque de paludisme chloroquinorésistant*** *ou de fièvre jaune ;*

– *utiliser les mesures de* ***prévention du paludisme*** *adaptées aux pays ;*

– *prendre des* ***mesures d'hygiène*** *comme tout voyageur.*

Tableau I. Avant de partir

1. Le point sur la grossesse

- Contre-indications
  - liées aux antécédents médicaux :
    - ° maladie thrombo-embolique
    - ° diabète
    - ° maladie cardiaque
    - ° anémie sévère
    - ° asthme
    - ° allergie
    - ° maladies graves
  - liées aux antécédents gynéco-obstétricaux :
    - ° facteur de risque de GEU
    - ° facteur d'accouchement prématuré
    - ° pathologie vasculaire gravidique
  - liées à la grossesse :
    - ° épisodes de métrorragies, CU
    - ° HTA
    - ° anomalies de la hauteur utérine
    - ° modifications cervicales
- Examen clinique et échographique précédant le voyage

2. Le point sur le voyage

- Lieu avec :
  - pays de destination ⇒ vaccination, prévention du paludisme
  - itinéraire ⇒ passage par des zones de chloroquinorésistance
  - période de l'année ⇒ période sèche ⇒ risque très faible de paludisme
- Transport :
  - durée ⇒ risque thrombo-embolique
  - étape
  - conditions ⇒ place dans l'avion
  - autorisation pour femmes enceintes
  - assurance rapatriement

Tableau II. Pendant le voyage

1. Le transport

- avion ⇒ place dans l'avion, hydratation régulière, se déplacer toutes les deux heures, bas de contention
- voiture ⇒ ceinture de sécurité

2. Le séjour en zone d'endémie de paludisme

- pendant la journée :
  - habits imprégnés d'insecticides
  - attention : alimentation, marche sur la plage, rivière
- le soir :
  - spray ou lotion de répulsifs
  - insecticides
- la nuit : moustiquaires

Au retour d'une zone d'endémie de paludisme :

- poursuivre la prophylaxie antipaludéenne
- se méfier de toute fièvre
- consulter en cas de troubles digestifs ou cutanés

Bibliographie

1. ANAES. Thrombophilie et grossesse. Conférence de consensus 14 mars 2003 Paris.

2. Artal R, Fortunato V, Welton A, Constantino N, Khodiguian N, Villalobos L. A comparaison of cardiopulmonary adaptations to exercice in pregnancy at sea level and altitude. Am J Obstet Gynecol 1995; 172: 1170-8.

3. Belcaro G, Geroulakos, Nikolaides AN, Myers KA, Winford M. Venous thrombomeblism from airtravel. The LONFLIT study. Angiology 2001; 52: 369-74.

4. Bendz B, Rostrup M, Severe K, Anderson TO, Sandset PM. Association between acute hypobarichypoxia and activation of coagulation in human biengs. Lancet 200; 356: 1657-8.

5. Cesarone MR, Belcaro G, Nicolaides AN et al. Venous thrombosis from air travel: the LONFIT study prevention with aspirin vs low molecular-weight heparin in high- risk subjects: a randomized trial. Angiology 2002; 53: 1-6.

6. Crosby WM, Costiloe JP. Safety of lap-belt restraint for pregnant victims of automobile collisions. N Engl. J Med 1971; 284: 632-6.

7. Cruickshank JM, Gorlin R, Jenett B. Air travel and thrombotic episode: the economy-class syndrome. Lancet 1988; 2: 497-8.

8. Mc Gready R, Hamilton KA, Simpson JA, Cho T, Luxemberger C, Edwards R et al. Safety of the insect repellent DEET in pregnancy. Am. J Med Hyg 2001; 65: 285-9.

9. Hirsh J, O'Donnell MJ. Venous thromboembolism after longflights: are airlines to blame? Lancet 2001; 35: 1461-2.

10. Huch R, Baumann H, Fallenstein F, Schneider KT, Holdener F, Huch A. Physiologic changes in pregnant women and their fetuses during jet air travel. Am J Obstet Gynecol 1986; 154: 996-1000.

11. Lapostole F, Surget V, Borron SW, Desmaizières M, Sordelet D, Lapandry C et al. Severe pulmonary embolism associated with air travel. N Engl.J Med 2001; 345: 779-83..

12. Matzkel A, Lurie S, Elchalal U, Blickstein I. Placental abruption associated with air travel. J Perinat Med 1992; 19: 317-20.

13. O'Sullivan D, Bartlett DT, Bottollier JF et al. Recent studies on the exposure of aircrew to cosmic and solar radiation. Radiation protection dosimetry 2002; 100: 495-498.

14. Paganin F, Bourdé A, Yvin JL, Génin JL, Guijarro JL, Bourdin A, Lassalle C. Venous thrombo-embolisme in passengers following a 12h flight: a case-control study. Aviation, Space and environmental medicine 2003; 74: 1277-80.

15. Pelke Easa D, Pelke S, Loo SW et al. Unexpected preterm delivery in tourists: complications for long-distance travel during pregnancy. J Perinatol 1994; 14: 264-7.

16. Scurr JH, Machin SJ, Bailey-King S et al. Frequency and prevention of symptomless deep-vein thrombosis in long-haul flights: a randomised trial. Lancet 2001; 357: 1485-9.

17. Williams JK, McClain L, Rosemurgy AS et al. Evaluation of blunt abdominal trauma in the third trimester of pregnancy; maternal and fetal consideratiopns. Obstet Gynecol. 1990; 75: 33-7.

Sites

a. www.who.int/
b. www.rnsp-sante.fr/
c. www.docteurvacances.com/
d. www.sante-voyages.com/
e. www.edisan.fr/
f. www.visasante.com/

Fait-on trop ou trop peu d'épisiotomies ?

R. MAILLET, A. MARTIN, D. RIETHMULLER*
(Besançon)

L'épisiotomie est l'opération qui consiste à sectionner le périnée en partant de la commissure postérieure de la vulve. Elle intéresse la peau, la muqueuse vaginale, les muscles superficiels du périnée et le faisceau pubo-rectal.

C'est l'intervention obstétricale la plus pratiquée au niveau mondial.

HISTORIQUE

Décrite pour la première fois par Fielding Ould (1) en 1742 pour faciliter les expulsions difficiles. Elle entre dans la pratique courante au début du XXe siècle (2, 3). La fréquence de son utilisation a augmenté avec la médicalisation de l'accouchement. Les nombreuses qualités qui lui étaient attribuées sont actuellement remises en cause.

Les habitudes mondiales vis-à-vis de l'épisiotomie sont difficilement comparables car publiées à des dates différentes où l'évolution des idées peut pousser dans un sens ou dans un autre selon l'époque.

* CHU – Hôpital Saint-Jacques
Pavillon mère-enfant – 25030 BESANÇON CEDEX

En ce qui concerne la France, on dispose des chiffres de l'enquête périnatale de 1998 qui fait état de 71 % d'épisiotomies chez les primipares et de 36 % chez les multipares.

Aux États-Unis, le taux diminue régulièrement : 65 % en 1961, 39 % en 1998, il est actuellement à 19 % (4, 5). En Argentine, le taux est à 83 % (4). D'une manière générale, en Europe, les taux oscillent autour de 30 % (Danemark : 37 % (4), Suède : 24,5 % (6)).

LES DIFFÉRENTES TECHNIQUES

Il en existe plusieurs (7) :

– L'épisiotomie médiane sectionne verticalement le noyau fibreux central du périnée ;

– L'épisiotomie médio-latérale part de la fourchette et se dirige à 45° vers la droite, le plus souvent. Elle intéresse la peau, la paroi vaginale, le noyau fibreux central du périnée et le faisceau pubo-rectal ;

– L'épisiotomie latérale part en dehors de la fourchette et se dirige à 90 % vers la branche ischio-pubienne. Potentiellement dangereuse pour la glande de Bartholin, elle est d'utilisation marginale.

RAPPEL SUR LA CLASSIFICATION DES DÉCHIRURES PÉRINÉALES

On distingue :

– les déchirures fermées :

Les structures musculo-aponévrotiques peuvent être lésées sans effraction cutanéo-muqueuse. L'hématome peut donner une sclérose cicatricielle. Le diagnostic en est difficile ;

– les déchirures ouvertes :

Elles sont les plus fréquentes. On distingue :

- les déchirures incomplètes du 1er degré qui respectent le sphincter anal ;
- les déchirures complètes du 2e degré où le sphincter anal est concerné ;
- les déchirures complètes compliquées du 3e degré qui mettent en communication le vagin et le bas rectum.

Il faut bien savoir que la classification anglo-saxonne est différente, ce qui est très important dans l'analyse de la littérature.

– Le 1er degré correspond à une déchirure périnéale isolée (donc au 1er degré français) ;

– Le 2e degré correspond à une atteinte du noyau fibreux central (ce qui est toujours pour les Français une déchirure du 1er degré).

– Le 3e degré anglo-saxon correspond à une atteinte du sphincter anal (ce qui correspond au 2e degré français)

– Le 4e degré correspond à une déchirure complète compliquée (qui correspond au 3e degré français).

LES BÉNÉFICES ATTENDUS DE L'ÉPISIOTOMIE

On en retrouve essentiellement cinq qui sont :

– la prévention des déchirures périnéales du 1er degré ;

– la prévention des déchirures périnéales compliquées des 2e et 3e degrés ;

– la protection du plancher pelvien et donc la prévention de l'incontinence urinaire et fécale et, d'une manière générale, du prolapsus ;

– la prévention de la souffrance fœtale ;

– la prévention de certaines dystocies.

Nous verrons dans un premier temps ce qu'apporte la littérature sur ces cinq bénéfices attendus. Puis, dans un second chapitre, nous verrons les effets indésirables de l'épisiotomie, comme l'anémie ou les troubles sexuels et d'autres complications.

La littérature nous fournit trois types d'études (8) :

– les études rétrospectives qui comparent 2 attitudes au cours d'une même période (études transversales) ;

– les études rétrospectives qui montrent les conséquences d'une modification d'une attitude obstétricale dans le temps (études longitudinales) ;

– les études prospectives randomisées.

I. Prévention des déchirures périnéales des 2e et 3e degrés (périnée complet et complet compliqué)

La littérature abonde sur ce thème.

– Wooley (9) a fait une revue de la littérature anglaise depuis 1980. Trente-deux publications sont analysées. Il en ressort que la pratique de l'épisiotomie systématique ne réduit pas le risque de déchirure grave du périnée.

– Thorp (10) analyse vingt-cinq travaux publiés entre 1930 et 1986. Il s'agit d'études rétrospectives transversales. Il retrouve 6,5 % de lésions périnéales graves sur 49 395 accouchements ayant subi une épisiotomie médiane, versus 1,4 % chez 38 961 patientes sans épisiotomie.

– Anthony (11) étudie 43 309 accouchements sur grossesse unique en occipito-pubienne aux Pays-Bas en 1990. Il compare les épisiotomies médio-latérales et les épisiotomies médianes, mais aussi les hôpitaux à pratique large de l'épisiotomie, versus les hôpitaux à utilisation restrictive.

Tableau I. Anthony : Épisiotomie – Déchirure périnéale grave

Épisiotomie	%	OR (Ic 95 %)
Non	1,7	1
Médio-latérale	0,5	0,22 (0,17-0,29)
Médiane	2,3	1,08 (0,62-1,90)

Il en ressort que l'épisiotomie médiane est l'attitude la plus délétère. L'épisiotomie médio-latérale diminue le risque de déchirure sévère, mais il n'y a pas de différence entre les hôpitaux à pratique large versus les hôpitaux à pratique limitée.

– Coombs (12) analyse l'incidence des déchirures sévères au cours des extractions instrumentales. Pour cet auteur, le risque augmente avec l'épisiotomie médiane (RR : 2,81), la nulliparité, la durée de la deuxième phase du travail, les présentations postérieures, l'utilisation du forceps versus ventouse et l'origine asiatique. Les facteurs protecteurs sont l'épisiotomie médio-latérale (RR : 0,68) et l'utilisation de la ventouse.

– Bansal (13) dans une étude rétrospective longitudinale, menée de 1976 à 1994, montre une diminution des déchirures sévères de 9 à 4,2 %, alors que le taux d'épisiotomies passe dans le même temps de 86,8 % à 10,4 %. Il s'agit d'épisiotomies médianes.

– Ecker (14), toujours avec l'épisiotomie médiane, arrive aux mêmes conclusions.

De nombreux travaux amènent à condamner l'épisiotomie médiane (15-17).

En ce qui concerne l'épisiotomie médio-latérale, Fernando (18), dans une étude rétrospective menée de 1984 à 1994 au Pays de Galles, montre que l'épisiotomie médio-latérale ne prévient pas les déchirures graves.

Berthet (19) démontre le même fait en littérature française.

Enfin, on dispose d'études prospectives randomisées comprenant des groupes épisiotomies systématiques versus une politique restrictive. Il en ressort essentiellement que l'épisiotomie médio-latérale ne prévient pas les déchirures graves (20, 21, 22, 23, 24, 25, 26).

Au total :

- L'épisiotomie médiane augmente le risque de déchirure grave ;
- L'épisiotomie médio-latérale ne protège pas le périnée de ce risque.

II. Comparaison déchirure spontanée et épisiotomie

Une épisiotomie est l'équivalent d'une déchirure du 1er degré (2e degré anglo-saxon).

La question est de savoir si une incision chirurgicale nette, droite, a des conséquences moindres en termes de réparation musculaire, de vascularisation et d'innervation qu'une déchirure spontanée. Si tel est le cas, il faut privilégier l'épisiotomie médiane dont on a vu les effets délétères.

Carroli (21) a analysé des études prospectives randomisées publiées dans la *Cochrane Library*. L'épisiotomie sélective est comparée à l'épisiotomie de routine. Sur les critères : défaut de cicatrisation à J 7 et douleurs périnéales à la sortie, l'épisiotomie sélective est significativement supérieure à l'épisiotomie de routine en termes de résultats favorables.

Tableau II. Carroli : Épisiotomie – Cicatrisation – Douleurs périnéales

	Épisiotomie sélective restrictive	Épisiotomie de routine large	OR 95 %
Nombre	2441 27,6 %	2409 72,7 %	
Défaut de cicatrisation à J 7	20,5 %	29,8 %	0,61 (0,47-0,80)
Douleurs périnéales	30,7 %	42,5 %	0,6 (0,51-0,71)

L'utilisation large de l'épisiotomie sur ces deux critères est donc inutile. Un taux inférieur à 30 % donne de meilleurs résultats.

III. Prévention des déchirures périnéales antérieures

Plusieurs études montrent une protection de ces déchirures par la pratique de l'épisiotomie. Cette protection des déchirures labiales et péri-urétrales a peu d'intérêt car elles sont le plus souvent sans conséquence ni technique, ni fonctionnelle.

Carroli (21) montre un effet protecteur significatif : 19,8 versus 11 %, ce qui donne un risque relatif de 1,97 (1,62-2,32).

IV. Prévention du relâchement du plancher pelvien

En déchargeant le plancher pelvien, on peut penser que l'épisiotomie est protectrice de l'incontinence urinaire d'effort, de l'incontinence anale et du prolapsus. Cette idée a longtemps prévalu.

L'incontinence urinaire symptomatique

Les études randomisées ne montrent pas de bénéfice à la pratique de l'épisiotomie.

Klein (15) trouve plus d'incontinence urinaire d'effort à 3 mois (17,8 % versus 16,9 %), mais surtout l'étude de Sleep (26) ne montre aucun bénéfice de l'épisiotomie à 3 ans (31 % versus 33 %).

Enfin Carroli (22), plus récemment, ne trouve pas de différence significative à 3 mois : 18 % pour l'épisiotomie sélective versus 18,5 % pour l'épisiotomie de routine.

Force musculaire du plancher pelvien

L'incidence du prolapsus après accouchement est mal connue et le rôle de l'épisiotomie dans sa prévention encore moins.

Les études dans ce domaine sont rares et méthodologiquement difficiles à mener.

Van Geelen (27) a étudié le rôle de l'épisiotomie sur les paramètres urodynamiques à huit semaines post-partum : aucune modification n'est apportée par l'épisiotomie.

D'autres auteurs ont étudié sans succès les tests digitaux, l'électromyographie, la latence du nerf pudendal (15, 28, 29).

L'inefficacité de l'épisiotomie s'explique probablement par le moment où elle est réalisée. La section tardive des muscles ne les protège pas de la distension liée au passage de la tête fœtale (30).

Données concernant la continence anale

Cette question est d'une grande actualité. Les lésions anales liées à l'accouchement par voie basse sont pour certains un argument majeur justifiant la césarienne dite de « convenance ».

Les déchirures du sphincter anal ne sont pas prévenues par l'épisiotomie. Il apparaît même qu'elle en augmente l'incidence (31, 32). Une étude prospective récente portant sur 519 patientes va dans le même sens (28).

V. Prévention de la souffrance fœtale

L'épisiotomie est indiquée pour raccourcir la durée de l'expulsion. Les données dont on dispose ne montrent pas un avantage à l'épisiotomie dans cette circonstance.

Il faudrait différencier les cas avec et sans souffrance fœtale, en sachant que les critères de souffrance fœtale sont critiquables pendant l'expulsion, en particulier le rythme cardiaque fœtal. La randomisation est difficile et devrait tenir compte du pH néonatal plutôt que de l'Apgar à 1 minute.

Tableau III. Effets de l'épisiotomie sur le fœtus

	Apgar < 7 à 1 mn	
	Routine	**Sélective**
Harrison (24)	–	–
Sleep (33)	4,6 %	5,4 %
Klein (15)	3 %	3,3 %
Belizan (20)	idem	idem

VI. Prévention des dystocies

Aucun travail ne permet de répondre scientifiquement à cette question même si, à l'évidence, les manœuvres sont simplifiées par une épisiotomie large comme dans la dystocie des épaules. Là encore, la randomisation n'est pas pour demain.

LES EFFETS INDÉSIRABLES

I. Les pertes sanguines

10 % des patientes ayant subi une épisiotomie perdent en moyenne 300 ml de sang (9). Ce risque est accru pour l'épisiotomie médio-latérale (12) suivi de la déchirure spontanée, l'épisiotomie médiane étant dans ce domaine la moins délétère.

II. Les douleurs du post-partum et la dyspareunie

Les réponses sont apportées par les publications de Thaker (34) et Carroli (21).

Tableau IV. Carroli : Épisiotomie – Douleurs – Dyspareunie

	Épisiotomie sélective	Épisiotomie de routine	OR
Douleurs sortie	30,7	42,5	0,6 (0,51-0,71)
Douleurs 3 mois	7,5	7,3	0,98 (0,6-1,61)
Dyspareunie 3 mois	21,9	17,9	1,28 (0,92-1,78)
Dyspareunie 3 ans	15,8	13	1,25 (0,81-1,92)

L'épisiotomie de routine s'accompagne significativement de plus de douleurs périnéales à la sortie. Les autres items ne sont pas modifiés de manière significative.

III. Les conséquences psycho-sociales

Elles ne doivent pas être méconnues. L'épisiotomie est un facteur d'insatisfaction (35). Il existe actuellement des associations militantes très actives qui assimilent l'épisiotomie à une mutilation sexuelle. Dans certaines cultures, une cicatrice abdominale est préférable à une cicatrice périnéale (Brésil).

IV. Risques exceptionnels fœtaux

Ils sont heureusement anecdotiques, mais ont été publiés. Il s'agit de blessures du cuir chevelu, de la paupière (36, 37), de castration (38), de fracture de la mandibule (39).

V. Risques exceptionnels maternels

Là encore, ils restent fort heureusement anecdotiques, mais il a été décrit (30) :

- des hématomes vulvaires massifs ;
- gangrène, nécrose et abcès ;
- endométriose ;
- des fistules recto-vaginales (40).

LES INDICATIONS QUI PERSISTENT

Bien qu'il n'y ait aucune donnée de NP 1, il reste classique de faire des épisiotomies pour certaines indications (7).

I. Les indications maternelles

- manœuvres obstétricales ;
- instruments, surtout forceps et spatules ;
- présentations dystociques : siège, épaule, occipito-sacrée, face ;
- macrosomie prévue lorsqu'il y a une convergence des données cliniques et échographiques ;
- le périnée à risque où l'on retrouve :
  - le périnée court inférieur à 4 cm en ce qui concerne la distance fourchette-anus (41, 42).
    Classiquement, une distance ano-pubienne inférieure à 5 cm en dehors de la grossesse est un facteur de risque ; cette donnée est retrouvée dans les manuels classiques d'obstétrique (Merger, Thoulon), mais non argumentée par des publications prospectives.
  - le périnée œdématié, rouge luisant (travail long, toxémie) ;
  - le périnée graisseux des obèses ;
  - le périnée musclé des sportives et des danseuses ;
  - le périnée cicatriciel ;
  - enfin, récemment, une publication a montré que les femmes ayant une ogive pubienne resserrée, inférieure à 90 ° ont significativement plus d'expulsions en variété postérieure et de lésions aboutissant à une incontinence anale (43).

II. Les indications fœtales

– la souffrance fœtale avérée ;

– la prématurité (44) ; l'indication sera modulée par le degré d'ossification du crâne fœtal comparé à la tonicité du périnée, en particulier celui des primipares.

LES MÉTHODES ALTERNATIVES POUR RÉDUIRE LE TAUX D'ÉPISIOTOMIES

Il en existe deux : le massage périnéal et les positions d'accouchement différentes de la position traditionnelle.

I. Le massage périnéal

Il existe de nombreuses publications, mais peu sont randomisées. Venditelli (45), dans une revue d'essais randomisés, retrouve des effets plutôt favorables au massage : il y a plus de périnées intacts ; mais elle conclut en souhaitant de nouvelles études.

Stamp (46), dans une série randomisée, ne trouve pas de différence en termes de périnées intacts et de douleur. À trois mois, les résultats sur l'incontinence urinaire et aux gaz sont identiques dans les deux groupes.

Labrecque (47), dans une série randomisée, ne trouve pas de différence à trois mois sur les paramètres incontinence urinaire et aux gaz.

II. Les positions d'accouchement

Il s'agit d'un sujet à la mode ; il est possible d'accoucher debout, accroupie, assise, sur le côté, à quatre pattes. La littérature est sur ce sujet disparate.

- La position verticale génère plus de déchirures graves (48). Le risque est multiplié par sept dans l'étude de Gareberg (49). Il s'agit d'études rétrospectives.
- Olson (50) compare diverses positions versus la position standard. Cette étude rétrospective ne trouve aucune différence en termes de déchirures graves sauf un avantage à la position assise dans le seul sous-groupe des multipares.

Il existe des études randomisées :

- Bharwaj (51), dans une étude menée en Inde, compare sur un collectif de 326 parturientes la position standard à la position accroupie. Il trouve plus de périnées intacts dans la position accroupie ;
- Bomfim (52) compare les positions verticales versus les positions horizontales. Il ne trouve pas de différence sauf dans le groupe ayant un antécédent d'épisiotomie, la position verticale est accompagnée dans ce

sous-groupe d'une diminution importante et significative de déchirures (47,8 % versus 71,2 %) ;

– Racinet (53) trouve un léger avantage à la position accroupie en termes de périnées intacts ;

– Shorter (54) compare l'accouchement sur le côté et la position standard. Il trouve plus de périnées intacts en position latérale. Il trouve également, à situation égale, sept points de plus en nombre d'épisiotomies lorsque l'accouchement est fait par un obstétricien versus les sages-femmes.

– Stewart (55) compare la chaise d'accouchement et le lit. Il trouve plus de périnées intacts sur la chaise mais aussi plus de pertes sanguines.

Au total, il est indiscutable que la position habituelle n'est pas la meilleure en ce qui concerne la protection périnéale mais, à ce jour, les études manquent de puissance et n'incluent pas les autres paramètres de l'accouchement comme les pertes sanguines, la délivrance et l'état néo-natal.

CONCLUSION

L'analyse de la littérature est concordante pour dire que l'épisiotomie médiane est dangereuse pour le sphincter anal et que l'épisiotomie, d'une manière générale, n'a pas d'action bénéfique sur la statique pelvienne, ni sur le fœtus sain. Sa pratique doit donc être prônée de manière sélective et restrictive. La plupart des auteurs ont démontré qu'un taux supérieur à 30 % ne s'accompagne d'aucun des bénéfices escomptés. Il est toutefois indéniable que des complications périnéales graves liées à l'absence d'épisiotomie voire de césarienne pourront conduire nombre d'entre nous devant les magistrats dans le contexte actuel.

Bibliographie

1. Ould F. A Treatise on Mildwifery. In three Parts. Dublin. Nelson and Connor. 1742.

2. DeLee JB. The prophylactic forceps operation. 1920. Am J Obstet Gynecol, 2002; 187(1): 254, discussion 255.

3. Pomeroy. Shall we cut and reconstruct the perineum for every primipara? Am J Obstet Dis Women Child, 1918; 78: 211.

4. Goldberg J et al. Has the use of routine episiotomy decreased? Examination of episiotomy rates from 1983 to 2000. Obstet Gynecol, 2002; 99(3): 395-400.

5. Weber AM, L Meyn. Episiotomy use in the United States, 1979-1997. Obstet Gynecol 2002; 100(6): 1177-82.

6. Rockner G, A Fianu-Jonasson. Changed pattern in the use of episiotomy in Sweden. Br J Obstet Gynaecol, 1999; 106(2): 95-101.

7. Parant ORJ, Monrozies X. Déchirures obstétricales récentes du périnée et épisiotomie. Encycl Med Chir (Elsevier, Paris), 1999 Obstétrique (5-078-A-10).

8. D'Ercole. L'épisiotomie protège-t-elle le périnée? Eurogyn éditions. Quatorzièmes journées Pyrénéennes de Gynécologie 2000, pp. 71-78.

9. Woolley RJ. Benefits and risks of episiotomy: a review of the English-language literature since 1980. Part II. Obstet Gynecol Surv 1995; 50(11): 821-35.

10. Thorp JM Jr, WA Bowes Jr. Episiotomy: can its routine use be defended? Am J Obstet Gynecol 1989; 160(5 Pt 1): 1027-30.

11. Anthony, S et al. Episiotomies and the occurrence of severe perineal lacerations. Br J Obstet Gynaecol 1994; 101(12): 1064-7.

12. Combs CA, PA Robertson, RK Laros Jr. Risk factors for third-degree and fourth-degree perineal lacerations in forceps and vacuum deliveries. Am J Obstet Gynecol 1990; 163(1 Pt 1): 100-4.

13. Bansal RK et al. Is there a benefit to episiotomy at spontaneous vaginal delivery? A natural experiment. Am J Obstet Gynecol 1996; 175(4 Pt 1): 897-901.

14. Ecker JL et al. Is there a benefit to episiotomy at operative vaginal delivery? Observations over ten years in a stable population. Am J Obstet Gynecol 1997; 176(2): 411-4.

15. Klein MC et al. Does episiotomy prevent perineal trauma and pelvic floor relaxation? Online J Curr Clin Trials 1992; Doc No 10.

16. Helwig JT, JM Thorp Jr, WA Bowes Jr. Does midline episiotomy increase the risk of third- and fourth-degree lacerations in operative vaginal deliveries? Obstet Gynecol, 1993; 82(2): 276-9.

17. Labrecque M et al. Association between median episiotomy and severe perineal lacerations in primiparous women. Cmaj 1997; 156(6): 797-802.

18. Fernando B et al. Audit of the relationship between episiotomy and risk of major perineal laceration during childbirth. Br J Clin Pract 1995; 49(1): 40-1.

19. Berthet J et al. (Complete and complicated tears of the perineum in spite of preventive incision. A study of the risk factors and the short-term consequences). J Gynecol Obstet Biol Reprod (Paris) 1993; 22(4): 419-23.

20. Belizan JM. Routine vs selective episiotomy: a randomised controlled trial. Argentine Episiotomy Trial Collaborative Group. Lancet 1993; 342(8886-8887): 1517-8.

21. Carroli G, J Belizan. Episiotomy for vaginal birth. Cochrane Database Syst Rev, 2000(2): CD000081.

22. Carroli GBJ. Episiotomy for vaginal birth (Cochrane Review). The Cochrane Library, 2004(2).

23. Dannecker C. et al. Episiotomy and perineal tears presumed to be imminent: randomized controlled trial. Acta Obstet Gynecol Scand 2004; 83(4): 364-8.

24. Harrison RF et al. Is routine episiotomy necessary? Br Med J (Clin Res Ed) 1984; 288(6435): 1971-5.

25. House MJ. Episiotomy--indications, technique and results. Midwife Health Visit Community Nurse 1981; 17(1): 6-9.

26. Sleep J, A Grant. West Berkshire perineal management trial: three year follow u: Br Med J (Clin Res Ed), 1987; 295(6601): 749-51.

27. Van Geelen JM et al. The urethral pressure profile in pregnancy and after delivery in healthy nulliparous women. Am J Obstet Gynecol 1982; 144(6): 636-49.

28. Sartore A et al. The effects of mediolateral

episiotomy on pelvic floor function after vaginal delivery. Obstet Gynecol 2004; 103(4): 669-73.

29. Fleming N, ER Newton, J Roberts. Changes in postpartum perineal muscle function in women with and without episiotomies. J Midwifery Womens Health 2003; 48(1): 53-9.

30. Jacquetin B. Épisiotomie: contre une utilisation de routine. Médecine périnatale. Vol. 27es journées. 1997. Arnette. 215-231.

31. Walsh CJ et al. Incidence of third-degree perineal tears in labour and outcome after primary repair. Br J Surg 1996; 83(2): 218-21.

32. Nager CW, J Helliwell. Episiotomy increases perineal laceration length in primiparous women. Am J Obstet Gynecol 2001; 185(2): 444-50.

33. Sleep J. Perineal management--a midwifery skill under threat. Midwife Health Visit Community Nurse 1987; 23(10): 455-8.

34. Thacker SB, HD Banta. Benefits and risks of episiotomy: an interpretative review of the English language literature, 1860-1980. Obstet Gynecol Surv 1983; 38(6): 322-38.

35. Brown S, J Lumley. Satisfaction with care in labor and birth: a survey of 790 Australian women. Birth 1994; 21(1): 4-13.

36. Dorfman MS, WH Benson. Marginal eyelid laceration after episiotomy. Am J Ophthalmol 1993; 116(6): 778.

37. Sachs D, PS Levin, K Dooley. Marginal eyelid laceration at birth. Am J Ophthalmol 1986; 102(4): 539.

38. George S. Castration at birth. BMJ 1988; 297(6659): 1313-4.

39. Akbas H et al. Obstetric mandibular fracture during episiotomy in vaginal delivery. Ann Plast Surg 2003; 50(4): 440-1.

40. Barranger E, B Haddad, BJ Paniel. Fistula in ano as a rare complication of mediolateral episiotomy: report of three cases. Am J Obstet Gynecol 2000; 182(3): 733-4.

41. Rizk DE, L Thomas. Relationship between the length of the perineum and position of the anus and vaginal delivery in primigravidae. Int Urogynecol J Pelvic Floor Dysfunct 2000; 11(2): 79-83.

42. Deering SH et al. Perineal body length and lacerations at delivery. J Reprod Med 2004; 49(4): 306-10.

43. Frudinger A et al. Influence of the subpubic arch angle on anal sphincter trauma and anal incontinence following childbirth. BJOG 2002; 109(11): 1207-12.

44. Bottoms S. Delivery of the premature infant. Clin Obstet Gynecol 1995; 38(4): 780-9.

45. Vendittelli F, JL Tabaste, E Janky. Antepartum perineal massage: review of randomized trials. J Gynecol Obstet Biol Reprod (Paris) 2001; 30(6): 565-71.

46. Stamp G, G Kruzins, C Crowther. Perineal massage in labour and prevention of perineal trauma: randomised controlled trial. BMJ 2001; 322(7297): 1277-80.

47. Labrecque M, E Eason, S Marcoux. Randomized trial of perineal massage during pregnancy: perineal symptoms three months after delivery. Am J Obstet Gynecol 2000; 182(1 Pt 1): 76-80.

48. Kleine-Tebbe A, M David, M Farkic. (Upright birthing position--more birth canal injuries? Results of a retrospective comparative study). Zentralbl Gynakol 1996; 118(8): 448-52.

49. Gareberg B et al. Birth in standing position: a high frequency of third degree tears. Acta Obstet Gynecol Scand 1994; 73(8): 630-3.

50. Olson R, C Olson, NS Cox. Maternal birthing positions and perineal injury. J Fam Pract 1990; 30(5): 553-7.

51. Bhardwaj N et al. Randomised controlled trial on modified squatting position of delivery. Indian J Matern Child Health 1995; 6(2): 33-9.

52. Bomfim-Hyppolito S. Influence of the position of the mother at delivery over some maternal and neonatal outcomes. Int J Gynaecol Obstet 1998; 63 Suppl 1: S67-73.

53. Racinet C et al. Labor in the squatting position. (A randomized trial comparing the squatting position with the classical position for the expulsion phase). J Gynecol Obstet Biol Reprod (Paris) 1999; 28(3): 263-70.

54. Shorten A, J Donsante, B Shorten. Birth position and perineal outcomes: informing women about choices for vaginal birth. Birth 2002; 29(1): 18-27.

55. Stewart P, E Hillan, AA Calder. A randomised trial to evaluate the use of a birth chair for delivery. Lancet 1983; 1(8337): 1296-8.

Consultation pré-conceptionnelle après un accident obstétrical vasculaire

G. Boog*
(Nantes)

I. INTRODUCTION

En France, la consultation pré-conceptionnelle est loin d'être entrée dans les mœurs, contrairement à d'autres pays comme la Hongrie, où elle est offerte à près de 50 % des femmes et où elle a permis de montrer l'efficacité de l'acide folique péri-conceptionnel dans la prévention des malformations fœtales.

Les patientes sollicitent rarement des conseils avant d'envisager une nouvelle grossesse et les médecins généralistes ne sont pas formés pour répondre aux interrogations précises des patientes lorsqu'elles ont eu une complication obstétricale d'ordre vasculaire. Par conséquent, lorsqu'il existe des mesures de prévention ayant fait la preuve de leur efficacité dans les récidives de la pathologie initiale, elles ne sont pas toujours mises en œuvre ou bien elles sont instituées dans de mauvaises indications, l'exemple type étant la prescription d'aspirine, à tort et à travers.

Le moment de cette consultation pré-conceptionnelle se situe à l'arrêt de la pilule, lors de l'ablation d'un stérilet ou avant la prise en charge d'une procréation médicalement assistée en vue d'avoir un

* Service de Gynécologie-Obstétrique – CHU de Nantes
Pavillon Mère et Enfant – quai Moncousu – BP 1005 – 44035 NANTES CEDEX 01

nouvel enfant. Le spécialiste devra alors être capable de répondre principalement aux questions suivantes :

- Quel est le risque de récidive de la pathologie ?
- Faut-il envisager d'autres conséquences de cette pathologie initiale ?
- Quelles sont les mesures préventives à prendre ?

Pour que le dialogue soit constructif, il faut évidemment disposer d'un dossier bien documenté provenant de la maternité où s'est déroulé le premier accouchement : nature exacte de l'accident gravidique, âge gestationnel et poids de l'enfant, mode d'accouchement, état néonatal, poids du placenta, lésions macroscopiques et histologie du placenta, bilan infectieux, test de Kleihauer, caryotype, radiographie et autopsie de l'enfant en cas de mort in utero.

Le bilan post-natal, après le 3e mois, est souvent oublié : il comprend selon le contexte de l'accident obstétrical, une hystérosalpingographie, une radio-pelvimétrie, un bilan néphrologique, une épreuve d'hyperglycémie provoquée, etc.

Il faut notamment savoir si la pathologie vasculaire était strictement limitée à l'état de grossesse ou si elle était déjà patente lors de la première moitié de la gestation, ou bien encore présente au 3e mois du post-partum : diabète gestationnel ou permanent (épreuve d'hyperglycémie provoquée), hypertension artérielle gravidique ou hypertension artérielle chronique (nécessité d'un bilan vasculaire complet avec recherche d'atteinte des organes cibles : fond d'œil (lésions rétiniennes), électrocardiogramme et échocardiographie (hypertrophie ventriculaire gauche), évaluation de la fonction rénale).

La place de l'exploration de la thrombophilie est controversée, parce que la signification d'une anomalie isolée reste incertaine (2-4, 6) et qu'il n'existe pas de correspondance entre les anomalies thrombophiliques et l'histologie placentaire (7, 47). Selon l'ANAES (6), ce bilan doit être fait en cas d'antécédent d'une ou plusieurs pertes fœtales après 12 SA, d'une ou plusieurs naissances avant 34 SA avec pré-éclampsie (PE) ou pathologie vasculaire placentaire (PVP) sévère comme l'hématome rétro-placentaire (HRP), ou le retard de croissance intra-utérin (RCIU). Lorsque plusieurs facteurs de thrombophilie sont présents simultanément, il est démontré que les complications sévères surviennent plus tôt et affectent plus sérieusement l'issue périnatale (37). Le tableau I résume les examens complémentaires à demander.

Tableau I. Les indications du bilan de thrombophilie en dehors de la grossesse, d'après l'ANAES (6)

Antécédents :	**En 1re intention**	En 2e intention
✱✺ 1 ou plusieurs pertes fœtales après 12 SA ✺ 1 ou plusieurs naissances avant 34 SA et pré-éclampsie ✱✺ Pathologie vasculaire placentaire sévère ou accidents multiples	■ Recherche d'un syndrome anti-phospholipides (ACL : anticoagulant circulant de type lupique, AAC : anticorps anti-cardiolipine), ■ Antithrombine III ■ Protéine C ■ Protéine S ■ Résistance à la protéine C activée (facteur V Leiden) ■ Gène de la prothrombine 20.210A ■ Homocystéinémie ?	Si ACL négatif : anti-β2GP1

II. LES DIVERS ACCIDENTS VASCULAIRES

A. L'hypertension artérielle gravidique et la pré-éclampsie

Classiquement, la pré-éclampsie guérissait intégralement et ne récidivait pas. *En fait, les récurrences sont de l'ordre de 15 % (42). En réalité, ce risque de récidive est moindre lorsque la première grossesse était gémellaire plutôt qu'unique (6,8 % vs 14,1 % ; $p < 0{,}001$), ce qui suggère un modèle de responsabilité polygénique de la PE* (72).

Le suivi de 1641 gestantes ayant présenté une hypertension artérielle gravidique montre qu'au cours de la 2e grossesse, le risque de récurrence dépend de la gravité de la 1re atteinte :

- 19 % en cas d'hypertension artérielle gravidique simple (HTAG) ;
- 32 % en cas de pré-éclampsie (PE) ;
- 46 % en cas d'HTAG ou de PE surajoutées à une hypertension artérielle chronique (HTAC) (82).

Les principaux facteurs de risque retrouvés sont donc l'hypertension artérielle chronique (OR = 12,8 (10,4-15,7)), avec un début précoce de l'hypertension artérielle et une persistance au-delà de la 5e semaine après l'accouchement et les antécédents thrombo-emboliques (55).

L'existence d'un retard de croissance intra-utérin (RCIU) à la 1re grossesse, en dehors de tout contexte d'HTA, est un facteur de risque indépendant d'HTAG : RR = 2,1 (1,1-4,0) (55).

Les autres facteurs de risque de la PE pour la 2e grossesse sont :

- l'âge maternel > 35 ans (OR = 3,3 (2,4-4,6)) ;

- un délai > 4 ans pour la 2e grossesse (OR = 2,0 (1,7-2,3)) ;
- le diabète : OR = 5,1 (4,0-6,6) ;
- le changement de partenaire : OR = 1,2 (1,1-1,4) (55).

En fait, cette notion reste controversée, même s'il est certain que l'incidence des PE diminue de 3,9 % à la 1re grossesse, à 1,7 % à la 2e grossesse et 1,8 % à la 3e grossesse, lorsque le partenaire reste le même (65). Dans certaines études comme celle de Tubbergen et al. (73), le changement de partenaire est associé à une prévalence accrue de PE (OR = 8,6 (3,1-23,5)) et de HELLP syndromes (OR = 10,9 (3,7-32,3)). Il semble cependant que ce sur-risque soit davantage lié à un long intervalle entre les grossesses qui, lorsqu'il est supérieur à 10 ans, rejoint celui des nullipares (OR = 1,12 (1,11-1,13) par année d'intervalle) (65).

Livingston et al. (39) n'ont pas trouvé de différence significative entre les 110 patientes atteintes de PE sévère et les 97 témoins pour divers facteurs de thrombophilie : mutations du facteur V Leiden, de la méthylène-tétrahydrofolate réductase (MTHFR) et du gène de la prothrombine.

Les femmes atteintes de maladies rhumatismales (lupus, autres maladies auto-immunes, arthrites inflammatoires) ont un risque de récurrence de PE doublé (OR = 2,22 (1,18-4,19) (66). Dans les séries rapportées de syndromes anti-phospholipides (SAPL) incluant des patientes atteintes de lupus érythémateux et des femmes ayant des antécédents de thromboses, les taux d'HTAG et de PE sont très élevés, atteignant 32 à 50 % (12). Par contre, si l'on recherche cette pathologie immunitaire dans des populations de gestantes hypertendues en cours de grossesse, même si les auto-anticorps sont plus fréquents en cas d'HTAG (16 % pour Milliez et al. (45)), ils ne sont pas plus souvent retrouvés dans les PE (20). Il en est de même dans la vaste étude multicentrique américaine de 317 patientes conduite par Branch et al. (13), dans laquelle la seule association significative pour une récurrence de PE concernait les anticorps anti-phosphatidylsérine et uniquement dans les formes sévères de la maladie (RR = 6,1 (1,8-20,7).

B. Le HELLP syndrome

Dans les trois séries publiées, chez les femmes habituellement normo-tendues, le risque de récurrence du HELLP syndrome varie entre 2 % et 19 % (Tableau II).

Tableau II. Le risque de récurrence de PE et de HELLP syndromes chez les femmes normotendues après un premier HELLP syndrome

Auteur	Nombre de grossesses	Récidives de pré-éclampsie	Récidives de HELLP syndrome
Sibai (64)	192	19 %	3 %
Sullivan (70)	161	23 %	19 %
Van Pampus (75)	92	16 %	2 %

Le rôle primordial de l'hypertension artérielle chronique se retrouve dans le risque de récurrence, comme l'ont montré Sibai et al. (64) (Tableau III).

Tableau III. Les complications de la 2e grossesse après un HELLP syndrome, selon l'existence ou non d'une hypertension artérielle chronique, d'après Sibai et al. (64)

Complication de la 2e grossesse	HELLP syndrome sans hypertension artérielle chronique (n = 139)	HELLP syndrome avec hypertension artérielle chronique (n = 20)
Pré-éclampsie	19 %	75 %
Accouchement prématuré	21 %	80 %
RCIU	12 %	45 %
HRP	2 %	20 %
Mort périnatale	4 %	40 %
Récidive de HELLP	3 %	5 %

Lorsque la 1re grossesse a été marquée par un HELLP syndrome précoce, avant 28 SA, les risques de récidive de l'HTAG et de ses complications lors de la grossesse suivante deviennent considérables : 55 % de PE, 5 % d'HRP et 6 % de récidives de HELLP syndromes (16).

La présence d'une hypovolémie plasmatique, estimée 6 mois après une PE par une méthode de dilution isotopique (volume plasmatique < 228,4 ml/kg), est un facteur de risque de récidive de PE (34,8 % vs 13,3 %) et de HELLP syndromes (17,4 vs 1,7 %) (1).

La fréquence des anomalies du bilan de thrombophilie, en l'occurrence les mutations du gène de la prothrombine et du facteur V Leiden, n'est pas significativement augmentée dans les PE sévères et dans les HELLP syndromes (74).

Van Pampus et al. (75) ont revu 116 patientes atteintes de HELLP syndromes en moyenne au bout de 5,7 ans. La grossesse suivante s'était compliquée d'HTAG dans 29 % des cas avec 2 % de récidives de HELLP syndromes. Par rapport à la population générale, âgée de 20 à 40 ans, les auteurs remarquaient un taux d'hypertension artérielle chronique multiplié par 3.

C. L'hématome rétro-placentaire (HRP)

Le risque de récurrence est multiplié par 7,1 à 10,2 après un HRP et par 36,5 après deux HRP (34, 57), mais la date de survenue de cette récidive est imprévisible. Après cet événement dramatique, il importe par conséquent de rechercher le contexte de survenue, soit accidentel (traumatisme de la voie publique), soit compliquant une pathologie préexistante (HTAG, PE). Le contexte de complications au cours de la 1re grossesse (accouchement prématuré, RCIU, mort périnatale) et la présence d'infarctus du placenta ont une grande valeur dans le conseil prodigué (56) (Tableau IV).

Tableau IV. Les risques d'HRP ou de récidive d'HRP selon l'évolution de la 1re grossesse. D'après Rasmussen et al. (56). Le terme « compliqué » concerne les grossesses avec retard de croissance, prématurité et mort périnatale

Nombre de cas	1re grossesse	Risque d'HRP compliqué à la 2e grossesse
1 858	HRP compliqué	32,8 pour mille
890	HRP non compliqué	19,1 pour mille
71 247	Pas d'HRP, mais grossesse compliquée	6,7 pour mille
418 866	Pas d'HRP et grossesse normale	2,7 pour mille

Pour ramener le risque d'HRP de 33 pour mille à 7 pour mille, en cas de première grossesse compliquée, Rasmussen et al. (56) ont calculé que la surveillance intensive de la deuxième grossesse devait débuter au moins 6 semaines avant la date du premier accident. Au contraire, après un premier HRP non compliqué, pour diminuer le risque de 19 pour mille à 3 pour mille, il faudrait appliquer une surveillance 12 semaines avant la date du premier HRP. Dans la série de 81 cas de Furuhashi et al. (25), le taux de récidives est de 22 %, avec des âges gestationnels plus précoces de 1 à 3 semaines lors de l'accident itératif, d'où le conseil de débuter la surveillance intensive dès la 30e SA.

La recherche d'une thrombophilie causale a donné des résultats divergents : OR de 8,16 (3,6-12,75) (80) à 9,12 (2,18-31,7) (22) pour le facteur V, non retrouvé par Prochazka (OR = 1,5 (0,9-2,7)) (51) et OR de 12,25 (2,36-29,6) pour le facteur II A20210 (22).

Même si l'HRP ne récidive pas sous cette forme, la pathologie utérine ou déciduale sous-jacente explique que les risques d'autres complications soient plus élevés pendant la grossesse suivante : RCIU × 2,0 (1,8-2,2), accouchement prématuré × 2,0 (1,7-2,4), HTAG × 1,5 (1,2-1,9), placenta praevia × 2,6 (1,5-4,7) et morts périnatales × 1,5 (1,0-2,3) (54, 58).

Le traumatisme psychologique laissé par cet accident paroxystique de la grossesse explique la baisse de la fécondité observée en cas de survie fœtale (59,4 % de nouvelles grossesses contre 83,1 % en cas de mort fœtale). L'angoisse se transmet d'ailleurs aussi à l'accoucheur lors de la grossesse qui suit un HRP, ce qui explique un taux plus élevé d'inductions du travail (de 13 % dans la population générale à 17 %) et de césariennes (de 12 % dans la population générale à 27 % observée entre les années 1985 et 1989) (57).

D. La mort fœtale in utero (MFIU)

Dans cette pathologie, il est essentiel de disposer du bilan complet réalisé lors de l'accouchement pour que le conseil pré-conceptionnel pour la future grossesse soit pertinent. L'autopsie de l'enfant et les examens macroscopique et histologique attentifs du placenta sont primordiaux dans la recherche étiologique (31). Les principaux *facteurs de risque généraux* de la mort fœtale in utero (MFIU) sont l'âge maternel avancé (> 35 ans : OR = 1,9 (1,3-2,7)) (18), le tabagisme (OR = 1,4 (1,2-1,5)) (59), l'excès pondéral (Indice de Masse Corporelle (IMC) > 25 : OR = 2,5 (1,5-4,0)) (18) et l'hémoconcentration au 1er trimestre (Hb > 14,6 % : OR = 4,2 (1,3-13,9)) (18). Parmi les autres facteurs invoqués, on trouve d'une part l'antécédent de retard de croissance intra-utérin qui a d'autant plus de signification qu'il a nécessité une extraction plus précoce : OR = 2,1 (1,6-2,8) en cas de naissance à terme, OR = 3,4 (2,1-5,6) entre 32 et 36 SA et OR = 5,0 (2,5-9,8) avant 32 SA) (71), d'autre part un intervalle prolongé entre les grossesses de plus de 72 mois (OR = 1,5 (1,1-2,1)) (69). Très récemment, une enquête de population faite en Écosse sur toutes les secondes naissances ayant eu lieu entre 1992 et 1998 a montré que l'antécédent de césarienne, quelle qu'en soit l'indication, accroît le risque de mort in utero inexpliquée du fœtus par un facteur de 2,23 (1,48-3,36) à partir de la 34e SA (67). Il s'agirait de la conséquence d'un trouble de la vascularisation placentaire en relation avec la ligature de gros vaisseaux utérins lors de la fermeture de l'hystérotomie ou d'anomalies de la placentation en rapport avec la cicatrice utérine.

Quant au risque de récidive de mort in utero, il est globalement faible en l'absence de pathologie maternelle ou fœtale : de 0 à 3 pour mille (30, 79). Les risques de récurrence sont évidemment plus importants lorsqu'il existe une pathologie maternelle grave permanente. Ainsi, *Samueloff et al. (63), sur une série de 403 MFIU, notent 34 récidives (OR = 10,15 (7,05-14,6)), liées en particulier au diabète (× 2,27) et à l'hypertension artérielle chronique (× 2,30).*

De manière générale, le diagnostic de thrombophilie est associé à un risque accru de MFIU (OR = 3,6 (1,4-9,4)) pour Preston et al. (50) et OR = 2,8 (1,5-5,3) pour Many et al. (43), en particulier les déficits en anti-thrombine III ou en protéine S et les mutations du facteur V Leiden ou du gène de la prothrombine, la présence d'anticorps anti-cardiolipine et l'anticoagulant de type lupique (4, 60). Pour les anomalies héréditaires limitées à un seul facteur, les risques de MFIU sont plus importants pour l'anti-thrombine III (OR = 5,2 (1,5-18,1)) et pour la protéine S (OR = 3,3 (1,0-11,3)), que pour la protéine C (OR = 2,3 (0,6-8,3)) et pour le facteur V (OR = 2,0 (0,5-7,7)) qui ne sont pas significatifs (50). À l'évidence, le risque est majeur en cas de déficits combinés de plusieurs facteurs (OR = 12 (1,44-102) pour Alonso et al. (5) et OR = 14,3 (2,4-86,0) pour Preston et al. (50)). Néanmoins, les lésions histologiques du placenta ne sont pas différentes de celles que l'on retrouve après les décès fœtaux en l'absence de toute thrombophilie (46). Dans l'étude de Gris et al. (29), la mort in utero tardive a un OR de 5,5 (3,4-9,0) pour quatre facteurs : le déficit en protéine S, la mutation du facteur V Leiden, les anticorps IgG anti beta2-glycoprotéine et anti-cardiolipine, avec des lésions vasculaires placentaires en cas d'association à la mutation homozygote C677T de la méthylène-tétrahydrofolate réductase (MTHFR).

Sur les 300 cas d'antécédent de mort in utero de Weeks et al. (79), seulement 1 % des patientes ont eu un test de surveillance intensive de la grossesse pathologique avant 32 SA (rythme cardiaque fœtal ou score biophysique) et ces femmes ont d'ailleurs par la suite accouché à terme. L'instauration d'un suivi attentif de la grossesse à partir de 32 SA, pour éviter une récidive de MFIU, est d'autant plus justifiée que les grossesses suivantes restent à haut risque, car elles sont grevées d'une fréquence accrue d'HRP (OR = 7,7), de prématurité

(OR = 2,25) et de RCIU (OR = 2,70) (11, 24), avec une tendance à l'augmentation des détresses respiratoires néonatales liées à un déclenchement prématuré du travail et une persistance des mauvaises adaptations à la vie extra-utérine liées aux malformations congénitales en rapport avec le diabète (24).

E. Le retard de croissance intra-utérin

Après un 1er accouchement compliqué de RCIU, le risque de récidive est multiplié par 7,0 à 7,9 (41, 53). En dehors du facteur génétique significatif lié au poids de naissance du père (OR = 2,49 (1,22-5,07)) contre 1,74 (0,85-3,58) pour la mère (53), les principaux facteurs de récurrence sont d'une part la gravité du premier RCIU (RR = 2,2 pour un poids entre les 2,5e et 10e percentiles et RR = 3,3 pour un poids < 2,5e percentile) (49), d'autre part les syndromes vasculo-rénaux (RR × 4) et les expositions prolongées au tabac et à la drogue (RR × 10) (33, 81).

La place des thrombophilies reste sujette à discussion: dans leur méta-analyse, Alfiveric et al. (3) retrouvent une fréquence accrue d'anticorps anti-cardiolipine IgG (4). La place des thrombophilies héréditaires serait inexistante lorsque l'hypotrophie est définie par un poids fœtal inférieur au 10e percentile (32, 40, 77) ou en cas de Doppler ombilical anormal (23, 76). Cependant des anomalies isolées des facteurs V Leiden ou du gène de la prothrombine ont été rapportées dans les retards de croissance asymétriques de bon pronostic ou pour des enfants de moins de 2500 g (27, 44, 76), alors que pour les thrombophilies multiples ou les défauts génétiques homozygotes on trouverait non seulement des enfants ayant le quartile de poids le plus faible (OR = 4,01 (1,48-10,84)) (78), mais encore des hypotrophies précoces et sévères détectées entre 22 et 26 SA (OR = 4,5 (2,3-9,0)), avec un risque de mort in utero majeur (36).

CONCLUSIONS

À l'issue de cette consultation pré-conceptionnelle après un accident obstétrical d'origine vasculaire, quelques conseils peuvent être donnés soit à titre général, soit pour une circonstance particulière.

1. Les conseils généraux

Ces recommandations relèvent de l'évidence : il apparaît qu'un certain nombre de complications pourraient être évitées par l'acceptation de grossesses à un âge plus précoce. Ce discours n'est malheureusement pas dans l'air du temps, parce que les femmes n'envisagent souvent les grossesses que lorsque leur carrière professionnelle est fondée sur de sérieuses assises. Pourtant, comme l'a montré Naeye (48), au cours de 62 autopsies de jeunes femmes décédées de cause accidentelle, le rôle de l'âge est primordial dans la survenue des lésions d'athérosclérose des artères intra-myométriales (Tableau V).

Tableau V. Lésions des artères utérines en fonction de l'âge de la femme. D'après Naeye (48)

Âge des défuntes	Lésions d'athérome des artères utérines
17 à 19 ans	11 %
20 à 29 ans	37 %
30 à 39 ans	61 %
> 39 ans	83 %

La constante augmentation de l'obésité et du tabagisme chez les femmes sont également des sujets de préoccupation. La prescription *systématique* de fer pendant la grossesse doit être abandonnée, en particulier chez les femmes ayant une hémoglobine élevée.

Dans l'absolu, il faut donc conseiller les grossesses avant 30 ans, essayer d'obtenir un indice de masse corporelle (IMC) entre 20 et 25 kg/m^2 et supprimer la drogue et le tabagisme.

2. Les conseils spécifiques

Les syndromes vasculo-rénaux

Comme l'a montré la méta-analyse de Coomarasamy et al. (19), l'aspirine prescrite à partir de 12 à 20 SA, à la dose de 50 à 150 mg/jour, s'avère être efficace dans les cas suivants (Tableau VI) :

Tableau VI. Les indications de l'aspirine d'après la méta-analyse de Coomarasamy et al. (19)

Pré-éclampsie au cours de la grossesse précédente
Hypertension artérielle chronique
Diabète
Néphropathie
Antécédent familial de pré-éclampsie

En effet, elle réduit la mortalité périnatale : OR = 0,79 (0,64-0,96), l'incidence des pré-éclampsies : OR = 0,86 (0,76-0,96), le taux de prématurité : OR = 0,86 (0,79-0,94) et elle augmente le poids de l'enfant de 215 g (90-341), sans accroître les complications hémorragiques (HRP, hémorragies néonatales) (19). Plus la prescription est précoce, en particulier avant 14 SA, plus elle semble avoir un effet bénéfique supplémentaire (17). Le rôle favorable dans l'issue des grossesses d'une augmentation du temps de saignement d'au moins deux minutes, obtenue après dix jours de prise d'aspirine et mesurée par la méthode d'IVY, doit être confirmé (21).

Les thrombophilies

Les recommandations concernant le traitement des thrombophilies ont été résumées de la façon suivante par l'ANAES (6) :

- « un traitement préventif par *l'aspirine à faible dose* (100 à 160 mg par jour) prescrit entre 12 et 35 SA est recommandé chez les patientes ayant un antécédent de *pathologie vasculaire placentaire* (pré-éclampsie, hématome rétro-placentaire, mort fœtale in utero et retard de croissance intra-utérin lorsqu'une origine vasculaire placentaire est retenue après enquête étiologique). Aucun test biologique ne permet actuellement de préjuger de l'efficacité du traitement ou d'estimer un éventuel risque hémorragique ;
- « un traitement par *l'héparine de bas poids moléculaire* peut être associé au traitement par l'aspirine si un risque de *maladie thrombo-embolique est associé à la pathologie vasculaire placentaire.* Au cours d'un tel traitement préventif par l'enoxaparine 4000 UI antiXa/24 heures ou la dalteparine 5000 UI anti-Xa/24 heures, en une injection, la surveillance de l'héparinémie par la mesure de l'activité anti-Xa n'est recommandée qu'en cas de poids inhabituel, d'insuffisance rénale ou d'hémorragie. La surveillance des plaquettes est recommandée 2 fois par semaine pendant le 1er mois de traitement, puis 1 fois par semaine jusqu'à l'arrêt du traitement.
  Dans la littérature, aucune complication maternelle ou fœtale n'a été observée dans ce groupe de traitement prophylactique (9, 14, 62, 68) ;
- « l'association *aspirine-héparine de bas poids moléculaire* prescrite dès le début de la grossesse a montré une efficacité dans la prévention du risque de pertes fœtales précoces à répétition associées à un *syndrome anti-phospholipides* (niveau de preuve grade B) (8, 10, 52).
  La corticothérapie complémentaire n'est pas conseillée car elle accroît le risque de prématurité (38).
- « les données actuelles ne permettent pas de recommander un traitement préventif de la pathologie vasculaire placentaire en

présence d'un facteur biologique *mineur* de thrombophilie isolé, sans antécédent de pathologie vasculaire placentaire ;
- « en cas de facteurs *biologiques mineurs* de thrombophilie associés à un antécédent de *pathologie vasculaire placentaire* ou de facteurs *biologiques majeurs isolés*, le niveau de preuve de l'efficacité des thérapeutiques publiées, aspirine et/ou héparine de bas poids moléculaire, est actuellement insuffisant pour que des recommandations puissent être formulées sur ce sujet ».

De fait, les bons résultats obtenus avec l'aspirine associée ou non à l'héparine de bas poids moléculaire ou à l'acide folique à forte dose (5 mg/jour) demandent à être confirmés (15, 26, 28, 35, 61).

Résumé

Pour que la consultation pré-conceptionnelle soit utile, il faut disposer d'un dossier bien documenté de l'accident vasculaire initial, avec notamment les données concernant l'enfant et le placenta, et le bilan post-natal, avec l'exploration de l'hypertension artérielle chronique éventuelle et l'évaluation de la fonction rénale. La place du bilan de thrombophilie est controversée, parce que la signification d'une anomalie isolée reste incertaine et qu'il n'existe pas de correspondance entre les anomalies thrombophiliques et l'histologie placentaire.

Les récurrences de l'hypertension artérielle gravidique et de la pré-éclampsie sont de l'ordre de 15 %, avec des variations en fonction de la gravité de la maladie initiale et de la survenue sur un terrain d'hypertension artérielle chronique. Le risque de récidive du HELLP syndrome varie entre 2 % et 19 % : il dépend surtout de la précocité de la 1re atteinte. La prévention d'une récurrence par l'aspirine à faible dose a fait la preuve de son efficacité.

Les risques d'un nouveau décollement prématuré du placenta sont multipliés par 7 à 10 après un HRP et par 36,5 après deux HRP, mais la date de survenue de cette récidive est imprévisible. Le contexte de complications au cours de la 1re grossesse (accouchement prématuré, RCIU, mort périnatale) et la présence d'infarctus du placenta ont une grande valeur dans le conseil prodigué. Après un 1er accouchement compliqué de RCIU, le risque de récidive est multiplié par 7 à 8. En dehors du facteur génétique significatif lié au poids de naissance du père, les principaux facteurs de récurrence sont d'une part la gravité du premier RCIU, d'autre part les syndromes vasculo-rénaux et les expositions prolongées au tabac et à la drogue. Quant au risque de récidive de mort in utero, il est globalement faible en l'absence de pathologie maternelle ou fœtale : de 0 à 3 pour mille, mais peut être multiplié par 10 lorsqu'il existe une maladie chronique, comme le diabète ou l'HTA.

Les conseils pré-conceptionnels doivent insister sur la nécessité de procréer avant 30 ans, sur le rôle néfaste de l'excès pondéral et des diverses intoxications. En cas de thrombophilie avérée, l'utilisation préventive de l'aspirine et/ou de l'héparine de bas poids moléculaire doit respecter les recommandations de l'ANAES.

Bibliographie

1. Aardenburg R, Spaanderman ME, Ekhart TH, van Eijndhoven HW, van der Heijden OW, Peeters LL. Low plasma volume following pregnancy complicated by pre-eclampsia predisposes for hypertensive disease in a next pregnancy. Br J Obstet Gynaecol 2003; 110: 1001-1006.
2. Agorastos T, Karavida A, Lambropoulos A, Constantinidis T, Tzitzimikas S, Chrisafi S, Saravelos H, Vavilis D, Kotsis A, Bontis J. Factor V Leiden and prothrombin G20210A mutations in pregnancies with adverse outcome. J Matern Fetal Neonatal Med 2002; 12: 267-273.
3. Alfirevic Z, Mousa HA, Martlew V, Briscoe L, Perez-Casal M, Toh CH. Postnatal screening for thrombophilia in women with severe pregnancy complications. Obstet Gynecol 2001; 97: 753-759.
4. Alfirevic Z, Roberts D, Martlew V. How strong is the association between maternal thrombophilia and adverse pregnancy outcome? A systematic review. Eur J Obstet Gynecol Reprod Biol 2002; 101: 6-14.
5. Alonso A, Soto I, Urgelles MF, Corte JR, Rodriguez MJ, Pinto CR. Acquired and inherited thrombophilia in women with unexplained fetal losses. Am J Obstet Gynecol 2002; 187: 1337-1342.
6. ANAES: Conférence de consensus. Thrombophilie et grossesse. Prévention des risques thrombotiques maternels et placentaires. Institut Pasteur, Paris, 14 mars 2003. Texte des recommandations, 21 pages.
7. Ariel I, Antby E, Hamani Y, Redline RW. Placental pathology in fetal thrombophilia. Hum Pathol 2004; 35: 729-733.
8. Backos M, Rai R, Baxter N, Chilcott IT, Cohen H, Regan L. Pregnancy complications in women with recurrent miscarriage associated with antiphospholipid antibodies treated with low dose aspirin and heparin. Br J Obstet Gynaecol 1999; 106: 102-107.
9. Bar J, Cohen-Sacher B, Hod M, Blickstein D, Lahav J, Merlob P. Low- molecular-weight heparin for thrombophilia in pregnant women. Int J Gynaecol Obstet 2000; 69: 209-213.
10. Bats AS, Lejeune V, Cynober E, Safar E, Gonzales M, Milliez J, Carbonne B. Antiphospholipid syndrome and second- or third-trimester fetal death : follow-up in the next pregnancy. Eur J Obstet Gynecol Reprod Biol 2004; 114: 125-129 .
11. Baumann P, Blackwell SC, Schild C, Berry SM, Friedrich HJ. Mathematic modeling to predict abruptio placentae. Am J Obstet Gynecol 2000; 183: 815-822.
12. Branch DW, Khamashta MA. Antiphospholipid syndrome: obstetric diagnosis, management, and controversies. Obstet Gynecol 2003; 101: 1333-1344.
13. Branch DW, Porter TF, Rittenhouse L, Caritis S, Sibai B, Hogg B, Lindheimer MD, Klebanoff M, MacPherson C, Van Dorsten JP, Landon M, Paul R, Miodovnik M, Meis P, Thurnau G. National Institute of Child Health and Human Development Maternal-Fetal Medicine Units Network. Antiphospholipid antibodies in women at risk of preeclampsia. Am J Obstet Gynecol 2001; 184: 825-832.
14. Brenner B, Hoffman R, Blumenfeld Z, Weiner Z, Younis JS. Gestational outcome in thrombophilic women with recurrent pregnancy loss treated by enoxaparin. Thromb Haemost 2000; 83: 693-700.
15. Carp H, Dolitzky M, Inbal A. Thromboprophylaxis improves the live birth rate in women

with consecutive recurrent miscariages and hereditary thrombophilia. J Thromb Haemost 2003; 1: 433-438.

16. Chames MC, Haddad B, Barton JR, Livingston JC, Sibai BM. Subsequent pregnancy outcome in women with a history of HELLP syndrome at < or = 28 weeks of gestation. Am J Obstet Gynecol 2003; 188: 1504-1507.

17. Chiaffarino F, Parazzini F, Paladini D, Acaia B, Ossola W, Marozio L, Facchinetti F, Del Giudice A. A small randomised trial of low-dose aspirin in women at high risk of pre-eclampsia. Eur J Obstet Gynecol Reprod Biol 2004; 112: 142-144.

18. Cnattingius S, Stephansson O. The epidemiology of stillbirth. Semin Perinatol 2002; 26: 25-30.

19. Coomarasamy A, Honest H, Papaioannou S, Gee H, Khan KS. Aspirin for prevention of preeclampsia in women with historical risk factors: a systematic review. Obstet Gynecol 2003; 101: 1319-1332.

20. Dreyfus M, Hedelin G, Kutnahorsky R, Lehmann M, Viville B, Langer B, Fleury A, M'Barek M, Treisser A, Wiesel ML, Pasquali JL. Antiphospholipid antibodies and preeclampsia: a case-control study. Obstet Gynecol 2001. 97: 29-34.

21. Dumont A, Flahault A, Beaufils M, Verdy E, Uzan S. Effect of aspirin in pregnant women is dependent on increase in bleeding time. Am J Obstet Gynecol 1998; 180: 135-140.

22. Facchinetti F, Marozio L, Grandone E, Pizzi C, Volpe A, Benedetto C. Thrombophilic mutations are a main risk factor for placental abruption. Haematologica 2003; 88: 785-788.

23. Franchi F, Cetin I, Todros T, Antonazzo P, Nobile De Santis MS, Cardaropoli S, Bucciarelli P, Biguzzi E. Intrauterine restriction and genetic predisposition to thrombophilia. Haematologica 2004; 89: 444-449.

24. Freeman RK, Dorchester W, Anderson G, Garite TJ. The significance of a previous stillbirth. Am J Obstet Gynecol 1985; 151: 7-13.

25. Furuhashi M, Kurauchi O, Suganuma N. Pregnancy following placental abruption. Arch Gynecol Obstet 2002; 267: 11-13.

26. Grandone E, Brancaccio V, Colaizzo D, Scianname N, Pavone G, Di Minno G, Margaglione M. Preventing adverse obstetric outcomes in women with genetic thrombophilia. Fertil Steril 2002; 78: 371-375.

27. Grandone E, Margaglione M, Colaizzo D, Pavone G, Paladini D, Martinelli P, Di Minno G. Lower birth-weight in neonates of mothers carrying factor V G1691A and factor II A(20210) mutations. Haematologica 2002; 87: 177-181.

28. Gris JC, Mercier E, Quere I, Lavigne-Lissalde G, Cochery-Nouvellon E, Hoffet M, Ripart-Neveu S, Tailland ML, Dauzat M, Mares P. Low-molecular-weight heparin versus low-dose aspirin in women with one fetal loss and a constitutional thrombophilic disorder. Blood 2004; 103: 3695-3699.

29. Gris JC, Quere I, Pompeyroux F, Mercier E, Ripart-Neveu S, Tailland ML, Hoffet M, Berlan J, Daures JP, Mares P. Case-control study of the frequency of thrombophilic disorders in couples with late fetal loss and no thrombotic antecedent- the Nimes Obstetricians and Haematologists Study 5 (NOHA5). Thromb Haemost 1999; 81: 891-899.

30. Heinonen S, Kirkinen P. Pregnancy outcome after previous stillbirth resulting from causes other than maternal conditions and fetal abnormalities. Birth 2000; 27: 33-37.

31. Horn LC, Langner A, Stiehl P, Wittekind C, Faber R. Identification of the causes of intrauterine death during 310 consecutive autopsies. Eur J Obstet Gynecol Reprod Biol 2004; 113: 134-138.

32. Infante-Rivard V, Rivard GE, Yotov WV, Genin E, Guiguet M, Weinberg C, Gauthier R, Feoli-Fonseca JC. Absence of association of thrombophilia polymorphisms with intrauterine restriction. N Engl J Med 2002; 347: 19-25.

33. Isaksen CV, Laurini RN, Jacobsen G. Pre-pregnancy risk factors of small-for-gestational-age births and perinatal mortality. Acta Obstet Gynecol Scand 1997; 76, Suppl. 165: 44-49.

34. Karegard M, Gennser G. Incidence and recurrence rate of abruptio placentae in Sweden. Obstet Gynecol 1986; 67: 523-528.

35. Kupferminc MJ, Fait G, Many A, Lessing JS, Yair D, Bar-Am A, Eldor A. Low-molecular-weight heparin for the prevention of obstetric complications in women with thrombophilias. Hypertens Pregnancy 2001; 20: 35-44.

36. Kupferminc MJ, Many A, Bar-Am A, Lessing JB, Ascher-Landsberg J. Mid-trimester severe intrauterine growth restriction is associated with a high prevalence of thrombophilia. Br J Obstet Gynaecol 2002; 109: 1373-1376.

37. Kupferminc MJ, Rimon E, Ascher-Landsberg J, Lessing JB, Many A. Perinatal out-

come in women with severe pregnancy complications and multiple thrombophilias. J Perinat Med 2004; 32: 225-227.

38. Laskin CA, Bombardier C, Hannah ME, Mandel FP, Ritchie JW, Farewell V, Farine D, Spitzer K, Fielding L, Soloninka CA, Yeung M. Prednisone and aspirin in women with autoantibodies and unexplained recurrent fetal loss. N Engl J Med 1997; 337: 148-153.

39. Livingston JC, Barton JR, Park V, Haddad B, Phillips O, Sibai BM. Maternal and fetal inherited thrombophilias are not related to the development of severe preeclampsia. Am J Obstet Gynecol 2001; 185: 153-157.

40. McCowan LME, Craigie S, Taylor RS, Ward C, McLintock C, North RA. Inherited thrombophilias are not increased in "idiopathic" small-for-gestational-age pregnancies. Am J Obstet Gynecol 2003; 188: 981-985.

41. Magnus P, Bakketeig LS, Hoffman H. Birth weight of relatives by maternal tendency to repeat small-for-gestational-age (SGA) births in successive pregnancies. Acta Obstet Gynecol Scand 1997; 76, Suppl. 165: 35-38.

42. Makkonen N, Heinonen S, Kirkinen P. Obstetric prognosis in second pregnancy after preeclampsia in first pregnancy. Hypertens Pregnancy 2000; 19: 173-181.

43. Many A, Elad R, Yaron Y, Eldor A, Lessing JB, Kupferminc MJ. Third-trimester unexplained intrauterine fetal death is associated with inherited thrombophilia. Obstet Gynecol 2002; 99: 684-687.

44. Martinelli F, Grandone E, Colaizzo D, Paladini D, Scianname N, Margaglione M, Di Minno G. Familial thrombophilia and the occurrence of fetal growth restriction. Haematologica 2001; 876: 428-431.

45. Milliez J, Lelong F, Bayani N, Jannet D, El Medjadji M, Latrous H, Hammani M, Paniel BJ. The prevalence of autoantibodies during third trimester pregnancy complicated by hypertension or idiopathic fetal growth retardation. Am J Obstet Gynecol 1991; 165: 51-56.

46. Morssink LP, Santema JG, Willemse F. Thrombophilia is not associated with an increase in placental abnormalities in women with intra-uterine fetal death. Acta Obstet Gynecol Scand 2004; 83: 348-350.

47. Mousa HA, Alfirevic Z. Do placental lesions reflect thrombophilia state in women with adverse pregnancy outcome? Hum Reprod 2000; 15: 1830-1833.

48. Naeye RL. Maternal age, obstetric complications, and the outcome of pregnancy. Obstet Gynecol 1983; 61: 210-216.

49. Patterson RM, Gibbs CE, Wood RC. Birth weight percentile and perinatal outcome: recurrence of intrauterine growth retardation. Obstet Gynecol 1986; 68: 464-468.

50. Preston FE, Rosendaal FR, Walker ID, Briet E, Berntorp E, Conard J, Fontcuberta J, Makris M, Mariani G, Noteboom W, Pabinger I, Legnani C, Scharrer I, Schulman S, van der Meer EJ. Increased fetal loss in women with heritable thrombophilia. Lancet 1996; 348: 913-916.

51. Prochazka M, Happach C, Marsal K, Dahlback B, Lindqvist PG. Factor V in pregnancies complicated by placental abruption. Br J Obstet Gynaecol 2003; 110: 462-466.

52. Rai R, Cohen H, Dave M, Regan L. Randomised controlled trial of aspirin and aspirin plus heparin in pregnant women with recurrent miscarriage associated with phospholipid antibodies (or antiphospholipid antibodies). BMJ 1997; 314: 253-257.

53. Raine T, Powell S, Krohn MA. The risk of repeating low birth weight and the role of prenatal care. Obstet Gynecol 1994; 84: 485-489.

54. Rasmussen S, Albrechtsen S, Dalaker K. Obstetric history and the risk of placenta previa. Acta Obstet Gynecol Scand 2000; 79: 502-507.

55. Rasmussen S, Irgens LM, Albrechtsen S, Dalaker K. Predicting preeclampsia in the second pregnancy from low birth weight in the first pregnancy. Obstet Gynecol 2000; 96: 696-700.

56. Rasmussen S, Irgens LM, Albrechtsen S, Dalaker K. Women with a history of placental abruption: when in a subsequent pregnancy should special surveillance for a recurrent placental abruption be initiated? Acta Obstet Gynecol Scand 2001; 80: 708-712.

57. Rasmussen S, Irgens LM, Dalaker K. The effect on the likelihood of further pregnancy of placental abruption and the rate of its recurrence. Br J Obstet Gynaecol 1997; 104: 1292-1295.

58. Rasmussen S, Irgens LM, Dalaker K. Outcome of pregnancies subsequent to placental abruption: a risk assessment. Acta Obstet Gynecol Scand 2000; 79: 496-501.

59. Raymond E, Cnattingius S, Kiely JL. Effects of maternal age, parity, and smoking on the risk of stillbirth. Br J Obstet Gynaecol 1994; 101: 301-306 .

60. Rey E, Kahn SR, David M, Shrier I. Thrombophilic disorders and fetal loss: a meta-analysis. Lancet 2003; 361: 901-908.

61. Riyazi N, Leeda M, de Vries JI, Huijgens PC, van Geijn HP, Dekker GA. Low-molecular-weight heparin combined with aspirin in pregnant women with thrombophilia and a history of preeclampsia or fetal growth restriction: a preliminary study. Eur J Obstet Gynecol Reprod Biol 1998; 80: 49-54.

62. Rowan JA, McLintock C, Taylor RS, North RA. Prophylactic and therapeutic enoxaparine during pregnancy: indications, outcomes and monitoring. Aust N Z J Obstet Gynaecol 2003; 43: 123-128.

63. Samueloff A, Xenakis EM, Berkus MD, Huff RW, Langer O. Recurrent stillbirth. Significance and characteristics. J Reprod Med 1993; 38: 883-886.

64. Sibai BM, Ramadan MK, Chari RS, Friedman SA. Pregnancies complicated by HELLP syndrome (hemolysis, elevated liver enzymes, and low platelets) : subsequent pregnancy outcome and long-term prognosis. Am J Obstet Gynecol 1995; 172: 125-129.

65. Skjaerven R, Wilcox AJ, Lie RT. The interval between pregnancies and the risk of preeclampsia. N Engl J Med 2002; 346: 33-38.

66. Skomsvoll JF, Baste V, Irgens LM, Ostensen M. The recurrence risk of adverse outcome in the second pregnancy in women with rheumatic disease. Obstet Gynecol 2002; 100: 1196-1202.

67. Smith GC, Pell JP, Dobbie R. Caesarean section and risk of unexplained stillbirth in subsequent pregnancy. Lancet 2003; 362: 1779-1784.

68. Sorensen HT, Johnsen SP, Larsen H, Pedersen L, Nielsen GL, Moller M. Birth outcomes in pregnant women treated with low-molecular-weight heparin. Acta Obstet Gynecol Scand 2000; 79: 655-659.

69. Stephansson O, Dickman PW, Cnattingius S. The influence of interpregnancy interval on the subsequent risk of stillbirth and early neonatal death. Obstet Gynecol 2003; 102: 101-108.

70. Sullivan CA, Magann EF, Perry KGJr, Roberts WE, Blake PG, Martin JNJr. The recurrence risk of the syndrome of hemolysis, elevated liver enzymes, and low platelets (HELLP) in subsequent gestations. Am J Obstet Gynecol 1994; 171: 940-943.

71. Surkan PJ, Stephansson O, Dickman PW, Cnattingius S. Previous preterm and small-for-gestational-age births and the subsequent risk of stillbirth. N Engl J Med 2004; 350: 777-785.

72. Trogstad L, Skrondal A, Stoltenberg C, Magnus P, Nesheim BI, Eskild A. Recurrence risk of preeclampsia in twin and singleton pregnancies. Am J Med Genet 2004; 126A: 41-45.

73. Tubbergen P, Lachmeijer AM, Althuisius SM, Vlak ME, van Geijn HP, Dekker GA. Change in paternity: a risk factor for preeclampsia in multiparous women? J Reprod Immunol 1999; 45: 81-88.

74. Van Pampus MG, Wolf H, Koopman MM, van den Ende A, Buller HR, Reitsma PH. Prothrombin 20210 G-A mutation and factor V Leiden mutation in women with a history of severe preeclampsia and (H)ELLP syndrome. Hypertens Pregnancy 2001; 20: 291-298.

75. Van Pampus MG, Wolf H, Mayruhu G, Treffers PE, Bleker OP. Long-term follow-up in patients with a history of (H)ELLP syndrome. Hypertens Pregnancy 2001; 20: 15-23.

76. Verspick E, Borg JY, Le Cam-Duchez V, Goffinet F, Degré S, Fournet P, Marpeau L. Thrombophilia and fetal growth restriction. Eur J Obstet Gynecol Reprod Biol 2004; 113: 36-40.

77. Verspick E, Le Cam-Duchez V, Goffinet F, Tron F, Marpeau L, Borg JY. Thrombophilia and immunological disorders in pregnancies as risk factors for small for gestational age infants. Br J Obstet Gynaecol 2002; 109: 28-33.

78. Von Kries R, Junker R, Oberle D, Kosch A, Nowak-Göttl U. Foetal growth restriction in children with prothrombotic risk factors. Haemostasis 2001; 86: 1012-1016.

79. Weeks JW, Asrat T, Morgan MA, Nageotte M, Thomas SJ, Freeman RK. Antepartum surveillance for a history of stillbirth: when to begin? Am J Obstet Gynecol 1995; 172: 486-492.

80. Wiener-Megnagi Z, Ben-Shlomo I, Goldberg Y, Shalev E. Resistance to activated protein C and the leiden mutation: high prevalence in patients with abruptio placentae. Am J Obstet Gynecol 1998; 179: 1565-1567.

81. Yang P, Beaty TH, Khoury MJ, Liang KY, Connolly MA. Predicting intrauterine growth retardation in sibships while considering maternal and infant covariates. Genet Epidemiol 1989; 6: 525-535.

82. Zhang J, Troendle JF, Levine RJ. Risks of hypertensive disorders in the second pregnancy. Paediatr Perinat Epidemiol 2001; 15: 226-231.

Prévention des récidives de prématurité par la progestérone : le retour ?

B. Carbonne, J. Rosenblatt*
(Paris)

I. INTRODUCTION

Il y a moins de 10 ans, l'utilisation de la progestérone orale était encore très habituelle en France en cas de menace d'accouchement prématuré, alors qu'aucune étude n'avait permis de démontrer l'efficacité de cette prescription. La survenue documentée de cas de cholestase gravidique induits par la progestérone orale a mis un coup d'arrêt à cette habitude thérapeutique.

La progestérone n'avait fait l'objet que de quelques rares études de qualité méthodologique ou de puissance insuffisantes jusque récemment. La publication, à quelques mois d'intervalle, en 2003, de deux grandes études randomisées montrant un bénéfice de l'utilisation de progestérone par voie intra-vaginale ou intra-musculaire, a remis en lumière cette prescription apparemment tombée en désuétude (8, 23). Ces deux études ont évalué l'utilisation de la progestérone en prévention de récidives de prématurité ou de fausse couche tardive, et non en tant que traitement tocolytique. Cette distinction est d'importance, car aucune étude ne permet actuellement d'extrapoler à l'utilisation de la progestérone lorsque le travail prématuré est déjà installé.

* Service de Gynécologie Obstétrique
Hôpital Saint Antoine - 75012 PARIS

Plusieurs méthodes ont bénéficié d'un regain d'intérêt au cours des dernières années dans la prévention des récidives de prématurité ou de fausse couche tardive chez les femmes à haut risque : cerclage préventif, traitement de la vaginose bactérienne et administration de progestérone. Cette revue fait le point sur ces stratégies de prévention et en particulier sur les études permettant de proposer l'utilisation de la progestérone, ses indications réelles et les modalités pratiques de prescription.

2. JUSTIFICATIONS PHYSIOPATHOLOGIQUES DE L'UTILISATION DE PROGESTÉRONE POUR PRÉVENIR LA NAISSANCE PRÉMATURÉE

Comme son nom l'indique, la progestérone serait l'hormone destinée à favoriser (pro-) la grossesse (-gestare). Cette fonction est indiscutable en début de grossesse, tant que la sécrétion de progestérone provient essentiellement du corps jaune. A des âges gestationnels plus avancés, la théorie du « *progesterone block* » a gardé une grande popularité depuis les travaux de Csapo en 1956 (7), essentiellement basés sur des études animales. Dans de nombreuses espèces, la progestérone peut effectivement inhiber les contractions utérines en inhibant la formation de *gap-junctions* (13) mais également en s'opposant aux effets de l'ocytocine (6) et des prostaglandines (4). Son effet préventif du travail pourrait également s'exercer sur le col utérin (5). L'arrêt de la production de progestérone et la chute de la progestéronémie maternelle sont immédiatement suivis du déclenchement de la parturition dans de nombreuses espèces animales (6). Les anti-progestérones, au premier rang desquels la mifépristone (RU 486), sont également capables d'induire le travail chez de nombreux mammifères (6).

L'utilisation de progestérone pour éviter le travail prématuré s'est donc imposée comme une évidence physiopathologique, traduite par de nombreuses prescriptions pour la plupart des obstétriciens. En France dans les années 80-90, l'utilisation de progestérone naturelle micronisée à fortes doses (900 à 1200 mg par jour) faisait partie des prescriptions habituelles en cas de menace d'accouchement prématuré. Outre la réputation indiscutée d'induire une relative torpeur hormonale propice au respect du repos chez les femmes traitées, la démonstration d'une diminution de la fréquence des contractions utérines chez les femmes traitées par progestérone avait été apportée par une équipe française (9).

Pourtant, la physiopathologie de la parturition dans l'espèce humaine reste assez mystérieuse et notamment par le fait qu'aucune diminution de la progestéronémie maternelle n'a été mise en évidence avant le déclenchement du travail chez la femme (6). Il pourrait exister dans l'espèce humaine des modifications de concentration tissulaire de progestérone, notamment au niveau de la décidue et des membranes fœtales au moment du déclenchement spontané du travail (24). D'ailleurs, les études sur l'induction du travail par les anti-progestérones chez la femme ont montré une efficacité relative de ces substances, bien que nettement moins marquée que pour d'autres espèces (11).

L'hypothèse d'un rôle important joué par la progestérone dans le maintien de la gestation et de son retrait au moment de l'entrée en travail reste donc de mise dans l'espèce humaine, même si, à l'évidence, les mécanismes de la parturition sont beaucoup plus complexes et multifactoriels que dans d'autres espèces (6).

3. ÉTUDES SUR L'UTILISATION DE LA PROGESTÉRONE COMME TOCOLYTIQUE

Cinq études concernant des effectifs limités ont été publiées entre les années 60 et 90 en cas de travail prématuré installé. La progestérone était administrée seule contre un placebo dans les études de Fuchs et al. (12), de Brenner et Hendricks (3) et d'Erny et al. (9), ou associée à un bêta-mimétique (26) ou encore comparée à un bêta-mimétique dans l'étude de Kaupilla (20). Les méthodologies de ces 5 études sont résumées dans le tableau I.

Certains effets de la progestérone sur la contraction utérine ont pu être confirmés, en particulier dans l'étude d'Erny et al. (9) où l'administration de 400 mg de progestérone micronisée per os s'accompagnait au bout d'une heure d'une diminution significative de la fréquence des contractions utérines de 76 % dans le groupe progestérone contre 43 % dans le groupe placebo. En revanche, il n'existait pas de diminution des accouchements prématurés avant 37 SA, ce qui peut s'expliquer par la méthodologie de l'étude puisque le protocole durait seulement une heure et que toutes les patientes recevaient par la suite une perfusion de bêta-mimétiques.

Avec un protocole assez proche, dans lequel la perfusion de bêta-mimétiques était associée de manière randomisée soit à de la progestérone micronisée, soit à un placebo, Noblot et al. (26) n'avaient pas mis en évidence de diminution de la prématurité dans le groupe progestérone. Dans cette étude, les effectifs étaient faibles (44 patientes en tout) et le taux d'accouchements prématurés également (32 % en tout), ce qui lui conférait une puissance très limitée.

Tableau I. Méthodologie des études évaluant l'utilisation de la progestérone en cas de menace d'accouchement prématuré installée

Auteur	Type de progestérone	Dose et voie d'administration	Groupe contrôle	Mode d'attribution du traitement	Nombre de sujets
Fuchs 1960 (12)	Progestérone	50 mg x 4/j orale	Placebo	Par n° d'admission	126
Brenner 1962 (3)	Acétate de medroxy-progestérone	20 mg x 4/j orale	Placebo	Randomisation	200
Kaupilla 1980 (20)	17 alpha-hydroxy-progestérone	250 mg/j IM	Ritodrine	Deux groupes d'étude consécutifs	48
Erny 1986 (9)	Progestérone micronisée	400 mg orale	Placebo	Randomisée	57
Noblot 1991 (26)	Progestérone micronisée + ritodrine	400 mg orale toutes les 6 heures	Placebo + ritodrine	Randomisée	44

En conclusion, aucune de ces études n'a permis de montrer une supériorité de la progestérone par rapport au placebo ou à un bêta-mimétique. L'utilisation de la progestérone à des fins de tocolyse une fois la menace d'accouchement prématuré installée n'a donc aucune justification scientifique à la lecture de ces études. La qualité méthodologique de ces travaux reste cependant discutable avec des modes de randomisation inadaptés et des effectifs le plus souvent trop réduits pour pouvoir affirmer que l'absence de différence tient à l'inefficacité du traitement plutôt qu'au manque de puissance de la comparaison.

4. ÉTUDES SUR L'UTILISATION DE LA PROGESTÉRONE EN PRÉVENTION DES RÉCIDIVES D'ACCOUCHEMENT PRÉMATURÉ

Deux époques peuvent être distinguées : 1) celle des années 50 à 90 au cours desquelles de nombreux petits essais ont été publiés sans permettre d'établir des conclusions définitives ; et 2) l'année 2003 qui a vu la parution de deux grands essais concordants semblant apporter des arguments substantiels en faveur de l'efficacité de la progestérone en prévention de la prématurité.

4.1. Les études anciennes

Au moins 10 études ont été publiées entre 1954 et 1994 (15-19, 22, 27-30). Les protocoles de ces études sont très disparates en ce qui concerne les effectifs, le type de progestérone, les doses, la voie d'administration… Surtout, les indications du traitement et les critères de jugement du traitement sont très variables. Le tableau II résume les méthodologies de ces essais.

Les résultats concernant le critère de jugement principal sont rapportés dans le tableau III. Aucune de ces études n'est entièrement convaincante quant à l'intérêt de la progestérone en prévention de la prématurité. Les raisons en sont différentes selon les publications :

- L'accouchement prématuré n'est qu'un critère secondaire de jugement (15, 22, 29). Il n'est même rapporté que sous la forme de menace d'accouchement prématuré pour Goldzieher (15).
- Les effectifs sont très réduits (moins de 30 cas par groupe) et ne permettent pas de conclure par manque de puissance lorsque l'essai ne montre pas de différence avec le groupe contrôle (15, 19, 22).
- L'étude n'est pas randomisée (16, 18, 19, 22, 28, 29). Les modalités d'attribution du traitement sont aléatoires ou décidées d'après l'ordre d'inclusion des patientes ou encore selon le site où elles consultent. Chacune de ces méthodes d'attribution du traitement peut être source de biais spécifiques.
- L'étude porte sur des femmes à faible risque d'accouchement prématuré (17) et, malgré des effectifs paraissant importants, la puissance de l'étude est insuffisante du fait de la rareté du critère de jugement principal. Au lieu de 80 patientes par bras, l'étude de Hauth aurait dû en comporter plus de 1500 pour espérer montrer une différence dans la fréquence des accouchements prématurés (17).
- Il existe une autre intervention que la progestérone pour prévenir les récidives, comme dans l'étude de Yemini (30) où toutes les patientes ont un cerclage du col.
- La compliance au traitement est médiocre. Avec 55 % de femmes prenant effectivement les comprimés d'acétate de medroxyprogestérone, l'étude de Hobel (18) ne permet pas d'évaluer correctement l'efficacité du traitement.

Au total, seule l'étude de Papiernik en 1970 (27) semble avoir une méthodologie et des effectifs adéquats pour évaluer l'intérêt de la

Tableau II. Méthodologie des études anciennes (avant 1994) comparant la progestérone à un placebo ou à l'absence de traitement en prévention de la prématurité

Auteurs	Type d'étude	Critères d'inclusion	Effectifs traités/contrôles	Type de progestérone	Doses et voie d'administration
Swyer & Daley 1954 (29)	Comparative non-randomisée (alternance traité/non-traité)	2 FCS successives	60/53	Progestérone naturelle	2 implants IM de 25 mg
Goldzieher 1964 (15)	Comparative randomisée contre placebo	2 FCS successives	23/31	Acétate de médroxy-progestérone	1 cp 10mg/j
LeVine 1964 (22)	Comparative contre placebo non-randomisée (alternance traité/non-traité)	3 FCS	15/15	17 alpha-hydroxy-progestérone	500 mg IM par semaine
Papiernik-Berkhauer 1970 (27)	Comparative randomisée contre placebo	Haut risque d'accouchement prématuré (CRAP)	99/99	17 alpha-hydroxy-progestérone	250 mg IM tous les 3 jours 8 doses au total
Johnson 1975 (19)	Comparative randomisée contre placebo	Au moins 2 accouchements prématurés	18/22	17 alpha-hydroxy-progestérone	250 mg IM par semaine
Yemini 1985 (30)	Comparative randomisée contre placebo	Au moins 2 accouchements prématurés ou FCS ou les deux	39/40	17 alpha-hydroxy-progestérone	250 mg IM par semaine
Suvonnakote 1986 (28)	Comparative non-randomisée, sans placebo	Au moins 2 accouchements prématurés ou FCS tardive ou les deux	36/39	17 alpha-hydroxy-progestérone	250 mg IM par semaine
Hartikainen-Sorri 1980 (16)	Comparative non-randomisée contre placebo	Grossesse gémellaire sans signe de MAP	39/38	17 alpha-hydroxy-progestérone	250 mg IM par semaine
Hauth 1983 (16)	Comparative randomisée contre placebo	Grossesses à bas risque	80/88	17 alpha-hydroxy-progestérone	1000 mg IM par semaine
Hobel 1994 (18)	Comparative non randomisée (traitement ou placebo selon le site de consultation)	Grossesse à haut risque	411/412	Acétate de medroxy-progestérone	20 mg/j per os

progestérone en prévention de l'accouchement prématuré. Cette étude, publiée en français dans les parutions internes et non référencées d'un laboratoire pharmaceutique, n'a pas eu l'impact d'autres travaux méthodologiquement beaucoup plus discutables ou comportant

Tableau III. Résultats des études anciennes (avant 1994) comparant la progestérone à un placebo ou à l'absence de traitement en prévention de la prématurité

Auteurs	Âge gestationnel au début du traitement	Critère de jugement principal	Résultats (accouchements prématurés progestérone/témoins)	P	Remarques
Swyer & Daley 1954 (29)	?	FCS (accouchement prématuré : critère secondaire)	3,3 %/1,9 %	NS	
Goldzieher 1964 (15)	?	FCS (accouchement prématuré : critère secondaire)	8,7 %/3,2 % ? (travail prématuré)	NS	
LeVine 1964 (22)	?	FCS (accouchement prématuré : critère secondaire)	20 %/20 %	NS	
Papiernik-Berkhauer 1970 (27)	28-32 SA	Accouchement prématuré	4 %/18 %	< 0,05	
Johnson 1975 (19)	Dès l'inscription en maternité	Accouchement avant 36 SA	0/41 %	< 0,05	
Yemini 1985 (30)	?	Accouchement prématuré	16,1 %/37,8 %	< 0,05	Toutes les patientes étaient cerclées
Suvonnakote 1986 (28)	16-20 SA	Accouchement prématuré	14 %/49 %	< 0,05	
Hartikainen-Sorri 1980 (16)	28-33 SA	Accouchement prématuré	30,8 %/23,7 %	NS	Grossesses gémellaires
Hauth 1983 (16)	16-20 SA	Enfants de faible poids	7,5 %/9 %	NS	Population à bas risque. Puissance insuffisante
Hobel 1994 (18)	Avant 31 SA	Accouchement prématuré	11,2 %/7,3 %	NS	Faible compliance au protocole (55 %)

beaucoup moins de cas, mais publiés dans de grands journaux médicaux comme l'étude de Yemini (30).

Suite à ces publications, une première méta-analyse réalisée par Goldstein (14) a porté sur 15 essais (!), soit 5 de plus que ceux mentionnés ci-dessus. On conçoit facilement la pauvreté méthodologique globale de ces travaux. Les résultats de cette méta-analyse ne montrent aucune différence dans les taux de prématurité, de fausses couches, de mortalité fœtale ou néonatale.

Un an plus tard, Keirse (21) sélectionne de manière plus rigoureuse les seuls essais faisant appel à la 17 alpha-hydroxyprogestérone pour réaliser une nouvelle méta-analyse. Les résultats sont, cette fois-ci, en faveur d'une réduction significative des accouchements prématurés (OR : 0,50 (0,30-0,85)) et des enfants de faible poids (OR : 0,46 (0,27-0,80)) par ce traitement, mais sans amélioration de l'état néonatal en termes de morbidité ou de mortalité.

En conclusion, jusqu'en 1990 plusieurs travaux suggèrent l'intérêt préventif de la 17 alpha-hydroxyprogestérone en cas de risque d'accouchement prématuré sans qu'un bénéfice puisse être démontré pour le nouveau-né. Cette thérapeutique n'a pas trouvé en France un écho très favorable sur la base de ces données.

4.2. Les études récentes

Deux grands essais randomisés en double aveugle contre placebo, publiés presque concomitamment en 2003, ont relancé l'intérêt pour l'utilisation préventive de la progestérone. L'un utilise la progestérone naturelle par voie vaginale (8) et l'autre la 17 alpha-hydroxyprogestérone par voie intra-musculaire (23).

Les méthodologies de ces deux essais sont résumées dans le tableau IV.

Tableau IV. Méthodologie des essais récents sur l'utilisation préventive du risque de prématurité par la progestérone

Auteurs	Type d'étude	Critères d'inclusion	Effectifs traités/ contrôles	Type de progestérone	Doses et voie d'administration
Da Fonseca 2003 (8)	Comparative randomisée contre placebo	Au moins un accouchement prématuré (90 % des cas), et/ou cerclage prophylactique, et/ou malformation utérine	72/70	Progestérone naturelle	100 mg intravaginal/j
Meis 2003 (23)	Comparative randomisée contre placebo	Au moins un accouchement prématuré (entre 20SA et 36SA+6j)	310/153	17 alpha-hydroxy-progestérone	250 mg IM par semaine

4.2.1. L'étude de da Fonseca et al. (8) est un essai randomisé contre placebo utilisant la progestérone naturelle sous forme d'ovules vaginaux à 100 mg une fois par jour en cas de situation à risque d'accouchement prématuré : antécédent d'accouchement prématuré, cerclage cervical préventif ou malformation utérine. La progestérone a été attribuée par randomisation à 81 femmes et le placebo à 76 femmes.

Les résultats font état, selon les auteurs, d'une réduction significative des accouchements prématurés chez les femmes traitées par rapport à celles recevant le placebo (13,8 % contre 28,5 % respectivement ; p = 0,03 ; tableau V) et surtout une réduction des accouchements avant 34 SA (2,8 % contre 18,6 % respectivement ; p = 0,002).

Tableau V. Résultats des essais récents sur l'utilisation préventive du risque de prématurité par la progestérone

Auteurs	Âge gestationnel au début du traitement	Critère de jugement principal	Résultats (progestérone/ placebo)	P	Remarques
Da Fonseca 2003 (8)	16 SA à 21SA+6j	Accouchement avant 37 SA	36,3 %/54,9 % OR 0,66 (0,54-0,81)	< 0,05	Exclusion des ruptures prématurées des membranes
Meis 2003 (23)	16 SA à 21SA+6j	Accouchement avant 37 SA	13,8 %/28,5 %	0,03	

Cette étude suscite toutefois plusieurs critiques méthodologiques dans l'analyse des résultats qui peuvent faire revoir à la baisse l'importance des conclusions :

– Un certain nombre d'exclusions ont été réalisées (6 dans le groupe placebo et 9 dans le groupe progestérone) lors de l'analyse pour les raisons suivantes : patientes perdues de vue, accouchement prématuré par décision médicale, allergie au produit et rupture prématurée des membranes avant terme.

– Ces exclusions signifient d'une part que l'analyse des résultats n'est pas faite « en intention de traiter ». Des exclusions décidées a posteriori pour des motifs arbitraires et non pré-définis lors de la conception de l'étude peuvent en effet influencer les résultats.

– Surtout, l'exclusion des ruptures prématurées des membranes (RPM) n'est pas acceptable puisque ces ruptures avant terme aboutissent pratiquement systématiquement à un accouchement prématuré. Il y avait 6 RPM dans le groupe progestérone et 4 dans le groupe placebo. Si l'on recalcule le χ^2 en supprimant ces exclusions (et en supposant raisonnablement que toutes ont accouché prématurément), on aboutit à l'absence de différence significative entre les deux groupes dans les taux d'accouchements prématurés.

– Enfin, même en acceptant l'existence d'une diminution des accouchements prématurés, aucun bénéfice néonatal n'est mis en évidence dans cette étude.

Au total, cette étude (8) n'apparaît pas en mesure d'emporter la conviction en faveur de la progestérone naturelle par voie vaginale. Les effectifs restent assez modestes, incompatibles avec l'évaluation d'un éventuel bénéfice néonatal et, surtout, plusieurs sources de biais sont identifiables dans l'analyse des résultats présentés.

4.2.2. L'étude de Meis et al. (23) est également randomisée, en double aveugle contre placebo avec analyse des résultats « en intention de traiter ». Elle utilise la 17 alpha-hydroxyprogestérone sous forme d'une injection intra-musculaire de 250 mg par semaine ou une solution placebo huileuse inerte.

Les effectifs de cette étude sont beaucoup plus importants que ceux de toutes les études précédentes (si ce n'est l'étude de Hobel et al. (18) dans laquelle près de la moitié des patientes n'avaient pas pris le traitement alloué) avec 310 femmes recevant la progestérone et 153 le placebo. Ce ratio 2 : 1 de la randomisation tient à la relative pénibilité des injections huileuses, non contrebalancées par un bénéfice prévisible dans le groupe placebo.

Les critères d'inclusion sont simples : antécédent d'accouchement prématuré spontané entre 20 SA et 36 SA + 6 j. Le traitement est débuté entre 16 et 20 SA et poursuivi jusqu'à 36 SA.

Le critère principal de jugement, l'accouchement prématuré avant 37 SA, est survenu dans 36,3 % des cas du groupe progestérone et 54,9 % des cas du groupe placebo, soit une réduction de 44 % du risque d'accouchement prématuré (OR : 0,66 (0,54-0,81) ; tableau V). Surtout, il existe une réduction du même ordre du risque d'accouchement avant 35 SA (OR : 0,67 (0,48-0,93)) et avant 32 SA (OR : 0,58 (0,37-0,91)), mais pas des fausses couches avant 20 SA. Cette réduction des accouchements très prématurés s'accompagne d'une amélioration des résultats néonatals en ce qui concerne les poids de naissance inférieurs à 2500 g (OR : 0,66 (0,51-0,87)), le besoin d'oxygène (OR : 0,62 (0,42-0,92)) et le risque d'entérocolite ulcéro-nécrosante (0/305 dans le groupe progestérone contre 4/152 dans le groupe placebo ; $p < 0,05$). La réduction de la mortalité néonatale n'est pas significative (OR : 0,44 (0,17-1,13)) mais la puissance de l'étude n'a pas été pas calculée pour cet objectif.

L'élément surprenant de cette étude est la grande fréquence des accouchements prématurés dans le groupe témoin (54,9 %), plus élevée que dans la plupart des études portant sur le risque d'accouchement prématuré (habituellement plus proche de 30 %). Les auteurs rapportent ce très haut risque à la précocité des accouchements prématurés survenus dans les antécédents, 31 SA en moyenne.

Au total, l'étude de Meis et al. (23) apporte des arguments jusque-là incertains en faveur de l'efficacité de la 17 alpha-hydroxy-progestérone débutée entre 16 et 20 SA en prévention des récidives de prématurité dans les grossesses uniques.

Elle ne permet pas d'extrapoler à des situations dans lesquelles la progestérone a été antérieurement utilisée comme la prévention des fausses couches spontanées précoces ou du deuxième trimestre avant 20 SA, ou encore comme adjuvant d'un traitement tocolytique en cas de menace d'accouchement prématuré.

5. RISQUES LIÉS À L'UTILISATION DE PROGESTÉRONE AU COURS DE LA GROSSESSE

La prescription de tout traitement, et en particulier d'un stéroïde, au cours de la grossesse devrait rappeler aux obstétriciens les erreurs du passé récent dont le Distilbène® est le meilleur exemple. La prescription de Distilbène® s'est poursuivie pendant de nombreuses années alors que son efficacité dans ses principales indications de l'époque n'était absolument pas documentée. Seule la description des conséquences sur les enfants exposés in utero a finalement mis fin (encore qu'avec beaucoup de retard) à son utilisation.

Malgré cette triste expérience, beaucoup de médicaments sont encore utilisés actuellement chez la femme enceinte avec la conviction que « ça ne peut pas faire de mal », alors que les bénéfices attendus ne sont pas démontrés et que les risques restent inconnus. La prescription de tout traitement devrait procéder de la mise en balance des risques (même théoriques) avec les bénéfices (démontrés par des études).

L'utilisation de la progestérone micronisée en cas de menace d'accouchement prématuré installée n'échappait pas à cette règle. Son utilisation massive dans une situation où les bénéfices n'étaient pas démontrés n'a été remise en cause que devant la description d'effets secondaires hépatiques à type de cholestase gravidique chez les femmes traitées.

Dans une étude randomisée comparant la progestérone micronisée à un placebo, Benifla et al. (2) ont vu les taux d'acides biliaires et de transaminases s'élever au-delà des valeurs normales de manière plus fréquente sous progestérone.

À partir de 50 cas établis de cholestase gravidique, Bacq et al. (1) ont montré dans une étude prospective descriptive que cette affection survenait de manière plus fréquente chez les femmes recevant de la progestérone micronisée (64 % des femmes ayant une cholestase avaient reçu de la progestérone ou étaient encore sous traitement au moment du diagnostic). Par comparaison, dans la population témoin indemne de cholestase, « seulement » 36 % des femmes enceintes avaient reçu de la progestérone. Le début des manifestations de cholestase était plus précoce chez les femmes qui avaient reçu de la progestérone (31 SA en moyenne) que chez celles qui n'en avaient pas pris (34 SA en moyenne). Cette étude suggère que la progestérone pourrait être un facteur déclenchant de la cholestase chez les femmes qui sont prédisposées à cette affection.

Ces travaux, faisant clairement pencher la balance « bénéfice/risque » du mauvais côté, ont pratiquement mis fin à l'utilisation de progestérone micronisée en cas de MAP installée.

Doit-on alors, connaissant cet effet hépatique de la progestérone naturelle, promouvoir l'utilisation la 17 alpha-hydroxyprogestérone dans la prévention de récidive d'accouchement prématuré ? Les essais randomisés récemment publiés n'ont pas fait part de la survenue de manifestations de cholestase ou d'anomalies biologiques hépatiques chez les patientes traitées. Cependant, aucune surveillance clinique ou biologique particulière n'était envisagée chez les femmes traitées dans ces études pour mettre en évidence ce type d'effet secondaire.

Encore une fois, c'est l'importance comparée des bénéfices et des risques qu'il faut peser. À partir du moment où un bénéfice semble clairement établi pour la 17 alpha-hydroxyprogestérone, cette prescription peut être envisagée. En l'absence de données chiffrées sur le risque réel de cholestase chez les femmes recevant ce traitement, une surveillance régulière clinique et des transaminases devrait être proposée chez les femmes qui recevront ce traitement. L'information des patientes appelées à être traitées devra également mentionner cette éventualité et la possibilité d'avoir dans ce cas à interrompre le traitement.

6. STRATÉGIES DE PRÉVENTION DES RÉCIDIVES D'ACCOUCHEMENT PRÉMATURÉ

Les travaux récents remettent au goût du jour l'utilisation de la progestérone en prévention des récidives de prématurité. Bien que les données de l'étude de Meis et al. (2003) soient particulièrement encourageantes, cette prescription ne saurait sans doute être envisagée comme seul recours en cas d'antécédents d'accouchement prématuré (et également d'avortement spontané tardif). D'autres possibilités de prévention existent et devraient être discutées au cas par cas, seules ou en association les unes aux autres.

Jusque récemment, la seule intervention médicale dont le bénéfice était démontré dans la prévention des accouchements très prématurés et/ou des fausses couches tardives était le cerclage cervical. La grande étude randomisée du MRC/RCOG (25) a montré que ses indications restaient limitées à des situations particulièrement étroites d'antécédents répétés d'au moins trois grossesses se terminant avant 37 SA. En pratique, l'existence d'antécédents de fausse couche tardive ou d'accouchement très prématuré dans un contexte explicite d'incompétence cervicale (expulsion rapide d'un fœtus vivant sans contexte infectieux) reste à l'heure actuelle une indication acceptée de recours au cerclage préventif.

Plus récemment, l'association entre l'existence d'une vaginose bactérienne et d'une augmentation du risque d'accouchement prématuré a été établie (10). Une antibiothérapie à base de métronidazole oral prescrite avant 16-18 SA permettrait une réduction de 50 % du risque en cas d'antécédent d'accouchement prématuré associé à une vaginose bactérienne.

La prise en charge de patientes ayant des antécédents d'accouchement prématuré et/ou de fausse couche tardive devra donc reposer sur une analyse détaillée de ces antécédents, des circonstances et du terme de leur survenue, des conclusions des examens bactériologiques et fœtopathologique. La prescription hebdomadaire de 250 mg de 17 alpha-hydroxyprogestérone (progestérone retard Pharlon®) par voie intramusculaire peut alors s'inscrire, seule ou en association avec le cerclage et/ou le traitement d'une vaginose bactérienne, dans une stratégie de prévention adaptée à chaque cas.

À partir des données de la littérature, nous proposons le schéma empirique suivant (figure 1) qui n'engage que notre équipe puisque son efficacité n'a pas été validée de manière prospective ou contrôlée. Les situations envisagées sont naturellement « simples » et univoques alors que la réalité nous confronte parfois à des cas plus complexes où différentes étiologies peuvent être intriquées.

Figure 1 Proposition d'algorithme de prévention des récidives d'accouchement prématuré ou de fausse couche tardive

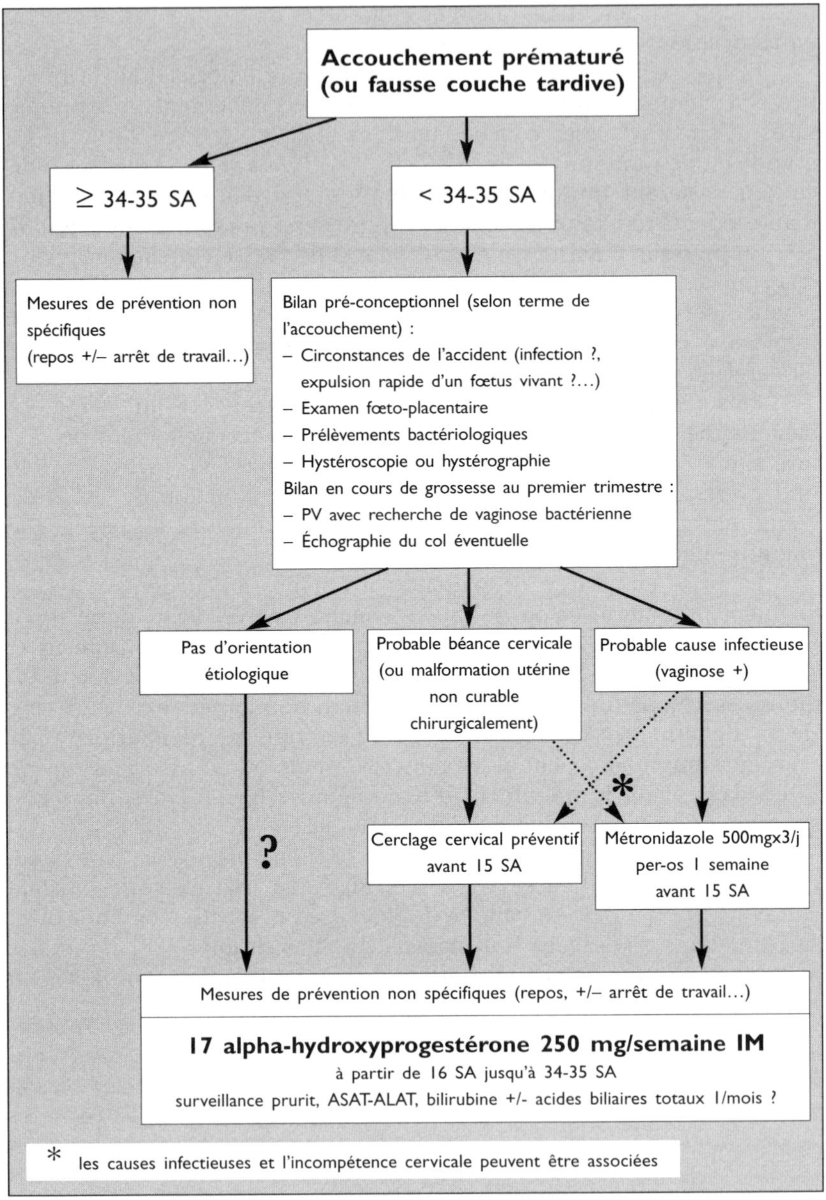

7. CONCLUSION

La prescription de progestérone au cours de la grossesse, tombée en désuétude il y a quelques années, bénéficie d'un regain d'intérêt suite à la publication récente d'un grand essai randomisé en double aveugle contre placebo.

Les conditions dans lesquelles un bénéfice du traitement a été démontré sont très précises (voire restrictives) :

- Existence d'un antécédent d'accouchement prématuré ;
- Traitement utilisé de manière préventive, avant l'apparition de signes de MAP ;
- Traitement débuté tôt au cours de la grossesse : entre 16 et 20 SA et poursuivi jusqu'à 36 SA ;
- Utilisation hebdomadaire de 17 alpha-hydroxyprogestérone intramusculaire.

Les situations « à risque » de prématurité chez des femmes sans antécédents obstétricaux : grossesse gémellaire, malformation utérine, exposition in utero au Distilbène®, antécédent de conisation..., n'ont fait l'objet d'aucune évaluation à ce jour et ne devraient pas être considérées comme des indications d'utilisation préventive de la progestérone.

Ce traitement devrait faire partie d'une stratégie de prévention des récidives d'accouchement prématuré (ou de fausse couche tardive) dans laquelle le cerclage préventif du col utérin et le traitement précoce d'une vaginose bactérienne peuvent également avoir leur place.

En l'absence de données rapportées dans les essais thérapeutiques, la survenue d'éventuels effets secondaires hépatiques devrait être systématiquement recherchée cliniquement et biologiquement au cours du traitement.

Il n'y a toujours aucun argument en faveur de l'utilisation de la progestérone, orale ou injectable, seule ou en association avec un tocolytique, en cas de menace d'accouchement prématuré installée. La majorité des accouchements prématurés survenant chez des femmes sans antécédent, la prescription préventive de progestérone devrait rester relativement peu fréquente en l'absence de dérive thérapeutique malheureusement fréquente.

Résumé

Pendant des années, la prescription de progestérone en cas de menace d'accouchement prématuré était habituelle, en dépit de l'absence de toute démonstration d'un bénéfice fœtal ou néonatal dans cette situation. La description d'une augmentation des risques de cholestase gravidique au cours de ce traitement a mis fin à cette prescription.

Récemment, plusieurs essais randomisés en double aveugle ont montré un intérêt de la progestérone en prévention du risque de récidive de prématurité. Cette revue reprend les justifications physiopathologiques de l'utilisation de progestérone, discute les biais et limites des études anciennes et détaille les deux essais randomisés récents qui pourraient remettre l'utilisation de progestérone « à la mode ».

Les données de ces essais ne semblent convaincantes qu'avec l'utilisation préventive de 17 alpha-hydroxyprogestérone injectable débutée précocement au cours de la grossesse chez des femmes ayant des antécédents de prématurité. Cette prescription pourrait s'intégrer dans une stratégie préventive plus globale dans laquelle le cerclage cervical et le traitement préventif d'une vaginose bactérienne peuvent également avoir leur place. La recherche clinique et biologique d'effets secondaires hépatiques éventuels paraît souhaitable au cours de ce traitement.

En revanche, il n'existe toujours aucun argument pour utiliser la progestérone en cas de menace d'accouchement prématuré installée. La majorité des accouchements prématurés survenant chez des femmes sans antécédent de prématurité, l'utilisation préventive de progestérone devrait rester une situation assez peu fréquente.

Bibliographie

1. Bacq Y, Sapey T, Brechot MC, Pierre F, Fignon A, Dubois F. Intrahepatic cholestasis of pregnancy. Hepatology 1997; 26: 358-64.

2. Benifla JL, Dumont M, Levardon M, Foucher E, Cadiot G, Crenn-Hebert C, Heid M, Lelaidier C, Rosenbaum A, Bernuau J, Erlinger S, Frydman R, Madelenat P. Effets de la progestérone naturelle micronisée sur le foie au troisième trimestre de la grossesse. Contracept Fertil Sex 1997; 25: 165-9.

3. Brenner WB, Hendricks CH. Effect of medroxyprogesterone acetate upon duration and characteristics of human gestation and labor. Am J Obstet Gynecol 1962; 83: 1094-8.

4. Carbonne B, Cabrol D, Clerget MS, Germain G. Nomegestrol acetate effects on spontaneous and sulprostone-induced uterine contraction in pregnant cynomolgus monkey monitored by telemetry. Am J Obstet Gynecol 1998; 178: 150-155.

5. Carbonne B, Dallot E, Haddad B, Ferré F, Cabrol D. Effects of progesterone on prostaglandin E2-induced changes in glycosaminoglycan production by human cervical fibroblasts in culture. Mol Hum Reprod 2000; 6: 661-664.

6. Challis JRG. Mechanism of parturition and preterm labor. Obstet Gynecol Survey 2000; 55: 650-660.

7. Csapo AI. Progesterone block. Am J Anat 1956; 98: 273-91.

8. Da Fonseca EB, Bittar RE, Carvalho MHB et al. Prophylactic administration of progesterone by vaginal suppository to reduce the incidence of spontaneous preterm birth in women at increased risk: A randomized placebo-controlled double-blind study. Am J Obstet Gynecol 2003; 188: 419-24.

9. Erny R, Pigne A, Prouvost M, et al. The effects of oral administration of progesterone for premature labor. Am J Obstet Gynecol 1986; 154: 525-9.

10. Flynn CA, Helvig AL, Meurer LN. Bacterial vaginosis in pregnancy and the risk of prematurity : a meta-analysis. J Fam Pract 1999; 48: 885-92.

11. Frydman R, Lelaidier C, Baton C, Fernandez H, et al. Labor induction in women at term with mifepristone (RU 486) : A double-blind, randomized, placebo-controlled study. Obstet Gynecol 1992; 80: 972-5.

12. Fuchs F, Stademann G. Treatment of threatened premature labor with large doses of progesterone. Am J Obstet Gynecol 1960; 79: 172-6.

13. Garfield RE, Dannan MS, Daniel EE. Gap-junction formation in myometrium: Control by estrogens, progesterone, and prostaglandins. Am J Physiol 1980; 238: C81-9.

14. Goldstein P, Berrier J, Rosen S. et al. A meta-analysis of randomized control trials of progestational agents in pregnancy. Br J Obstet Gynaecol 1989; 96: 265-274 .

15. Goldzieher J. Double-blind trial of a progestin in habitual abortion. JAMA 1964; 188: 651-4.

16. Hartikainen-Sorri A-L, Kauppila A, and Tuimala R. Inefficacy of 17 alpha-hydroxyprogesterone caproate in the prevention of prematurity in twin pregnancy. Obstet Gynecol 1980; 56: 692.

17. Hauth JC, Gilstrap LC, Brekken AL, et al. The effect of 17 alphahydroxyprogesterone caproate on pregnancy outcome in an active-duty military population. Am J Obstet Gynecol. 1983; 146: 187-90.

18. Hobel CJ, Ross MG, Bemis RL, et al. The West Los Angeles Preterm Birth Prevention Project. I. Program impact on high-risk women. Am J Obstet Gynecol 1994; 170: 54-62.

19. Johnson JWC, Austin KL, Jones GS, et al. Efficacy of 17 alphahydroxyprogesterone caproate in the prevention of premature labor. N Engl J Med 1975; 292: 675-680.

20. Kaupilla A, Hartikainen-Sorri AL, Olli J, et al. Suppression of threatened premature labor by administration of cortisol and 17 alpha-hydroxyprogesterone caproate : A comparison with ritodrine. Am J Obstet Gynecol 1980; 138: 404-8.

21. Keirse MJNC. Progestogen administration in pregnancy may prevent preterm birth. Br J Obstet Gynaecol 1990; 97: 149-54.

22. Le Vine L. Habitual abortion. A controlled clinical study of pregestational therapy. W J Surg. 1964; 72: 3036.

23. Meis PJ, Klebanoff M, Thom E, et al.

Prevention of recurrent preterm delivey by 17 alpha-hydroxyprogesterone caproate. N Engl J Med 2003; 348: 2379-85.

24. Mitchell B, Cruickshank B, McLain, and Challis JRG. Local modulation of progesterone production in human fetal membranes. J Clin Endocrinol Metab 1982; 55: 1237-1239.

25. MRC/RCOG working party on cervical cerclage. Final report of the Medical Research Council/Royal College of Obstetricians and Gynaecologists multicenter randomised trial of cervical cerclage. Br J Obstet Gynaecol 1993; 100: 516-23.

26. Noblot G, Audra P, Dargent D, et al. The use of micronized progesterone in the treatment of menace of preterm delivery. Eur J Obstet Gynecol Reprod Biol 1991; 40: 203-9.

27. Papiernik-Berkhauer E. Etude en double aveugle d'un médicament prévenant la survenue prématurée de l'accouchement chez les femmes 'à risque élevé' d'accouchement prématuré. In : Edition Schering, Série IV, fiche 3. 1970; 65-68.

28. Suvonnakote T. Prevention of pre-term labour with progesterone. J Med Assoc Thailand 1986; 69: 538-42.

29. Swyer GIM, Daley D. Progesterone implantation in habitual abortion. Br Med J 1953 i: 1073-77.

30. Yemini M, Borenstein R, Dreazen E, et al. Prevention of premature labor by 17 alpha-hydroxyprogesterone caproate. Am J Obstet Gynecol. 1985; 151: 574-577.

Mise au point sur la prise en charge de l'arrêt cardiaque chez la femme enceinte

M. Compain, D. Benhamou*
(Clamart)

INTRODUCTION

La maternité, la salle de travail sont des lieux particuliers, où règne une certaine fébrilité dans l'attente d'un nouvel être humain. Aveuglés par cette perspective heureuse, aucun des membres de l'équipe ne se doute qu'un arrêt cardiaque peut survenir chez la mère et précipiter ce moment tant espéré en un véritable cauchemar. La mortalité maternelle est loin d'être exceptionnelle car elle est estimée en France entre 9 et 13 décès pour 100 000 naissances vivantes (3). Ce résultat a conduit à la création du Comité National d'Experts sur la Mortalité Maternelle (CNEMM) en 1995. Le but de ce comité est d'analyser de manière confidentielle l'ensemble des décès survenant sur le territoire français, et de proposer des mesures de prévention concernant la mortalité maternelle. Nous nous appuierons sur les résultats du rapport du CNEMM pour rappeler les différentes particularités de la prise en charge de l'arrêt cardiaque (AC) chez la femme enceinte.

Du fait des modifications physiologiques survenant au cours de la grossesse, la prise en charge de l'AC chez la femme enceinte est tout

* Département d'Anesthésie-Réanimation, Assistance Publique-Hôpitaux de Paris, Hôpital Antoine Béclère - 92141 CLAMART CEDEX - France

à fait originale et fait l'objet de recommandations spécifiques. L'application de ces recommandations est essentielle car le pronostic reste catastrophique tant pour la mère que pour le fœtus. Malheureusement, ces recommandations sont peu connues, peu ou pas enseignées, et donc non ou mal appliquées (24).

LES CAUSES DES DÉCÈS MATERNELS

Selon le rapport du CNEMM, l'expertise des causes des décès maternels entre 1996 et 1997 révèle que 79 % des décès sont directement imputables à une cause obstétricale et 21 % des décès sont secondaires à des pathologies maternelles (maladies cardio-respiratoires, hématologiques, troubles psychiatriques...) aggravées par la grossesse. L'hémorragie avec 25 % des causes de décès maternels constitue la principale cause obstétricale directe. L'hémorragie survient principalement lors de la délivrance et du post-partum immédiat. La deuxième cause (16,5 % des décès maternels) est représentée par les maladies hypertensives : pré-éclampsie et éclampsie. La troisième cause (13 % des décès maternels) est due aux embolies amniotiques. Les maladies thrombo-emboliques et les infections représentent 9 et 8 % respectivement des causes de décès maternels. Les complications d'actes obstétricaux représentent 5 %, et les complications d'anesthésie 2,5 %.

QUELLES SONT LES FEMMES CONCERNÉES ?

Ce même rapport a également étudié la population concernée. On constate que si l'on s'attache à l'âge maternel, le risque de décès maternel est corrélé à l'âge de la parturiente. Ce risque est au plus bas (6,5 pour 100 000 naissances vivantes) dans la tranche d'âge entre 20 et 29 ans. En revanche, il augmente après 35 ans (trois fois plus élevé) et est multiplié par douze après 45 ans. Le risque est également deux fois plus important chez les patientes non européennes que pour les femmes de nationalité française.

MODIFICATIONS PHYSIOLOGIQUES OBSERVÉES LORS DE LA GROSSESSE ET ALGORITHME DE PRISE EN CHARGE

Les pratiques observées ne respectent pas les recommandations actuelles sur la prise en charge des arrêts cardio-respiratoires survenant chez la femme enceinte (7, 10, 13, 14, 18, 26). La réanimation des AC chez la femme enceinte nécessite une connaissance approfondie des modifications physiologiques observées chez la parturiente. Ces modifications peuvent, d'une part, retarder le diagnostic, mais également compliquer le traitement d'une situation d'urgence. L'algorithme de réanimation cardio-pulmonaire (RCP) reste inchangé (annexe 1) (2, 8, 26), mais avec certaines particularités inhérentes à la grossesse. Il est en effet nécessaire d'oxygéner la patiente d'autant plus rapidement qu'il existe au cours de la grossesse une augmentation de la consommation d'O_2 qui contribue à majorer le taux et la vitesse de désaturation artérielle en O_2 lors d'épisodes d'apnée. L'augmentation de la ventilation minute au cours de la grossesse crée une alcalose respiratoire compensée par une excrétion rénale accrue de bicarbonates. Cette augmentation de la ventilation minute permet d'une part de couvrir les besoins en oxygène mais également de lutter contre l'excrétion rénale de CO_2 du fœtus. L'AC crée rapidement une hypoxie maternelle mais également une hypercapnie responsables d'une vasoconstriction des vaisseaux utéro-placentaires, aggravant l'hypoxie et l'hypercapnie fœtales et aboutissant à une acidose fœtale. L'augmentation du taux de progestérone tend à retarder la vidange gastrique et à diminuer le tonus du sphincter inférieur de l'œsophage, augmentant ainsi le risque d'inhalation lors de la ventilation au masque ou de la laryngoscopie. Il est recommandé de pratiquer une manœuvre de Sellick pour protéger les voies aériennes supérieures d'une possible inhalation avant la mise en place rapide d'une sonde endotrachéale à ballonnet (26). L'œdème des voies aériennes supérieures, l'augmentation du volume mammaire et la prise de poids peuvent retarder l'intubation et donc la mise en route d'une ventilation adéquate. Ces modifications physiques et hormonales rendent ces patientes plus difficiles à ventiler et à intuber. De plus, l'élévation diaphragmatique, liée à l'accroissement de la taille de l'utérus, est responsable d'une diminution de la capacité résiduelle fonctionnelle (CRF), diminuant la réserve en oxygène et donc la durée d'apnée sans désaturation. Il existe enfin, au cours de la grossesse, une anémie physiologique qui peut avoir des conséquences sur la délivrance en oxygène aux organes vitaux.

L'âge gestationnel joue également un rôle dans la RCP (6, 14). Jusqu'à 26 SA, la RCP ne diffère pas de celle pratiquée habituellement (23). Mais au-delà de 26 SA, on constate une inefficacité circulatoire du massage cardiaque externe en raison de la compression aorto-cave induite par l'utérus gravide (25). En effet, à partir du second trimestre de grossesse, en décubitus dorsal, l'utérus gravide comprime les vaisseaux iliaques, l'aorte et la veine cave. Le retour veineux diminuant, le débit cardiaque chute de 30 % (25). Il en est de même pour la pression artérielle, la pression de perfusion myocardique et cérébrale. De plus, la compression aortique par l'utérus réduit la perfusion rénale et utéro-placentaire (25). Le débit sanguin utérin est maximal au troisième trimestre de grossesse (10 % du débit cardiaque). Ce shunt important peut participer à l'inefficacité de la RCP. L'hypoperfusion utéro-placentaire associée à l'hypoxie maternelle et aux troubles acido-basiques sont autant de facteurs délétères pour le fœtus. La RCP est moins efficace en fin de grossesse, d'autant plus que l'on sait que le débit cardiaque généré par un massage cardiaque externe (MCE) effectué en décubitus dorsal strict ne dépasse pas 30 % du débit cardiaque de base chez l'homme (25, 26). Les travaux de Lee et al. (14) montrent par contre que la levée de la compression cave permet d'accroître le débit cardiaque de 60 %. Le rôle prépondérant de la compression aorto-cave dans la RCP des AC de la femme enceinte a été documenté par un travail vétérinaire où la RCP chez le chien était plus difficile quand la veine cave inférieure était partiellement occluse (11). De là s'est développée l'idée de réaliser le MCE en décubitus latéral gauche afin de réduire les effets hémodynamiques de la compression aorto-cave. Ceci impose de surélever le flanc ou la fesse droite pour déplacer l'utérus vers la gauche et améliorer le retour veineux pendant que l'on réalise le MCE (11). Cette manœuvre est rarement réalisée car elle rend la réanimation plus difficile. En effet, la force délivrée sur la poitrine lors d'un MCE décroît avec l'augmentation de l'angulation par rapport au décubitus dorsal strict (22). Un angle n'excédant pas 30 % par rapport à l'horizontale est préconisé afin de conserver 80 % de la force exercée. Plusieurs techniques ont été décrites pour réaliser ce geste fondamental. L'utilisation d'une table inclinée à 30° sur la gauche (*the cardiff wedge*) (22), permet à la fois de lever la compression aorto-cave, mais également d'améliorer l'efficacité du MCE effectué sur une surface dure. À défaut, la mise en décubitus latéral gauche peut être réalisée à l'aide de coussins que l'on cale dans le dos de la patiente. On peut également utiliser le dossier de chaises retournées (7) ou les genoux d'une tierce personne (*the human wedge*) (9). Cette dernière technique a l'avantage de pouvoir utilisée sans avoir de matériel et peut être réalisée par une personne non entraînée. Par contre elle ne peut pas être maintenue si une défibrillation est nécessaire. En cas de fibrillation ventriculaire ou de tachycardie ventriculaire avec inefficacité circulatoire, il est recommandé de réaliser des chocs électriques externes (CEE) (10, 13, 14, 18, 23). L'efficacité du CEE chez la femme enceinte est équivalente à celui réalisé chez le sujet normal. Les modifications physiologiques observées au cours de la grossesse n'ont pas de conséquence sur l'impédance transthoracique et donc sur le courant transthoracique et transmyocardique durant la défibrillation (19). Les intensités de courant recommandées pour la défibrillation chez l'homme sont donc applicables chez la femme enceinte.

EXTRACTION FŒTALE EN EXTRÊME URGENCE PAR CÉSARIENNE

Si l'inefficacité circulatoire persiste malgré une RCP conforme aux recommandations, il faut extraire le fœtus en pratiquant une césarienne en urgence. Tous les cas publiés de césarienne post-mortem insistent sur la restauration du débit cardiaque maternel une fois la césarienne effectuée (5, 8, 16). Marx rapporte cinq cas d'AC survenant chez la femme enceinte à la suite d'injection intraveineuse accidentelle de bupivacaïne (17). Les trois patientes ayant bénéficié d'une césarienne immédiate ont survécu sans aucun déficit neurologique. En revanche, celles pour lesquelles la césarienne fut plus tardive, ont souffert de séquelles neurologiques irréversibles. Cardosi et Porter (1) effectuent le même constat lors d'un AC à 28 SA survenant au cours d'une grossesse gémellaire. Devant l'échec du MCE malgré la mise en décubitus latéral gauche, une césarienne a été réalisée et a permis à l'équipe médicale d'observer une récupération immédiate d'un pouls maternel. Ces constatations remettent en cause l'intérêt du massage cardiaque interne par thoracotomie, qui faisait partie des recommandations anciennes en cas d'inefficacité du MCE chez la femme enceinte (10, 14, 18). Mais surtout, tous ces cas mettent en avant le rôle primordial de la levée précoce de la compression aorto-cave par la réalisation d'une césarienne en extrême urgence. C'est le facteur crucial de la réanimation cardio-pulmonaire. Une césarienne péri-mortem dite de sauvetage doit être réalisée dans les 5 minutes suivant l'arrêt cardiaque (2). Elle est associée à une meilleure survie maternelle et fœtale en restaurant un débit cardiaque satisfaisant dès la levée de la compression cave par augmentation du retour veineux (1, 8, 5, 16, 17). Un autre bénéfice est d'avoir un MCE plus efficace et une meilleure oxygénation par augmentation de la CRF. L'intervalle de temps entre l'AC et l'extraction fœtale est le facteur pronostique le plus important pour la survie fœtale. La revue de la littérature réalisée par Katz (12) rapporte tous les cas de césarienne post-mortem publiés entre 1900 et 1985 et ayant permis de récupérer un nouveau-né vivant. Il constate que 95 % des nouveau-nés vivants ont été extraits dans un délai maximum de 15 minutes suivant l'AC de la mère. Parmi les 61 nouveau-nés vivants, seuls 2 ont souffert de séquelles neurologiques. Parmi les 42 fœtus qui ont été extraits dans les 5 minutes qui ont suivi l'AC, aucun ne souffrait de déficit neurologique. Des cas de survie néonatale sans déficit neurologique lors d'extraction tardive survenant plus de 25 minutes après l'AC (5, 15) ont été rapportés, mais ils sont marginaux. Les chances de survie fœtale sont faibles si l'extraction intervient après 15 minutes de RCP ; malgré tout, une césarienne doit être tentée car il n'y a aucune chance de survie en l'absence d'extraction.

ADRÉNALINE

Les recommandations anciennes préconisaient l'isoprénaline pour la réanimation des femmes enceintes afin de privilégier l'effet bêta-agoniste et éviter la vasoconstriction utéroplacentaire. Les effets alpha-agonistes de l'adrénaline exposent théoriquement à une hypoperfusion placentaire (21), expliquant pourquoi il existe encore une certaine réticence à l'utiliser (4). Cependant, la restauration de la perfusion placentaire ne peut se faire sans avoir retrouvé une efficacité circulatoire chez la mère. L'utilisation d'adrénaline est donc recommandée sans ambiguïté depuis plus de 10 ans (14, 18, 26). Le volume de distribution étant augmenté au cours de la grossesse, il faut savoir administrer des doses plus élevées d'adrénaline si on constate une inefficacité des doses courantes.

PRISE EN CHARGE MULTIDISCIPLINAIRE

Le succès de la RCP d'une patiente en fin de grossesse nécessite une équipe multidisciplinaire (anesthésistes-réanimateurs, obstétriciens, pédiatres, sages-femmes, infirmières). L'AC est un événement inattendu, survenant chez des patientes jeunes et en bonne santé au préalable. Dans ce contexte dramatique, le temps, on l'a vu, est un facteur pronostique pour la survie maternelle et fœtale, ne laissant aucune place à l'improvisation. Il faut une équipe entraînée à ce type d'impondérable et une bonne coopération entre les différentes spécialités pour fournir un travail efficace et surtout organisé. L'anesthésiste en obstétrique doit être préparé à devenir le leader de l'équipe face à la situation de crise qu'est l'AC. Il serait souhaitable que les équipes médicochirurgicales exerçant en obstétrique connaissent l'algorithme de prise en charge de l'AC chez la femme enceinte, et que des entraînements sur mannequin soient régulièrement prévus afin de former l'ensemble du personnel travaillant en obstétrique.

Les AC n'ont pas la même étiologie lorsqu'ils surviennent avant ou après l'extraction fœtale. L'AC survient plus fréquemment après l'extraction fœtale et sa cause principale est le choc hémorragique. Lors de la grossesse, le volume sanguin augmente principalement par augmentation du volume plasmatique, à l'origine d'une hémodilution. Cette anémie physiologique peut masquer une hémorragie vraie et retarder son diagnostic, d'autant qu'il existe une tachycardie physiologique. Les conclusions du CNEMM ont mis en avant une sous-estimation fréquente des pertes hémorragiques (3) entraînant un retard diagnostique, décisionnel et donc thérapeutique (retard transfusionnel, d'embolisation des artères utérines, de ligature des artères hypogastriques, d'hystérectomie d'hémostase). Le rôle de cette prise en charge non optimale dans la survenue de l'AC est retrouvé dans 70 % des cas (3).

CONCLUSION

Les arrêts cardio-respiratoires de la femme enceinte surviennent chez des femmes jeunes et en bonne santé et bien qu'ils soient pris en charge par des professionnels de l'urgence, la mortalité materno-fœtale reste effroyable. Lors des AC survenant après 26 SA, la compression aorto-cave par l'utérus gravide rend inefficace le MCE. Les patientes doivent bénéficier d'une césarienne en extrême urgence et au mieux dans les 5 minutes suivant l'inefficacité circulatoire. Les études montrent que l'extraction fœtale est le plus souvent trop tardive. L'extraction fœtale en extrême urgence est pourtant une composante essentielle de la réanimation des AC à ce stade de la grossesse ; la mortalité materno-fœtale en dépend. Les modifications physiologiques et anatomiques survenant au cours de la grossesse ont une implication directe sur la prise en charge de l'AC de la femme enceinte. On constate également une sous-utilisation de l'adrénaline et un emploi injustifié d'isoprenaline. L'hémorragie du post-partum est la principale étiologie des AC après l'accouchement, aggravée par une sous-estimation des pertes sanguines et une prise en charge retardée. Des efforts semblent souhaitables en ce qui concerne le respect des recommandations sur la réanimation des AC de la femme enceinte mais également une meilleure estimation des pertes sanguines. Ceci ne peut se faire sans un important effort de formation et d'enseignement des équipes médico-obstétricales.

Annexe 1. Algorithme de prise en charge de l'AC chez la femme enceinte après 26 semaines d'aménorrhée

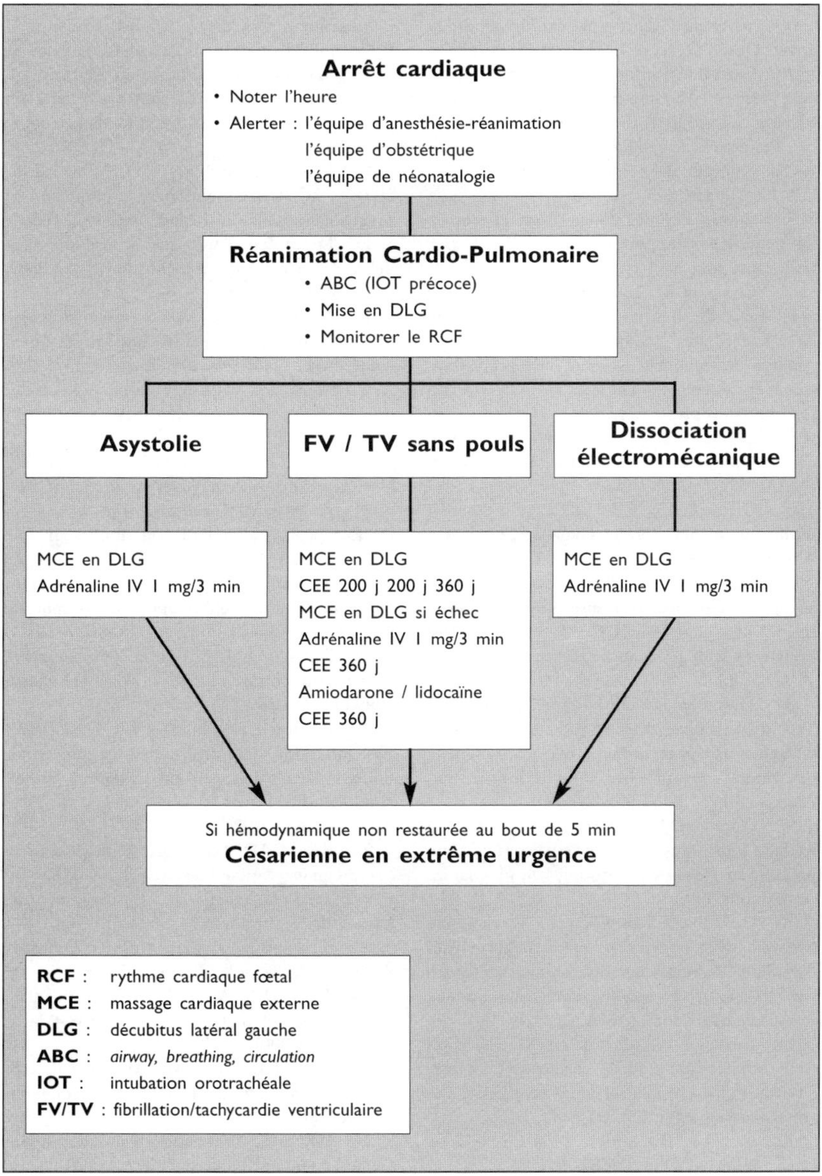

Bibliographie

1. Cardosi RJ, Porter KB. Cesarean delivery of twins during maternal cardiopulmonary arrest. Obstet Gynecol 1998; 92(4 Pt 2): 695-7.

2. Carli P (Coordonnateur), Petit P, Wilkening M, Freysz M, Gueugniaud PY, Barriot P, Rozenberg A, Louville Y. Réanimation des arrêts cardiorespiratoires de l'adulte. Conférence d'experts, Société Française d'Anesthésie et de Réanimation (SFAR) - Janvier 1995.

3. Comité national d'experts sur la mortalité maternelle. Rapport 1995-2001. www.sante.gouv.fr.

4. Compain M, Tourtier JP, Bouvier-Colle MH, Lévy G, Benhamou D. Traitement de l'arrêt cardiaque chez la femme enceinte. Analyse des pratiques à partir du registre français des morts maternelles. Ann Fr Anesth Réanim (sous presse).

5. Depace NL. Postmortem cesarean section with recovery of both mother and offspring. JAMA 1982; 248: 971-973.

6. Dildy GA, Clark SL. Cardiac arrest during pregnancy. Obstet Gynecol Clin North Am 1995; 22: 303-14.

7. European Resuscitation Council. Part 8: advanced challenges in resuscitation. Section 3: special challenges in ECC. 3F: cardiac arrest associated with pregnancy. Resuscitation 2000; 46(1-3): 293-5.

8. Finegold H, Darwich A, Romeo R, Vallejo M, Ramanathan S. Successful resuscitation after maternal cardiac arrest by immediate cesarean section in the labor room. Anesthesiology 2002; 96: 1278.

9. Goodwin AP, Pearce AJ. The human wedge : a manœuvre to relieve aortocaval compression in resuscitation during late pregnancy. Anaesthesia 1992; 47: 433-4.

10. Guidelines for cardiopulmonary resuscitation and emergency cardiac care. Emergency Cardiac Care Committee and Subcommittees, American Heart Association. Part IV. Special resuscitation situations. JAMA 1992; 268: 2242-50.

11. Kasten GW, Martin ST. Resuscitation from bupivacaine-induced cardiovascular toxicity during partial inferior vena cava occlusion. Anesth Analg 1986; 65: 341-344.

12. Katz VL. Perimortem cesarean delivery. Obstet Gynecol 1986; 68: 571-6.

13. Kloeck W, Cummins RO, Chamberlain D, Bossaert L, Callanan V, Carli P, Christenson J, Connolly B, Ornato JP, Sanders A, Steen P. Special resuscitation situations: an advisory statement from the International Liaison Committee on Resuscitation. Circulation 1997; 95: 2196-210.

14. Lee RV, Rodgers BD, White LM, Harvey RC. Cardiopulmonary resuscitation of pregnant women. Am J Med 1986; 81: 311-8. .

15. Lopez-Zeno JA. Infant survival following delayed postmortem cesarean delivery. Obstet Gynecol 1990; 76: 991-2.

16. Mc Cartney CJL. Caesarean delivery during cardiac arrest in late pregnancy. Anaesthesia 1998; 53: 310-311.

17. Marx GF. Cardiopulmonary resuscitation of late pregnant woman. Anesthesiology 1982; 56: 156.

18. Mauer DK, Gervais HW, Dick WF, Rees GA. Cardiopulmonary resuscitation (CPR) during pregnancy. Working Group on CPR of the European Academy of Anaesthesiology. Eur J Anaesthesiol 1993; 10: 437-40.

19. Nanson J. Do physiological changes in pregnancy change defibrillation energy requirements? Br J Anaesth 2001; 87: 237-9.

20. Porayko LD, Butler R. Perioperative resuscitation knowledge base. Can J Anaesth 1999; 46: 519-24.

21. Ralston DH, Shnider SM, DeLorimier AA. Effects of equipotent ephedrine, metaraminol, mephentermine, and methoxamine on uterine blood flow in the pregnant ewe. Anesthesiology. 1974; 40: 354-70.

22. Rees GAD, Willis BA. Resuscitation in late pregnancy. Anaesthesia 1988; 43 : 347-349.

23. Tang G, Nada W, Gyaneshwar R, Crooke D. Perimortem caesarean section : two case reports and a mangement protocol. Aust N Z Obstet Gynaecol 2000; 40: 405-408.

24. Tucker VL. An audit of the immediate management of maternal cardiac arrest (abstract). IJOA 2001; 10: 243.

25. Ueland K, Novy MJ. Maternal cardiovascular dynamics. Am J Obstet Gynecol 1969; 104: 856-864.

26. Whitty JE. Maternal cardiac arrest in pregnancy. Clin Obstet Gynecol 2002; 45: 377-92.

Surveillance des grossesses chez les femmes exposées au DES in utero

M. Tournaire, S. Epelboin, M.-C. Lafay-Pillet,
S. Bulwa, N. de Medeiros, P. Raynal*
(Paris)

I. INTRODUCTION

L'histoire du diéthylstilbœstrol (DES) n'appartient pas encore au passé : ses prescriptions ont duré en France de 1950 à 1977, avec un pic de 1964 à 1974. Si le risque d'adénocarcinome à cellules claires (ACC) du col et du vagin s'amenuise, les complications de la reproduction sont à prévoir jusqu'en 2020 environ. On estime que 160 000 grossesses traitées par DES ont évolué jusqu'à terme, soit 80 000 naissances de filles. Celles-ci sont âgées en 2004 de 27 à 54 ans, le plus fort contingent se situant entre 30 et 40 ans. Étant donné l'âge tardif actuel des grossesses en France, on doit s'attendre à prendre en charge 70 000 à 100 000 grossesses à l'avenir (1).

Nous aborderons les points suivants concernant l'exposition au DES in utero :

- retentissement sur l'appareil génital féminin ;
- effets du DES sur le reste de l'organisme ;
- retentissement sur la fertilité et les grossesses ;
- retentissement sur la « troisième génération » ;
- traitements proposés ;
- prise en charge avant et pendant la grossesse.

* Service de Gynécologie-Obstétrique – Hôpital Saint Vincent de Paul
82 avenue Denfert-Rochereau – 75014 PARIS

II. RAPPEL DU RETENTISSEMENT DE L'EXPOSITION AU DES IN UTERO SUR L'APPAREIL GÉNITAL

1. Adénocarcinome à cellules claires du col ou du vagin

Le risque d'adénocarcinome à cellules claires est évalué à 1/1000 femmes exposées. En France, le nombre de cas diagnostiqués est évalué à 80.

En 1999, le registre américain recensait 715 cas enregistrés. On considère cependant qu'il comporte une forte sous-évaluation étant donné qu'il repose sur la base du volontariat (2).

Aux Pays-Bas, en 1997, le registre probablement très complet établi à partir des cas des laboratoires d'anatomie pathologique recensait 47 cas associés à une exposition au DES in utero (3). Cette étude faisait apparaître les notions suivantes :

- Il existait deux pics de fréquence des adénocarcinomes à cellules claires : l'un chez les femmes jeunes, avec une moyenne de 26 ans, l'autre dans la période post-ménopausique, avec une moyenne de 71 ans ;
- Dans le groupe des femmes jeunes, l'exposition au DES in utero était retrouvée dans seulement 64 % des cas d'ACC, et l'âge était situé entre 14 et 37 ans (moyenne 21,3) ;
- Lorsque le DES était associé, il s'agissait dans 62 % des cas d'un cancer du vagin ; lorsque l'exposition au DES n'était pas démontrée, il s'agissait dans 70 % des cas d'ACC du col ;
- Pour le deuxième pic, qui se situait entre 44 et 88 ans, il n'y avait pas eu, dans cette série, d'exposition au DES in utero.

L'hypothèse proposée par Hanselaar (3) pour ces deux pics est la suivante : on peut estimer qu'il faut 10 à 20 ans entre le début d'une anomalie cellulaire et le développement d'un cancer. L'exposition au DES in utero serait un des facteurs facilitants pour le pic d'ACC chez les femmes jeunes. La « tempête hormonale » de la période péri-ménopausique pourrait être un facteur favorisant pour le deuxième pic.

Sur un plan pratique, la question qui se pose est celle d'une éventuelle deuxième vague de ces lésions chez les femmes exposées in utero au DES lorsqu'elles parviendront à ces tranches d'âge avancées. Aux États-Unis, les prescriptions sont allées de 1946 à 1971 et ce phénomène n'a pas été observé à ce jour, à l'exception d'un cas à l'âge de 48 ans publié en 1998 (4).

2. Dysplasie du col

Hatch (5) trouvait, sur 3899 femmes exposées comparées à 1374 non exposées, un risque relatif moyen de 2,1 (I.C. 95 % 1,2-3,8). Il était supérieur en cas d'exposition précoce : 2,8 (I.C. 95 % 1,4-5,5) si l'exposition avait débuté à 7 SA.

3. Adénose

Il s'agit de tissu de type glandulaire situé sur l'exocol et/ou le tiers supérieur du vagin. L'adénose a été trouvée chez 70 % des femmes exposées (2) mais ce taux varie selon la date d'administration du DES : 85 % avant 14 SA, 70 % de 14 à 21 SA, 0 % à plus de 22 SA.

L'évolution de l'adénose se fait vers la guérison spontanée par métaplasie malpighienne comme on le voit dans les ectropions en général, avec souvent des œufs de Naboth.

4. Anomalies anatomiques du col

Les anomalies anatomiques visibles à l'examen du col se trouvent dans 33 à 75 % des cas (6, 7). Elles sont d'autant plus fréquentes que l'exposition a été précoce. Elles seront décrites plus loin.

Les différents traitements appliqués sur le col, laser, électrocoagulation, conisation, peuvent aussi donner un aspect particulier et comportent un risque de complications, sténose de l'orifice externe du col et dystocie cervicale.

Anomalies de structure du tissu cervical (8) : on a observé une augmentation de la proportion de muscle lisse par rapport au collagène, des modifications des fibrilles de collagène et un taux diminué d'élastine. Ces anomalies pourraient expliquer certains accidents d'incompétence cervicale, alors que le col est de dimensions normales.

Anomalies de sécrétion : la glaire cervicale est assez souvent insuffisante en quantité ou de qualité déficiente.

5. Anomalies du corps utérin

Ces anomalies se trouvent en moyenne chez 69 % des femmes exposées (9). Kaufman les a décrites avec leurs fréquences relatives :

utérus en forme de T (50 %), hypoplasie du corps utérin (44 %), constrictions (24 %) avec des associations variées de ces aspects.

Nous avons trouvé 82 % d'hypoplasie et/ou d'utérus en T dans notre série de femmes prises en charge en FIV (10).

Les anomalies de l'utérus dépendent de la date d'exposition au DES : 73 % en cas d'exposition à des termes inférieurs ou égaux à 12 SA, 68 % de 13 à 18 SA et 45 % à 19 SA et au-delà. Il est à noter que l'organogénèse des canaux de Muller est terminée à 18 SA. Il est vraisemblable que les anomalies constatées après exposition postérieure à cette date correspondent à des modifications du myomètre.

Il existe une relation entre les anomalies de structure du col et les anomalies de l'utérus : les anomalies de l'utérus se trouvent dans 86 % en cas d'anomalie du col et 56 % en l'absence d'anomalie du col (9).

Il est important de préciser que dans cette description des images hystérographiques, comme dans la pratique, on rencontre rarement d'image de béance anatomique. Selon la définition habituelle de la béance, il s'agit d'une tunnellisation, sans rétrécissement entre la cavité de l'utérus et le canal cervical. Cette absence de béance peut s'expliquer par le fait que l'utérus est souvent de dimensions réduites, tout spécialement dans ses deux tiers inférieurs. De même, la partie cervicale de l'utérus est souvent réduite dans toutes ses dimensions. Hamey (11), qui a fait des mesures du canal cervical, a trouvé un diamètre en moyenne trois fois inférieur à celui des cols non DES.

Au total, l'hystérographie ne permet pas d'exclure le diagnostic d'incompétence cervicale, puisqu'il s'agit habituellement, non d'une béance anatomique, mais d'une incompétence fonctionnelle. L'hystérographie risque donc de rassurer à tort.

Aubriot (12) considère que l'hypoplasie utérine peut se définir comme une distance entre les cornes utérines inférieure à 4 cm, ainsi qu'une distance entre le fond utérin et l'orifice interne inférieure à 2,5 cm.

Salle (13) a fait une évaluation de la vascularisation de l'utérus. Il a mis en évidence une élévation des résistances vasculaires utérines avec une mauvaise compliance en deuxième phase de cycle. Il a émis l'hypothèse que cette anomalie de vascularisation pourrait être à l'origine du nombre élevé de fausses couches du premier trimestre.

6. Anomalies des trompes

On a décrit sous cœlioscopie des trompes grêles, des pavillons avec franges mal développées et parfois un orifice tubaire très étroit.

L'hystérographie montre parfois des anomalies de la muqueuse tubaire mais le plus souvent un aspect normal. Ces aspects ne suffisent pas à expliquer le taux élevé des grossesses extra-utérines qui pourraient être liées à des anomalies fonctionnelles de la muqueuse.

La présence de grappes d'hydatides sessiles de Morgagni est quasi constamment observée à la cœlioscopie. Leur inclusion dans la séreuse tubaire, et le rétrécissement luminal qu'elles entraînent pourraient contribuer à expliquer la survenue des GEU.

7. Anomalies des ovaires

Cycle menstruel : il a été noté des irrégularités menstruelles plus fréquentes dans le cas de DES (32 % pour 15 % dans le groupe témoin) ainsi qu'une diminution globale du flux menstruel qui pourrait être attribuée à la plus petite surface endométriale (2).

Plus récemment, les équipes d'AMP ont constaté une augmentation des insuffisances prématurées de la réserve ovarienne en follicules antraux.

Il n'a pas été observé de différence d'âge de ménopause entre femmes exposées ou non exposées.

8. Endométriose

Il a été rapporté une plus grande fréquence d'endométriose (47 % après DES contre 39 % chez les femmes non exposées) (11).

III. RAPPEL DES AUTRES MODIFICATIONS DE L'ORGANISME

Modifications immunologiques : Burke (14) a observé une altération de la réponse immunologique chez les femmes exposées in utero au DES. En comparant 13 femmes exposées et non exposées, il a trouvé une réaction immunitaire une fois et demi à trois fois plus forte en réponse à un stimulant des cellules T. Il évoque une altération de l'immunité cellulaire et une possible augmentation des maladies auto-immunes.

Modifications psychiques : une étude (15) a trouvé une vulnérabilité accrue avec la survenue de troubles psychiatriques tels qu'anxiété, dépression, anorexie mentale d'une fréquence multipliée par deux.

Les mêmes constatations ont été faites chez les garçons et les filles DES. Le rôle des œstrogènes de synthèse sur le processus de maturation cérébral a été évoqué.

Swan a rapporté une diminution des capacités d'orientation spatiale. Cependant, l'unanimité n'est pas faite sur l'éventualité de ces conséquences psychiques.

IV. RETENTISSEMENTS SUR LA REPRODUCTION

A. Fertilité

Une synthèse des résultats publiés a été donnée par Palmer en 2001 (16) : si on retient comme définition l'absence de grossesse désirée après un an, le risque relatif de stérilité est de 1,8 (I.C. 95 % 1,6-2,1). Ce risque est augmenté en cas d'anomalie de l'utérus : 7,7 (I.C. 95 % 2,3-25) et en cas d'anomalie des trompes : 2,4 (I.C. 95 % 1,2-4,6).

Parmi les causes, on retrouve (17) :

– Les perturbations de la fonction ovarienne dominées par l'insuffisance prématurée de réserve ovarienne ;

– La stérilité cervicale liée à une anomalie du col ou le plus souvent à une anomalie quantitative et/ou qualitative de la glaire pré-ovulatoire. Elle est attestée par un test de Hühner négatif ou faible. Elle peut être générée ou aggravée par des traitements locaux, laser ou conisation ;

– L'augmentation de fréquence de l'endométriose ;

– Les anomalies de la cavité utérine (effet « mécanique ») ;

– Les difficultés d'implantation embryonnaire : ces difficultés d'implantation étudiées récemment pourraient avoir une cause utérine plus fonctionnelle que mécanique (18).

Une étude prospective a évalué la survenue d'une grossesse en fonction du statut endométrial (7). Celui-ci apparaît comme un des critères les plus significatifs et la fréquence des endomètres inadéquats est significativement plus élevée chez les femmes exposées. L'exposition au DES pourrait aussi toucher la vascularisation utérine et diminuer la compliance des vaisseaux utérins. Salle (13) formule deux hypothèses : le DES entraînerait une anomalie histologique au niveau des artères utérines. Les artères pourraient aussi être insensibles à l'action vasodilatatrice de l'œstradiol. Il en résulterait une diminution du flux sanguin nécessaire à une bonne implantation embryonnaire. L'absence d'implantation et les fausses couches spontanées très précoces seraient plutôt d'origine fonctionnelle que mécanique ou encore liées à l'association des deux anomalies (10). Une étude de l'endomètre réalisée par hystéroscopie, échographie, doppler et IRM apporte des éléments en faveur de l'hypothèse vasculaire grâce à une évaluation de la vascularisation et de la zone jonctionnelle entre l'endomètre et le myomètre (19). Chez les sept femmes dont l'endomètre était particulièrement fin, sans modification spécifique entre la phase pré-ovulatoire et la phase lutéale pendant laquelle les résistances vasculaires étaient élevées, l'IRM a retrouvé une zone jonctionnelle de faible épaisseur ;

– Les anomalies tubaires (effet premier ou secondaire par augmentation de fréquence des GEU) ;

– La perturbation des réactions immunitaires qui sont excessives a été évoquée dans la pathologie de la fertilité : il s'agit pour l'instant d'une hypothèse non confirmée.

L'ensemble de ces motifs d'infertilité induit pour environ 1/3 des femmes ayant un projet d'enfant une aide médicale à la procréation, soit insémination intra-utérine en cas de dysovulation ou stérilité cervicale, soit fécondation in vitro.

B. Grossesse

Deux revues générales retenant les essais contrôlés apportent des informations précises sur l'évolution des grossesses : celle de Goldberg (8), rassemblant 10 études, et celle de Swan (2), portant sur 7. Nous rapporterons aussi les expériences françaises avec l'enquête du CNGOF (20), portant sur 110 grossesses chez 57 patientes, et la série de Saint-Vincent-de-Paul rassemblant 471 grossesses chez 378 femmes (7).

L'évolution des grossesses après exposition au DES peut être simple et normale mais le taux d'accidents (grossesses extra-utérines, fausses couches précoces, fausses couches tardives et prématurité) est statistiquement plus élevé (tableaux I, II et III).

Grossesse extra-utérine

Goldberg (8) a rapporté le taux de grossesses extra-utérines de 5 % contre 0,5 % dans le groupe témoin, soit un risque relatif de l'ordre de 10 (tableau I). Dans la synthèse de Swan (2), le risque relatif était de 13,5 en cas d'anomalies anatomiques et de 8,6 pour l'ensemble des cas DES. Dans l'étude du CNGOF (20), le taux de grossesses extra-utérines était de 15 % contre 2 % dans le groupe témoin (RR 7,5). Dans notre série, les GEU représentaient 5,2 % des grossesses antérieures, augmentation significative ($p < 0,01$) vis-à-vis des témoins (7).

Tableau I. Évolution des grossesses après exposition au DES in utero à partir de 10 essais contrôlés, d'après Goldberg (8)

Évolution	Témoins %	DES %	RR
GEU	0,5	5	10
Avortements spontanés	13	24	1,8
Prématurés	7	14	2
Accouchements à terme	83	59	0,7
Enfants vivants	92	76	0,8

Tableau II. Évolution des grossesses dans 7 essais contrôlés après exposition au DES in utero. Influence des anomalies du vagin, du col et de l'utérus, d'après Swan (2)

Évolution	Témoins %	DES avec anomalies %		DES Total %	Risque relatif (IC 95 %)	
		Vagin Col	Utérus		DES + anomalies	DES total
GEU	0,5	6,3	7,6	4,4	13,5 (2,1-84,7)	8,9 (3,4-21,9)
Avortements spontanés	13	19	36	23	2,6 (1,8-3,8)	1,8 (1,5-2,2)
Accouchements prématurés	2	75	38	13	9,6 (4,0-23,4)	4,7 (2,8-7,9)
Grossesses n'atteignant pas le terme	15	67		41	4,9 (3,1-7,7)	2,7 (2,2-3,0)
Grossesses à terme	85	33		59	0,39	0,69

Tableau III. Évolution des grossesses après exposition au DES in utero, GEU exclues, d'après Pons (20)

Évolution	Témoins % N = 194	DES % N = 91
FCS 1er trimestre	10	37
FCS 2e trimestre	0,5	14
Accouchements prématurés	6	6
Prématurité vraie (prématurés/accouchements)	6,8	13,3
Accouchements à terme	83,5	43

Avortements spontanés

Il est essentiel de distinguer les avortements du premier trimestre, qui correspondent à un arrêt d'évolution de la grossesse, des avortements tardifs qui sont le plus souvent de type « mécanique » liés à une incompétence cervicale. Cette incompétence cervicale se définit comme le raccourcissement, l'effacement et la dilatation parfois indolore du col de façon prématurée au cours de la grossesse, principalement au cours du second trimestre.

Malheureusement, les avortements du premier trimestre sont rarement distingués des avortements tardifs dans la littérature.

Pour Goldberg (8), le taux global d'avortements spontanés était de 24 % après DES et 13 % en l'absence d'exposition. Pour Swan (2), il était de 23 % contre 13 % chez les témoins.

Avortements du premier trimestre

Dans l'étude de Kaufman en 1980 (9), on distinguait le taux de fausses couches précoces en fonction de la présence d'anomalies utérines (26 %), ou avec un utérus normal (21 %). L'étude de Kaufman en 2000 (21) est la suite de l'étude classique de Dieckman en 1953 puisqu'elle a repris la même cohorte. Le taux d'avortements du premier trimestre était de 29,6 % après exposition contre 23,5 % sans exposition (IC 1,33, 1,13-1,53).

Dans l'étude de Levine (22), le taux de fausses couches du premier trimestre était de 22,5 % pour l'ensemble des femmes exposées, 25,8 % en cas d'anomalies utérines et 12,9 % en l'absence d'anomalie.

Pons (20) trouvait 37 % de fausses couches du premier trimestre en cas d'exposition au DES et 10 % chez les témoins, donc un risque relatif de 3,7.

Dans notre étude (7), les avortements du premier trimestre (de 1 à 7 par patiente) représentaient 36 % des grossesses antérieures. La différence était significative avec les témoins (17,6 %).

Retenons que le nombre de ces fausses couches du premier trimestre est notablement augmenté en cas d'exposition au DES avec un risque relatif de 1,3 à 3,7 ; le risque est plus élevé en cas d'anomalies utérines. En fonction des hypothèses avancées pour ces accidents, en particulier les fausses couches précoces à répétition, différents traitements ont été proposés : aspirine en début de grossesse (13), vasodilatateurs avant la grossesse (7) et plastie d'agrandissement (23).

Avortements spontanés tardifs (tableau IV)

Les taux observés au cours du deuxième trimestre étaient pour Kaufman (21) de 6,3 % contre 1,6 % pour les témoins et, pour Pons

Tableau IV. Avortements spontanés tardifs après exposition au DES in utero

Auteurs	Témoins %	DES %
Kaufman (2e trimestre)	1,6	6,3
Pons (2e trimestre)	0,5	14
Levine (16-25 SA)	–	5
Epelboin (16-23 SA)	–	8,6

(20), de 14 % contre 0,5 % chez les témoins. En prenant en compte la période de 16 à 25 semaines, Levine (22) trouvait un taux de 5 %.

Dans notre série (7), le taux des avortements tardifs de 15 à 23 SA était de 8,6 % des grossesses antérieures.

Ces avortements tardifs, tout spécialement entre 17 et 21 SA, constituent une particularité de l'exposition au DES. Les hypothèses pour expliquer ces avortements tardifs de type mécanique sont d'une part les dimensions réduites de la cavité dans les hypoplasies utérines, d'autre part l'incompétence cervicale en cas d'hypoplasie du col ou d'anomalies de structure du col. Le rôle de l'infection ascendante par un col perméable a aussi été évoqué.

Prématurité (tableau V)

Globalement, le taux de prématurité va de 12,6 % (7) à 14 % (8).

Dans la synthèse de Swan (2), le taux de prématurité moyen après DES était de 13 % mais, en cas d'anomalie du col ou du corps utérin, ce taux était fortement augmenté, de 19,2 %.

Tableau V. Accouchements prématurés après exposition au DES in utero

Auteurs	Témoins (%)	DES total (%)	RR DES total	RR DES + anomalies col, utérus
Epelboin	4,5	12,6	1,9	–
Goldberg	7	14	2	–
Pons	6,8	13,3	1,9	–
Swan	2	13	4,7	9,6

Accouchements à terme

Goldberg (8) a trouvé un taux d'accouchements à terme de 59 % après exposition pour 83 % dans le groupe témoin. Swan (2) a trouvé un pourcentage des grossesses arrivant à terme de 59 % pour le groupe DES dans son ensemble, de 33 % chez les femmes exposées avec anomalies du vagin, du col ou du corps utérin et de 85 % chez les témoins respectivement.

Pour Pons, le taux d'accouchements à terme est de 43 %.

Retenons que globalement la moitié environ des grossesses DES arrivent à terme. Cependant, dans cette population on doit distinguer deux catégories selon qu'il y a ou non une anomalie utérine. D'après la synthèse de Swan (2), on peut retenir qu'un tiers des grossesses arrivent à terme en cas d'anomalies contre 2/3 environ en l'absence d'anomalies.

Il apparaît aussi que pour la première grossesse le risque d'accidents est élevé : taux d'accouchements à terme 37 % (20).

Cependant, il est important de noter que pour des grossesses de rang supérieur, le fait d'avoir eu un ou plusieurs accouchements à terme ne met pas à l'abri d'un accident de fausse couche tardive ou de prématurité. Il s'agit là d'une particularité du DES dont on doit tenir compte pour la surveillance des grossesses.

Cas particulier des grossesses gémellaires

Ces grossesses sont particulièrement redoutées puisqu'elles sont censées ajouter au risque de prématurité des grossesses gémellaires celui qui est attaché au DES. Cependant, dans l'étude d'Epelboin (7) portant sur 16 grossesses gémellaires et 7 témoins, les termes de naissances n'étaient pas statistiquement différents. Sur 16 grossesses DES, toutes cerclées, 7 se sont terminées prématurément (44 %) : 4 entre 33 et 36 SA, 2 entre 28 et 32 SA et 1 avant 28 SA. Parmi les 7 grossesses témoins, il y avait 5 accouchements prématurés (4 entre 33 et 36 SA et 1 avant 28 SA).

Autres particularités

Linn (24) a trouvé au cours de la grossesse et de l'accouchement une augmentation significative de certains événements : saignements au cours du premier trimestre, prééclampsie, rupture prématurée des membranes, siège, placenta praevia (tableau VI).

Mittendorf (25) a noté une augmentation des cas de prééclampsie et d'hématomes rétroplacentaires non retrouvée par Bamigboye (26).

Des cas exceptionnels de rupture utérine ont été décrits : un cas à 12 SA au niveau du fond de l'utérus (27), deux autres cas ont été rapportés par Adams (28) et Williamson (29).

Thorp (30) a trouvé un taux plus élevé de césariennes, un taux d'hémorragies de plus de 400 ml en cours d'accouchement supérieur et surtout un taux augmenté d'hémorragies post-partum demandant des transfusions.

Dans la série d'Epelboin (7), le taux de césariennes n'était pas différent de celui des témoins. Le nombre d'hémorragies de la délivrance

Tableau VI. Particularités des grossesses et accouchements après exposition au DES in utero, d'après Linn (24)

Événements	Témoins (%)	DES (%)	p < 0,5
Saignements 1er trimestre	9,2	25,5	+
Saignements 2e trimestre	3,8	4,5	
Saignements 3e trimestre	4,8	5,5	
Pré-éclampsie	3,5	7,5	+
Travail prématuré	3,8	10,5	+
HRP	1,2	2,0	
RP membranes	4,4	8,0	+
Siège	4,2	13,0	+
Placenta praevia	0,5	2,0	+
Souffrance fœtale aiguë	3,2	5,0	

sévères (transfusion ou transfert pour embolisation) était plus élevé (7 cas) que dans le groupe témoin (0).

L'évaluation des courbes de dilatation n'a pas montré de différence pour un premier accouchement. En revanche, la dilatation était plus lente de façon significative pour les accouchements de rang supérieur (30). Dans le groupe des menaces sévères d'accouchement prématuré avec col très modifié, l'accouchement peut être très rapide.

Grossesse après adénocarcinome à cellules claires du col ou du vagin

Dufour (31) a rapporté 8 cas d'ACC, 4 du col, 3 du vagin et 1 du col et du vagin traités de façon conservatrice et souhaitant une grossesse.

Parmi ces 8 patientes, deux ont obtenu des grossesses. L'une a obtenu trois grossesses spontanées, la première s'est terminée par une fausse couche précoce, la deuxième et la troisième par des naissances à terme par césarienne. Pour l'autre patiente, la grossesse a été obtenue après stimulation et insémination avec spermatozoïdes du conjoint et s'est terminée par une naissance par voie basse à 35 SA. Une deuxième grossesse obtenue par FIV est actuellement en cours de troisième trimestre.

Nous n'avons pas trouvé dans la littérature d'autre cas de grossesse après ACC. Ceci s'explique probablement par le recours habituel à l'hystérectomie pour le traitement des ACC.

Relation entre accidents obstétricaux des mères et filles DES

La question soulevée est celle d'une relation entre les accidents de grossesse chez les filles DES et l'augmentation des accidents obstétricaux de leurs mères pour lesquelles celles-ci avaient été traitées par DES. Barnes (32) n'a pas trouvé de relation entre les pathologies obstétricales des mères et des filles.

État des nouveau-nés (tableau VII)

Linn (24) a évalué l'état des nouveau-nés. Il apparaît un certain nombre de différences significatives, mais la plupart des anomalies constatées sont en fait liées à la prématurité.

On redoute surtout la grande prématurité qui est en effet à l'origine d'un nombre plus élevé d'hospitalisations en néonatalogie, de difficultés respiratoires, de décès et de séquelles.

Tableau VII. État des nouveau-nés de femmes exposées au DES in utero, d'après Linn (24)

Enfants	Témoins %	DES %	p < 0,5
Anomalies majeures	2,7	5	+
Anomalies mineures	6,3	6,5	
Poids de naissance < 2 500 g	7,7	21	+
Âge gestationnel < 37 SA	7,3	18	+
Mort-né	0,6	1,0	
Infection néonatale	1,1	1	
Hospitalisation en néonatologie	17,1	22	+
Score d'Apgar < 6	7,7	9,5	
Problèmes respiratoires	5,1	12,0	+
Sexe masculin	51,1	46	+

V. RETENTISSEMENT SUR LA TROISIÈME GÉNÉRATION

Ce sujet est l'objet de fortes inquiétudes parmi les femmes exposées.

Chez l'animal, il a été observé sur la troisième génération de souris, chez les mâles des cancers du testicule, chez les femelles des adénocarcinomes (33, 34). Dans l'espèce humaine, l'effet sur la troisième génération est en cours d'évaluation. Chez les garçons, on a mis en évidence une augmentation de fréquence des hypospades (4 cas pour 250 garçons), ce qui donne un risque relatif de 21,3 (35).

Dans une étude de Kaufman (36), 28 filles de troisième génération DES ont été examinées. Alors que leurs mères présentaient des anomalies typiques du DES au niveau de la filière génitale, aucune de ces filles ne présentait d'anomalie. Kaufman considère que la transmission d'effets du DES sur la troisième génération est improbable.

En 2003, Blatt (37) a publié un cas de carcinome à petites cellules de l'ovaire, rare chez les adolescentes (1 % des tumeurs à cet âge). On a noté que sa mère avait été exposée au DES in utero. Le commentaire fait par les auteurs est que, bien qu'anecdotique, ce cas évoque la possibilité d'un effet de l'exposition au DES sur la troisième génération. La question de cette transmission peut donc être posée mais un tel cas isolé n'apporte pas d'élément substantiel pour cette théorie.

À ce jour, on peut donc conclure avec Kaufman (35) qu'il n'y a pas, en dehors des cas d'hypospades, de données démontrant la survenue d'anomalies de la troisième génération, tout spécialement chez les filles.

VI. TRAITEMENTS PROPOSÉS

1. Hystéroplastie d'agrandissement

Principe : la réduction de volume de la cavité utérine observée dans des utérus DES avec des aspects d'éperons sous-cornuaux et d'anneaux de striction paraît due à la présence d'un myomètre excédentaire. L'intervention a pour but d'améliorer la fertilité ou de réduire le risque de fausses couches précoces à répétition en augmentant le volume de la cavité par incision du myomètre. Ce sujet a été l'objet d'un travail de l'ANAES (23) dont voici les principaux éléments.

L'intervention consiste à inciser sous contrôle visuel le myomètre. L'objectif est d'obtenir une cavité triangulaire. Un contrôle habituellement par hystérographie est réalisé deux mois après l'intervention.

Résultats. Parmi quatre études rétrospectives, deux permettaient d'apprécier la faisabilité de la méthode. Les deux autres avaient pour but d'évaluer les résultats, mais il n'existe aucune étude comparative permettant d'apprécier l'efficacité réelle de cette chirurgie pour la stérilité ou pour les fausses couches à répétition.

Deux cas de placenta accreta ont été rapportés dans une étude et deux cas de synéchie post-opératoire.

Dans la série d'Epelboin (7), parmi les 7 cas d'hémorragies sévères de la délivrance chez les femmes exposées au DES, 3 sont survenues chez des femmes ayant eu une hystéroplastie d'agrandissement.

Cette technique crée des cicatrices endométriales et myométriales et expose au risque de perforation utérine comme toute hystérochirurgie.

Des cas de rupture utérine ont été rapportés après hystéroscopie opératoire (38).

Après cette intervention, l'utérus doit être considéré comme cicatriciel.

La complication redoutée est l'anomalie d'insertion du placenta avec fréquence accrue des placentas accretas et des hémorragies de la délivrance.

Application pour la pratique : « en 2003, les données des quatre études ne permettaient pas d'apprécier l'efficacité et la sécurité de l'hystéroplastie d'agrandissement dans le traitement des anomalies utérines secondaires à l'exposition au DES ».

« Cette intervention ne peut pas être systématique : des patientes exposées au DES in utero ayant des dysmorphies utérines notables ont pu mener des grossesses à terme. Il ne s'agit pas d'une intervention de première intention chez les patientes n'ayant eu aucun antécédent d'infertilité et/ou d'accident gravidique. Les experts recommandent qu'elle soit effectuée par un chirurgien ayant une bonne expérience de l'hystéroscopie » (23).

2. Cerclage

A. Cerclage prophylactique

Ce cerclage est pratiqué habituellement à 15 ou 16 SA, voire plus tôt en cas d'antécédents d'avortement par incompétence cervicale plus précoce.

Avantages du cerclage

L'étude qui fait autorité est celle du *Royal College of Obstretricians and Gynaecologists* (39) qui conclut à « **une réduction de la prématurité en cas de haut risque d'accouchement prématuré** ».

Inconvénients du cerclage

Il s'agit d'une intervention qui demande le plus souvent une anesthésie générale ou loco-régionale. La rupture des membranes lors du cerclage est un évènement exceptionnel (1/647 cerclages dans l'étude du *Royal College*). Une fièvre post-partum a été trouvée dans 6 % des cas dans le groupe cerclage contre 3 % dans le groupe sans cerclage.

Techniques

Shirodkar (40) a proposé une technique avec incision vaginale, décollement vésical pour placer le matériel le plus près possible de l'orifice interne du col. Dans une variante, Gervaise (41) emploie une bandelette prothétique et un fil supplémentaire afin d'éviter le déplacement de la bandelette. Ces techniques avec incision ont deux inconvénients : le décollement vaginal peut s'accompagner de saignements parfois assez abondants et elles exigent une naissance par césarienne.

Mac Donald (42) : un fil ou une bandelette est placé par faufilage à la jonction exocol-vagin, ce qui permet son ablation en fin de grossesse et l'accouchement par voie vaginale est accepté. Cette technique a l'avantage de la simplicité mais elle n'est pas adaptée aux cols hypoplasiques fréquents dans le cas d'exposition au DES. Cette difficulté est soulignée par Levine (22) et par Goldberg (8). On ne peut en effet espérer un quelconque effet de renfort par un fil placé sur l'extrémité d'un col de 1 centimètre de long, ce qui définit le col hypoplasique (figure 1). C'est pour cette raison que nous proposons une adaptation de la technique de Mac Donald.

Figure 1. Col hypoplasique après exposition au DES

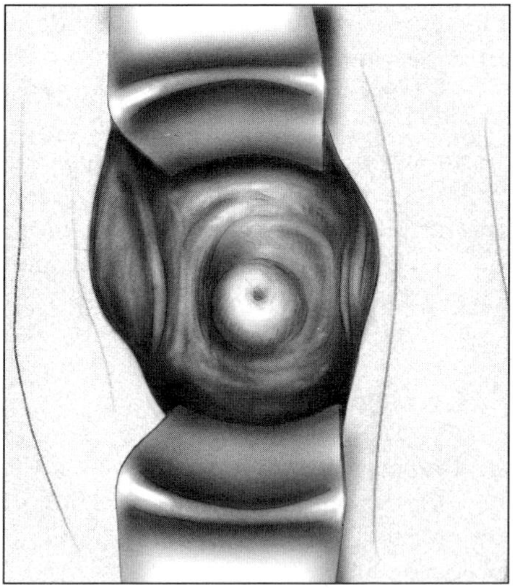

Technique de Mac Donald adaptée aux cols hypoplasiques (43) (fig. 2 à 5)

Grâce à une traction sur le col vers le haut avec une bonne exposition par des valves vaginales en repoussant fortement le périnée en arrière, l'utérus est extrait et sa portion isthmique devient accessible. En arrière, une bandelette peut être insérée ainsi à 4 ou 5 cm de l'orifice cervical externe au niveau de l'insertion des ligaments utérosacrés. La

Figure 2. Technique de Mac Donald modifiée. Cerclage du col hypoplasique : exposition de la face postérieure de l'isthme.

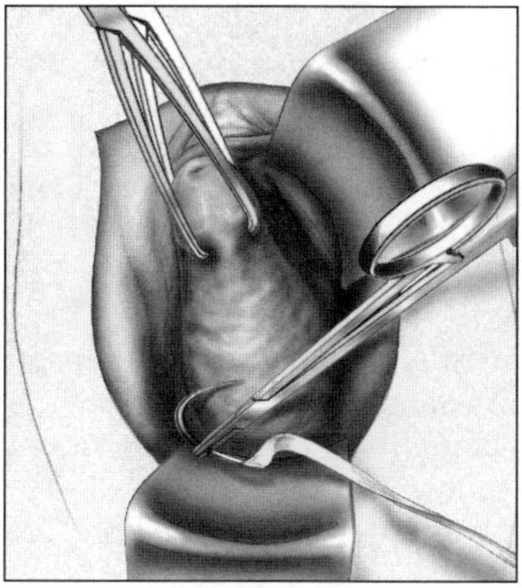

Figure 3. Cerclage du col hypoplasique. Premier temps de « 6 heures à 3 heures »

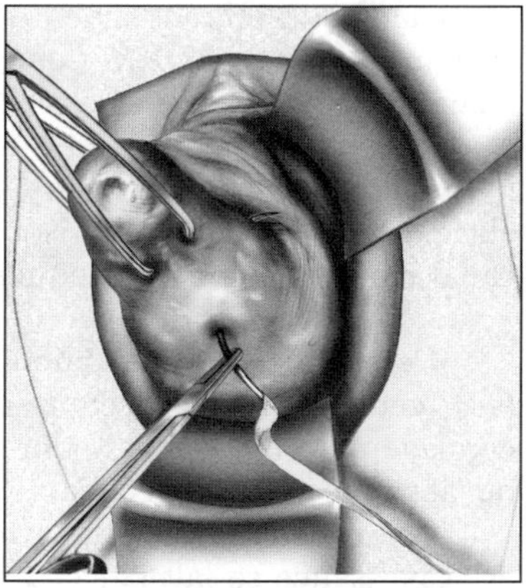

Figure 4. Cerclage du col hypoplasique. Deuxième temps de « 3 heures à midi »

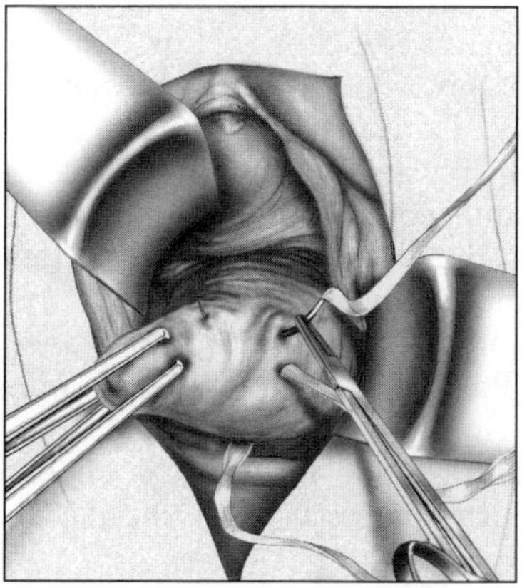

Figure 5. Trajet schématique de la bandelette

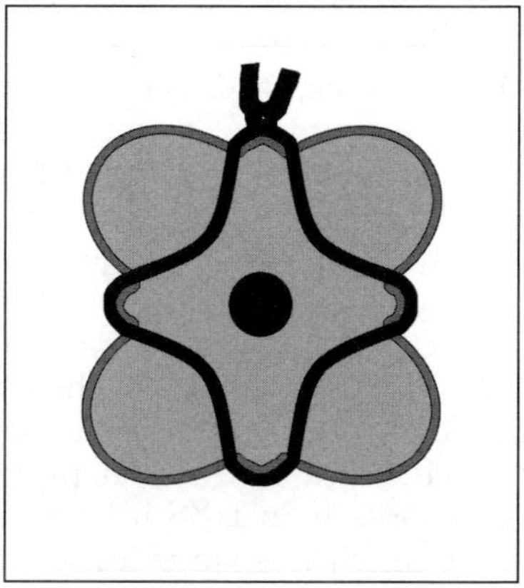

bandelette est passée en deux fois à gauche puis en deux fois à droite avec la deuxième aiguille, en mordant prfondément dans le massif cervical et en laissant 8 mm entre la sortie et l'entrée de la bandelette pour assurer un effet de capiton. Latéralement, la bandelette se trouve à 3 ou

4 cm environ de l'orifice externe du col. En avant, la bandelette est insérée à 2,5 cm environ de l'orifice externe à la limite de la vessie. La longueur cervicale, évaluée cliniquement, passe ainsi de 10 mm environ avant le cerclage à 26 mm en moyenne. À l'échographie, la longueur cervicale passe en moyenne de 26 mm à 39 mm. Le cerclage est enlevé en consultation à 37 SA. Lorsque la bandelette est très incrustée, une analgésie peut être nécessaire.

Notons que cette technique, initialement décrite pour les cols hypoplasiques, peut aussi être appliquée aux cols non hypoplasiques : elle permet de réduire le risque de migration du matériel soit vers le canal cervical soit à l'extrémité du col.

Cerclage par voie abdominale : initialement décrit par Benson (44), cette technique a comme indication la difficulté de réaliser un cerclage par voie vaginale donc éventuellement les cols hypoplasiques ou des antécédents d'échec de cerclage par voie vaginale.

On a recours à une laparotomie pour mettre en place le cerclage et la naissance se fait par césarienne.

Von Theobald (45) et Gallot (46) ont proposé récemment le **cerclage par voie cœlioscopique.**

Indications

Les conclusions de l'essai contrôlé coordonné par le *Royal College* sont les suivantes : « le cerclage du col devrait être proposé aux femmes à haut risque, telles que celles qui ont une histoire de trois grossesses ou plus se terminant avant 37 semaines ». Certains interprètent cette phrase en considérant qu'il faut attendre plusieurs accidents avant de pratiquer un cerclage. En réalité, si les antécédents obstétricaux constituent un excellent marqueur de risque de prématurité, il existe des situations qui comportent un risque de même niveau parfois dès la première grossesse : c'est le cas des situations d'exposition au DES avec haut risque de fausse couche tardive (6,3 à 14 %, tableau IV) et de prématurité (19,2 %) en cas d'anomalies utérines (Swan, tableau II).

Il n'y a pas d'essai prospectif contrôlé sur le cerclage en cas d'exposition au DES in utero et les indications pour cette population sont en fait très variables selon les équipes.

Ludmir (47), dans une étude prospective non contrôlée sur 63 patientes, pratiquait un cerclage en cas d'hypoplasie à titre prophylactique, et un cerclage thérapeutique à un terme plus avancé en cas de modification du col. Il a observé une augmentation moyenne de durée de grossesse. Il conclut en recommandant un cerclage pour toutes les patientes exposées au DES, qu'il y ait ou non hypoplasie cervicale.

Pour Kaufman (9) et dans les recommandations de l'*American College of Obstretricians and Gynecologists* (48), le cerclage est indiqué lorsqu'il y a eu un accident caractéristique de l'incompétence cervicale.

Certains ne pratiquent le cerclage qu'après deux, voire trois accidents d'avortement tardif ou d'accouchement prématuré (49).

Dans notre équipe, nous avons adopté l'attitude intermédiaire suivante : le cerclage est indiqué dans la population DES à haut risque soit après un ou plusieurs accidents de type incompétence cervicale, avortement deuxième trimestre ou accouchement prématuré, soit devant un haut risque lié à des anomalies de l'utérus, en pratique en cas d'hypoplasie cervicale et/ou en cas d'hypoplasie sévère du corps utérin, ceci éventuellement dès la première grossesse. Cette indication de cerclage en fonction des antécédents ou en cas de col hypoplasique est celle qui est recommandée par Salle (50).

Dans notre série (7), le taux de cerclages prophylactiques était de 42 % pour les femmes exposées contre 2,3 % pour les témoins.

B. Cerclage thérapeutique

Le cerclage est alors appliqué devant un raccourcissement du col lors de la surveillance clinique ou échographique et éventuellement devant une sacculation des membranes dans le canal cervical. Michaels a proposé cette attitude (51). On peut objecter que ce cerclage est d'indication tardive par rapport aux dates des accidents DES et qu'il sera pratiqué dans des conditions moins favorables avec risque accru de rupture des membranes (52).

Dans notre série (7), le taux de cerclages thérapeutiques était de 1 % contre 0 % chez les témoins.

3. Traitements médicaux

Les tocolytiques peuvent être employés selon les mêmes modalités que dans les autres menaces d'accouchement prématuré.

Les corticoïdes sont indiqués en cas de menace d'accouchement imminent et non à titre systématique.

VII. PRISE EN CHARGE AVANT UNE GROSSESSE ET SUIVI GYNÉCOLOGIQUE

1. Interrogatoire

Il faut reconstituer l'histoire DES.

L'exposition au DES est parfois déjà connue de la mère et de la fille qui souhaitent des informations à l'occasion d'un désir de grossesse.

Histoire DES non connue : certaines questions peuvent aider à retrouver l'exposition : naissance en France entre 1950 entre 1977, problèmes de grossesse chez la mère, fausse couche, prématurité, notion de prise de comprimés. Le souvenir de la prise de DES n'est pas toujours précis. Tilley (53) a trouvé que 29 % des femmes traitées ne se souvenaient pas de la prise de médicaments et 8 % niaient la prise de médicaments alors que celle-ci était mise en évidence par l'analyse du dossier.

Il peut être utile de faire le point sur les connaissances de la fille et éventuellement de la mère, sur l'incidence du DES. Que connaît-elle des effets du DES ? Quelle a été sa réaction à l'annonce de cette exposition ? Quelle a été la réaction de sa mère ? A-t-elle déjà eu des examens, quels conseils ont été reçus ? Est-ce que cette exposition au DES a une interférence sur la relation mère et fille ? Une partie de l'interrogatoire portera sur l'histoire gynécologique, régularité des cycles ou non, date des derniers frottis, antécédents obstétricaux à la recherche d'accidents évocateurs.

2. Examen

Il permet assez souvent de découvrir l'exposition au DES et réalise une première évaluation : recherche d'anomalies évocatrices au spéculum telles qu'hypoplasie cervicale (fig. 1), saillie antérieure en casquette d'aviateur, sillons circulaires autour du col ou sillons irréguliers, bourrelés, crêtes, pseudo-polypes, orifice cervical irrégulier chez une nullipare, diaphragmes vaginaux ; 75 % des patientes de notre population exposée présentaient au moins une de ces anomalies (54).

L'adénose peut être diagnostiquée devant l'aspect rosé du tissu glandulaire. Elle est mieux mise en évidence par le test au lugol qui va montrer soit une zone iodo-négative soit une métaplasie avec recouvrement progressif par un épithélium de faible épaisseur, moins riche en glycogène, qui prend donc faiblement le lugol, ce qui donne un aspect chamois inhomogène typique. La présence d'anomalies de structure du col ou du vagin donne une information indirecte sur le corps de l'utérus, puisqu'en cas d'anomalie du col une malformation de l'utérus est retrouvée dans 86 % contre 56 % lorsque le col est normal (6).

Un frottis annuel est pratiqué avec une technique un peu particulière : outre les prélèvements de l'endocol et de l'exocol, il est recommandé de faire des prélèvements sur toute lésion suspecte et sur les deux tiers supérieurs du vagin à la recherche d'un ACC.

L'hypoplasie du col est diagnostiquée par le toucher vaginal plus sûrement que par l'examen au spéculum. La longueur du col sera évaluée latéralement entre le sommet du col et le cul de sac vaginal (en avant ou en arrière, la mesure de cette longueur du col peut être faussée par la position antéfléchie ou rétrofléchie du corps utérin). L'hypoplasie se définit comme un col dont la saillie intravaginale est inférieure ou égale à 1 cm.

Il est recommandé de faire un palper de la paroi vaginale à la recherche d'une zone indurée qui peut être révélatrice d'un adénocarcinome à cellules claires. Cette lésion peut en effet être cachée sous une muqueuse normale.

3. Contraception

Mieux vaut prévoir une contraception adaptée et éviter les IVG chirurgicales. Un curetage ou une aspiration pourrait ajouter des synéchies aux anomalies de l'appareil génital. Il faut aussi rappeler que ces femmes ont un risque élevé de grossesses extra-utérines. Il faut donc choisir une méthode qui écarte ce risque. La contraception la plus adaptée habituellement est la pilule œstroprogestative (il n'a pas été mis en évidence de risque particulier chez ces femmes antérieurement exposées aux œstrogènes).

Les micro-progestatifs classiques doivent être évités parce que l'ovulation est souvent maintenue et qu'ils n'effacent pas le risque de grossesse extra-utérine. En revanche, les progestatifs type Cérazette® en continu ou les macro-progestatifs discontinus qui donnent un blocage d'ovulation peuvent être utilisés.

Il convient d'éviter une contraception par stérilet qui ne met pas non plus à l'abri d'une grossesse extra-utérine.

La contraception mécanique, en particulier par préservatifs, est acceptable.

4. Examens complémentaires en cas de projet d'enfant

– Échographie : elle peut apporter des informations utiles sur l'utérus : dimensions extérieures, forme et dimensions de la cavité utérine, forme et dimensions du col utérin. Dans le cas d'un bilan d'infertilité ou de fausses couches à répétition, l'échographie couplée au doppler apportera des informations intéressantes quant au pronostic d'implantation de l'embryon : statut de l'endomètre, résistances vasculaires, puisqu'il semble qu'une partie des accidents, stérilité, fausses couches à répétition, puisse être expliquée par des anomalies de l'endomètre (19) ou par des anomalies de compliance des vaisseaux utérins (13).

– Hystérographie : elle permet surtout d'avoir un diagnostic précis des éventuelles anomalies du corps utérin. Certains la pratiquent systématiquement, d'autres la réservent aux cas de difficultés de procréation ; c'est l'attitude que nous avons adoptée. Cette hystérographie recherchera principalement une hypoplasie utérine. Rappelons qu'il est rare de mettre en évidence une béance anatomique.

– Hystéroscopie diagnostique : elle apporte des informations sur un éventuel rétrécissement de la cavité et sur les cornes utérines assez souvent effilées. Dans ce cas, il peut être difficile de visualiser les ostiums tubaires. Elle donne aussi des informations sur l'endomètre.

– La colposcopie ne paraît pas nécessaire à titre systématique. Elle trouve sa place en cas d'anomalie du frottis.

– La cœlioscopie est indiquée en cas de stérilité, elle va rechercher des anomalies plus fréquentes en cas d'exposition au DES : trompes grêles, pavillons à franges courtes, endométriose.

– Bilan immunologique : celui-ci est à pratiquer en cas de fausses couches à répétition comme dans les autres indications. Il y aurait plus fréquemment de telles anomalies chez les patientes exposées au DES.

Conclusion de cette consultation d'évaluation : celle-ci permet de classer les situations DES en deux catégories :

– situation de haut risque de fausses couches tardives ou d'accouchement prématuré : hypoplasie cervicale, hypoplasie utérine sévère, accidents obstétricaux ;

– situation de risque modéré avec appareil génital normal cliniquement, à l'échographie et éventuellement à l'hystérographie.

Ainsi pourra être envisagée la conduite à tenir pour la grossesse à venir, en particulier dans son retentissement vis à vis de l'activité professionnelle.

VIII. CONSULTATIONS DE GROSSESSE

Première consultation

Un des buts de cette consultation est d'évaluer le niveau de risque pour chaque cas d'exposition au DES. La date d'exposition au DES donne une indication utile : plus la prise a été précoce en cours de grossesse, plus le risque d'anomalies génitales est élevé. Le deuxième élément essentiel est apporté par les antécédents obstétricaux.

L'examen clinique va permettre de rechercher une hypoplasie cervicale et des signes de grossesse extra-utérine.

Échographie : il est conseillé de pratiquer une échographie précoce à 6 SA ou 7 SA pour vérifier la localisation de la grossesse.

La première consultation sert à élaborer un programme de prise en charge de la grossesse.

Consultations de surveillance

Le *rythme des consultations* est habituellement différent de la surveillance standard : il peut être calqué sur la surveillance des grossesses gémellaires, en sachant cependant que les accidents de l'incompétence cervicale du DES peuvent être précoces, dès le début du deuxième trimestre.

Un toucher vaginal sera pratiqué à chaque consultation, au rythme d'une consultation toutes les deux semaines à partir de 15 SA.

Réduction d'activité

Ce repos peut aller de la simple réduction des activités professionnelles et sportives à un repos strict au lit, voire à une hospitalisation.

Dates : le début de réduction d'activité paraît justifié, pour les cas de DES à haut risque, lors de la période des accidents de type « mécanique », c'est-à-dire à partir du deuxième trimestre. On ne peut espérer éviter les accidents du premier trimestre qui sont d'une autre nature. L'arrêt d'activité dès le début de grossesse ne paraît donc pas justifié, sauf en cas de métrorragies avec grossesse évolutive.

Pour le deuxième et le troisième trimestres, on peut s'inspirer des conseils donnés pour les grossesses gémellaires qui comportent, elles aussi, un risque élevé de prématurité.

Modalités :

En pratique, on peut distinguer :

– les cas de haut risque : le repos peut être préconisé dès le début du deuxième trimestre ;

– les cas de risque modéré : le repos avec arrêt de travail pourrait être préconisé ultérieurement, soit à 22 SA, soit plus tard en fonction des données de la surveillance.

Une des façons d'exprimer le niveau de repos peut être en nombre d'heures d'activité : par exemple, en cas de haut risque, ne pas dépasser 5 heures d'activité debout ou assise par jour. Cette durée pouvant être modulée en fonction des éléments de surveillance.

L'hospitalisation ne paraît justifiée qu'en cas de menace aiguë d'accouchement prématuré, objectivée par des contractions rapprochées à la tocométrie, ou en cas d'ouverture du col à l'orifice interne. La surveillance peut faire appel à l'aide d'une sage-femme à domicile ou de l'HAD. Les contraintes et les inquiétudes entraînées par ces situations constituent une épreuve souvent très lourde pour ces femmes qui ont grand besoin de soutien de la part de leur entourage et de l'équipe médicale. Les associations de patientes jouent un rôle remarquable dans ce domaine.

La surveillance du col par *échographie* est utilisée par certaines équipes, elle permet de diagnostiquer un raccourcissement du col utérin et peut aider à l'indication d'un cerclage tardif (51).

Cerclage prophylactique

Nous avons vu que ses indications variaient selon les équipes. La brièveté du col préexistante à la grossesse doit être prise en compte pour apprécier les éventuelles modifications en cours de grossesse, la plus importante étant l'évasement en entonnoir de l'orifice interne.

IX. ACCOUCHEMENTS ET POST-PARTUM

Le risque particulier de ces accouchements est l'hémorragie de la délivrance, ce qui justifie pour certains le recours à la délivrance dirigée.

La césarienne ne comporte pas d'indications spécifiques pour la présentation céphalique, mais elle est quasi systématique pour la présentation du siège.

CONCLUSION

1. L'histoire du DES n'appartient pas encore au passé. Si le risque d'adénocarcinome à cellules claires du col ou du vagin s'amenuise, on doit s'attendre à prendre en charge 70 000 à 100 000 grossesses en France jusqu'en 2020 environ.

2. Les anomalies de l'appareil génital féminin sont d'autant plus fréquentes que l'exposition a été plus précoce.

3. Sur le reste de l'organisme, les effets observés après DES incluent une plus grande fréquence de modifications de l'immunité cellulaire. L'unanimité n'est pas faite sur l'éventualité de conséquences psychiques.

4. Si l'évolution des grossesses est souvent normale et simple, l'augmentation des taux de stérilité et d'accidents en cours de grossesse, GEU, fausses couches précoces, fausses couches tardives et prématurité concerne plus de la moitié des femmes. Pour la pratique, on doit distinguer deux populations de femmes DES qui ont des niveaux de risque différents en ce qui concerne les accidents éventuellement évitables, fausses couches tardives ou accouchements prématurés :

- Population à haut ou très haut risque en raison d'anomalies anatomiques (hypoplasie du col utérin, hypoplasie sévère du corps utérin) ou d'antécédents d'événements typiques de l'incompétence cervicale, fausse couche tardive mécanique ou prématurité ;
- Population à risque modéré en cas d'anatomie normale et en l'absence d'accidents d'incompétence cervicale.

On ne peut cependant isoler de population DES à bas risque car, à la différence des femmes non exposées, même après un ou plusieurs accouchements à terme, il persiste un risque notable de prématurité.

5. En l'absence d'étude contrôlée sur le cerclage dans la population DES, les attitudes varient selon les équipes. Certains ont proposé un cerclage systématique, d'autres après plusieurs accidents de fausses couches tardives ou d'accouchement prématuré. Nous avons choisi de pratiquer un cerclage en cas de haut risque soit du fait d'antécédents caractéristiques d'une incompétence cervicale soit du fait d'anomalies anatomiques. La technique du cerclage doit être adaptée en cas d'hypoplasie cervicale.

6. L'efficacité et la sécurité de l'hystéroplastie d'agrandissement n'ont pas été encore appréciées. Il ne s'agit pas d'une intervention de première intention chez les patientes n'ayant eu aucun accident de grossesse.

7. Certains événements de la grossesse sont plus fréquents après exposition au DES : saignements au cours du premier trimestre, prééclampsie dans certaines études, rupture prématurée des membranes, siège, placenta praevia.

8. L'accouchement est marqué par une dilatation plus lente chez les primigestes mais non différente pour les accouchements d'un rang supérieur. Le risque d'hémorragie sévère de la délivrance ou du post-partum est augmenté.

9. L'hypothèse d'une relation statistique entre accidents obstétricaux des mères et des filles DES n'a pas été confirmée.

10. Pour la troisième génération, il a été observé chez les garçons une augmentation de fréquence des hypospades. Aucune anomalie anatomique ou fonctionnelle liée au DES n'a été démontrée à ce jour chez les filles de la troisième génération.

Malgré un taux élevé d'accidents de grossesse, 86 % des femmes exposées au DES parviennent à avoir un ou plusieurs enfants vivants. Il convient de soutenir ces patientes en évitant deux écueils : négation des effets du DES ou pessimisme excessif.

Bibliographie

1. Tournaire M, Lepercq J, Epelboin S. The daughters of diethylstilbestrol. Lessons from an error. Eur J Obstet Gynecol Reprod Biol 1997; 75: 25-7.

2. Swan SH. Intrauterine exposure to diethylstilbestrol: long-term effects in humans. Apmis 2000; 108: 793-804.

3. Hanselaar A, van Loosbroek M, Schurbiers O, Helmerhorst T, Bulten J, Bernhelm J. Clear cell adenocarcinoma of the vagina and cervix. An update of the central Netherlands registry showing twin age incidence peaks. Cancer 1997; 79: 2229-36.

4. Hatch EE, Palmer JR, Titus-Ernstoff L, Noller KL, Kaufman RH, Mittendorf R, Robboy SJ, Hyer M, Cowan CM, Adam E, Colton T, Hartge P, Hoover RN. Cancer risk in women exposed to diethylstilbestrol in utero. Jama 1998; 280: 630-4.

5. Hatch EE, Herbst AL, Hoover RN, Noller KL, Adam E, Kaufman RH, Palmer JR, Titus-Ernstoff L, Hyer M, Hartge P, Robboy SJ. Incidence of squamous neoplasia of the cervix and vagina in women exposed prenatally to diethylstilbestrol (United States). Cancer Causes Control 2001; 12: 837-45.

6. Kaufman RH, Adam E. Genital tract anomalies associated with in utero exposure to diethylstilbestrol. Isr J Med Sci 1978; 14: 353-62.

7. Epelboin S. Déroulement de 471 grossesses de femmes exposées au DES in utero. A paraître.

8. Goldberg JM, Falcone T. Effect of diethylstilbestrol on reproductive function. Fertil Steril 1999; 72: 1-7.

9. Kaufman RH, Adam E, Binder GL, Gerthoffer E. Upper genital tract changes and pregnancy outcome in offspring exposed in utero to diethylstilbestrol. Am J Obstet Gynecol 1980; 137: 299-308.

10. Epelboin S, Bulwa S. Pharmacovigilance et reproduction : le mauvais exemple du Distilbène. Contracept Fertil Sex 1993; 21: 658-72.

11. Hamey AF, Hammond CB, Soules MR, Greaseman WT. Diethylstilbestrol induced upper genital tract anomalies. Fertil Steril 1979; 31: 142-6.

12. Aubriot F, Hamou J, Dubuisson J, Frydman R, Fernandez H. L'hystéroplastie d'agrandissement : à propos des résultats. Gynecol Obstet Fertil 2001; 29: 888-94.

13. Salle B, Sergeant P, Awada A, Bied-Damon V, Gaucherand P, Boisson C, Guibaud S, Benchaib M, Rudigoz RC. Transvaginal ultrasound studies of vascular and morphological changes in uteri exposed to diethylstilbestrol in utero. Hum Reprod 1996; 11: 2531-6.

14. Burke L, Segall-Blank M, Lorenzo C, Dynesius-Trentham R, Trentham D, Mortola JF. Altered immune response in adult women exposed to diethylstilbestrol in utero. Am J Obstet Gynecol 2001; 185: 78-81.

15. Verdoux H. Conséquences psychiatriques et comportementales à long terme des expositions intra-utérines à des médicaments ou des substances psychoactives. Thérapie 2002; 57

16. Palmer JR, Hatch EE, Rao RS, Kaufman RH, Herbst AL, Noller KL, Titus-Ernstoff L, Hoover RN. Infertility among women exposed prenatally to diethylstilbestrol. Am J Epidemiol 2001; 154: 316-21.

17. Cabau A, Lion O. Accidents de la reproduction et stérilité chez les femmes exposées au DES in utero. Etude rétrospective portant sur 258 femmes exposées et 50 sœeurs non exposées. Contracept Fertil Sex 1996; 24: 253-8.

18. Noyes N, Liu HC, Sultan K, Rosenwaks Z. Endometrial pattern in diethylstilbœstrol-exposed women undergoing in-vitro fertilization may be the most significant predictor of pregnancy outcome. Hum Reprod 1996; 11: 2719-23.

19. Epelboin S, Tournaire M. Exposition au DES : conséquences sur la fertilité et la grossesse. Abstract Gynecol 2001; 250: 15-8.

20. Pons JC, Goujard J, Derbamme C, Tournaire M. Devenir des grossesses des patientes exposées in utero au diéthylstilbestrol. J Gynecol Obstet Biol Reprod 1988; 17: 307-16.

21. Kaufman RH, Adam E, Hatch EE, Noller K, Herbst AL, Palmer JR, Hoover RN. Continued follow-up of pregnancy outcomes in diethylstilbestrol-exposed offspring. Obstet Gynecol 2000; 96: 483-9.

22. Levine RU, Berkowitz KM. Conservative management and pregnancy outcome in diethylstilbestrol-exposed women with and without gross genital tract abnormalities. Am J Obstet Gynecol

1993; 169: 1125-9.

23. ANAES. Evaluation de l'hystéroplastie d'agrandissement dans le traitement des anomalies utérines secondaires à l'exposition au diéthylstilbestrol. 2003.

24. Linn S, Lieberman E, Schoenbaum SC, Monson RR, Stubblefield PG, Ryan KJ. Adverse outcomes of pregnancy in women exposed to diethylstilbestrol in utero. J Reprod Med 1988; 33: 3-7.

25. Mittendorf R, Williams MA. Stilbœstrol exposure in utero and risk of pre-eclampsia. Lancet 1995; 345: 265-6.

26. Bamigboye AA, Morris J. Œstrogen supplementation, mainly diethylstilbestrol, for preventing miscarriages and other adverse pregnancy outcomes. Cochrane Database Syst Rev 2003: CD004271.

27. Porcu G, Courbiere B, Sakr R, Carcopino X, Gamerre M. Spontaneous rupture of a first-trimester gravid uterus in a woman exposed to diethylstilbestrol in utero. A case report. J Reprod Med 2003; 48: 744-6.

28. Adams D, Druzin M, Cederqvist L. Intrapartum uterine rupture. Obstet Gynecol 1989; 73: 471-3.

29. Williamson HO, Sowell GA, Smith HE. Spontaneous rupture of gravid uterus in a patient with diethylstilbestrol-type genital changes. Am J Obstet Gynecol 1984; 150: 158-60.

30. Thorp JM, Jr., Fowler WC, Donehoo R, Sawicki C, Bowes WA, Jr. Antepartum and intrapartum events in women exposed in utero to diethylstilbestrol. Obstet Gynecol 1990; 76: 828-32.

31. Dufour M. Possibilité de grossesse après un adénocarcinome à cellules claires chez les femmes exposées in utero au DES. Mémoire élève sage-femme. Université de Reims 2004.

32. Barnes AB, Colton T, Gundersen J, Noller KL, Tilley BC, Strama T, Townsend DE, Hatab P, O'Brien PC. Fertility and outcome of pregnancy in women exposed in utero to diethylstilbestrol. N Engl J Med 1980; 302: 609-13.

33. Turusov VS, Trukhanova LS, Parfenov Yu D, Tomatis L. Occurrence of tumours in the descendants of CBA male mice prenatally treated with diethylstilbestrol. Int J Cancer 1992; 50: 131-5.

34. Newbold RR, Hanson RB, Jefferson WN, Bullock BC, Haseman J, McLachlan JA. Increased tumors but uncompromised fertility in the female descendants of mice exposed developmentally to diethylstilbestrol. Carcinogenesis 1998; 19: 1655-63.

35. Klip H, Verloop J, van Gool JD, Koster ME, Burger CW, van Leeuwen FE. Hypospadias in sons of women exposed to diethylstilbestrol in utero: a cohort study. Lancet 2002; 359: 1102-7.

36. Kaufman RH, Adam E. Findings in female offspring of women exposed in utero to diethylstilbestrol. Obstet Gynecol 2002; 99: 197-200.

37. Blatt JVL, L. Weiner, T. Sailer, S. Ovarian carcinoma in an adolescent with transgenerational exposure to diethylstilbestrol. J Pediatr Hematol Oncol 2003; 25: 635-6.

38. Tannous W, Hamou J, Henry-Suchet J, Achard B, Lelaidier C, Belaisch-Allart J. Ruptures utérines lors d'accouchements après hystéroscopie opératoire. Presse médicale. 1996; 25: 159-61.

39. MRC., RCOG. Working party on cervical cerclage. Final report of Medical Research. Br J Obstet Gynaecol 1993; 100: 516-23.

40. Shirodkar VN. A new method of operative treatment for habitual abortions in the second trimester of pregnancy. Antiseptic 1955; 52: 299-300.

41. Gervaise A, Senat M, Audibert F, Frydman R, Fernandez H. Cerclage cervical par enfouissement d'une bandelette prothétique. Technique, indications et résultats à partir d'une série de 28 grossesses. J Gynecol Obstet Biol Reprod 2000; 29: 579-87.

42. McDonald IA. Suture of the cervix for inevitable miscarriage. J Obstet Gynaecol Br Emp 1957; 64: 346-50.

43. Raynal P, Le Meaux JP, Tournaire M. Technique de cerclage des cols hypoplasiques après exposition au DES in utero. : Soumis pour publication.

44. Benson RC, Durfee RB. Transabdominal Cervico Uterine Cerclage During Pregnancy For the Treatment of Cervical Incompetency. Obstet Gynecol 1965; 25: 145-55.

45. Von Theobald P. Le cerclage isthmique par cœlioscopie. J Gynecol Obstet 2002.

46. Gallot D, Savary D, Laurichesse H, Bournazeau JA, Amblard J, Lemery D. Experience with three cases of laparoscopic transabdominal cervico-isthmic cerclage and two subsequent pregnancies. Br J Obstet Gynaecol 2003; 110: 696-700.

47. Ludmir J, Landon MB, Gabbe SG, Samuels P, Mennuti MT. Management of the diethylstilbestrol-exposed pregnant patient: a prospective study. Am J Obstet Gynecol 1987; 157: 665-9.

48. ACOG. Cervical cerclage. Number 17, October 1996. Int J Gynaecol Obstet 1997; 56: 211-2.

49. Pons JC. Conséquences obstétricales de l'exposition in utero au diéthylstilbestrol. Mises à jour en gynécologie obstétrique. CNGOF 1992: 291-313.

50. Salle B, Awada A, Gaucherand P, Rudigoz R. Retentissement obstétrical des malformations utérines dues au DES. Encycl Med Chir (Elsevier Paris) Obstétrique 1997; Fa 5-061-A-10: 4 p.

51. Michaels WH, Thompson HO, Schreiber FR, Berman JM, Ager J, Olson K. Ultrasound surveillance of the cervix during pregnancy in diethylstilbestrol-exposed offspring. Obstet Gynecol 1989; 73: 230-9.

52. Charles D, Edwards WR. Infectious complications of cervical cerclage. Am J Obstet Gynecol 1981; 141: 1065-71.

53. Tilley BC, Barnes AB, Bergstralh E, Labarthe D, Noller KL, Colton T, Adam E. A comparison of pregnancy history recall and medical records. Implications for retrospective studies. Am J Epidemiol 1985; 121: 269-81.

54. Belaisch J. L'exposition au diéthylstilbestrol pendant la vie intra-utérine : signes qui doivent la faire évoquer. Implications thérapeutiques. J Gynecol Obstet Biol Reprod 1983; 12: 481-8.

Rôles et fonctionnement des commissions régionales de conciliation et d'indemnisation

F. PIERRE*
(Poitiers)

Devant l'ampleur de la tâche, et en espérant faciliter la compréhension de ce chapitre, l'auteur a choisi de l'écrire sous une forme usuelle en rédaction médicale, c'est-à-dire qu'après avoir fait un rappel et posé les objectifs, la méthodologie (de fonctionnement du système) sera exposée, puis ses résultats (qui ne sont que balbutiants et préliminaires), pour ouvrir enfin une discussion sur les difficultés ou incertitudes.

I. RAPPEL

La mise en place des Commissions Régionales de Conciliation et d'Indemnisation (CRCI) est l'aboutissement tant attendu d'un travail de longue haleine, qui a vu l'échec d'une succession de projets de loi sur l'aléa médical.

Ces commissions sont l'« interface visible » de tout un système complexe mis en place, entre autres, par la loi du 4 mars 2002 qui, au fil de son chapitre concernant les « risques sanitaires résultant du

* Service de Gynécologie-Obstétrique - CHU La Milétrie - Hôpital Jean Bernard
BP 577 - 86021 POITIERS CEDEX

fonctionnement du système de santé », apporte enfin, sous réserve de l'efficacité avérée de son fonctionnement, une réponse législative à la délicate question de l'aléa médical et de sa réparation, qui avait, au fil de ces dernières années, atteint une particulière acuité.

Pour comprendre l'origine de cette acutisation exponentielle, il faut tout d'abord rappeler que :

– Tout acte médical, qu'il soit à finalité diagnostique ou thérapeutique, n'échappe pas à l'imprévisible, à l'aléa ; et que, même réalisé de façon correcte et en accord avec les usages et recommandations, il peut échouer, blesser, voire même entraîner la mort. Ainsi, au cours de la prise en charge d'un patient, un événement dommageable peut survenir sans qu'une maladresse ou une faute quelconque puisse être imputée au praticien, et sans que ce dommage se relie à l'état initial du patient ou à son évolution prévisible. Cette définition implique que l'accident ait été imprévisible au moment de l'acte, ou qu'il ait été prévisible mais connu comme tout à fait exceptionnel, de sorte que le risque était justifié au regard du bénéfice attendu du traitement, ou plus généralement de la prise en charge ;

– La question de l'indemnisation des victimes d'accidents médicaux, très largement débattue, a fait l'objet d'une vingtaine de propositions de loi déposées sans être discutées par le Parlement et de plusieurs projets de loi mis en chantier, sans voir le jour, par les différents gouvernements qui se sont succédé, et aucune n'a abouti, probablement du fait de l'absence d'accord sur une solution satisfaisante pour l'ensemble des partenaires concernés, mais aussi, depuis l'apparition des contaminations par le virus de l'hépatite C, de l'importance des sommes en jeu. Si l'on cite les étapes marquantes de ce long parcours, les premières propositions d'indemnisation automatique extra-judiciaire des accidents médicaux ont été faites par le professeur Tunc à la fin des années 60. Par la suite, le rapport Mac Aleese sur le traitement des conflits individuels entre médecins et patients, paru en juillet 1980, avait été à l'origine du décret du 15 mai 1981 instituant des conciliateurs médicaux, annulé par le Conseil d'État comme relevant du domaine législatif car impliquant des atteintes au secret médical. La nécessité d'une démarche législative émergeait. C'est en 1991 qu'un rapport établi par la chancellerie sur la responsabilité médicale et l'indemnisation du risque thérapeutique réactualisa la nécessité législative. L'article 14 de la loi n° 98-389 du 19 mai 1998 relative à la responsabilité du fait des produits défectueux prévoyait la remise au Parlement, avant le 31 décembre 1998, d'un « *rapport sur le droit de la responsabilité et de l'indemnisation applicable à l'aléa thérapeutique* ». Ce rapport, établi conjointement par l'Inspection générale des services judiciaires et par l'Inspection des affaires sociales en septembre 1999, et remis au Parlement le 17 novembre 1999, préconisait de garder la faute comme fondement de la responsabilité médicale et d'instituer un fonds national d'indemnisation des accidents thérapeutiques graves et non fautifs n'incluant toutefois pas les risques de contamination par les produits défectueux, notamment les contaminations par le virus de l'hépatite C. Des commissions régionales d'indemnisation permettraient dans tous les cas un accès facilité à une expertise précontentieuse collégiale et favoriseraient les règlements amiables. Le rapport propose enfin d'unifier sous la compétence judiciaire l'ensemble du contentieux lié à l'activité médicale... bref, les prémices du système qui se met en place. Après ce constat, la réponse législative tant attendue, à l'insatisfaction des usagers qui s'estiment mal indemnisés lorsque survient un accident médical, comme à celle des professionnels de santé qui craignent une dérive « à l'américaine », mettra alors encore quelques années pour voir le jour.

L'exacerbation de cette lacune devenait flagrante devant l'accumulation de solutions que nous appellerons « substitutives », telles que l'apparition de toute une jurisprudence « innovante » en termes de motif de condamnation et d'indemnisation depuis la fin des années 90, inquiétante pour l'équilibre, et surtout l'équité, du système de protection des patients autant que des médecins dans le domaine de la responsabilité médicale (responsabilité sans faute apparue en jurisprudence administrative ; faute « virtuelle » ; obligation de moyens « renforcée » ; explosion de la mise en responsabilité pour défaut d'information immédiatement évoqué dès que l'acte paraissait techniquement non fautif, allant jusqu'à l'indemnisation pour défaut d'information sur les complications exceptionnelles, voire jamais encore décrites comme on a pu le constater dans un arrêt !). Ainsi, pour ne citer que la pratique obstétricale, voyait-on des décisions caricaturales prises par des magistrats disposés à améliorer de manière significative le sort de la victime, quitte à adopter des constructions jurisprudentielles qui bousculaient les règles traditionnelles de la responsabilité (par exemple, certaines décisions dans le cadre de paralysies du plexus brachial découlant de dystocies des épaules ou d'atteintes motrices cérébrales « découlant » parfois d'un travail ou d'un accouchement dont la surveillance et/ou la prise en charge semblaient pourtant non fautives).

Cette situation aboutit à une mise en danger des assurances professionnelles, confrontées à l'impossibilité de mutualiser les risques de certaines spécialités dont les primes ne pourraient pas couvrir la prise en charge des conséquences des activités les plus à risque, et au mécontentement d'autres spécialités moins à risque de couvrir les spécialités les plus exposées en élargissant la mutualisation.

Enfin les projets de loi sur l'aléa médical et les nombreuses tentatives de prise en charge des conséquences pour le patient des accidents non fautifs, surtout lorsqu'ils sont graves, n'aboutissaient pas.

II. LES OBJECTIFS DU NOUVEAU DISPOSITIF

La mise en place de ce système de gestion non judiciaire des plaintes a plusieurs objectifs :

– Tendre vers une équité de fonctionnement, tant pour les patients que pour les professionnels de santé, puisque toute victime d'accident médical grave, qu'il soit fautif ou non, pourrait être indemnisée grâce à la création conjointe d'un fonds de solidarité national attendu de longue date et qui permettra l'indemnisation des dommages occasionnés aux patients qui ne découlent d'aucune faute (notion d'aléa thérapeutique, ou de soins au sens le plus large). Ainsi dans des domaines tels que l'infection nosocomiale aux conséquences graves, l'idée est de pouvoir aboutir à une indemnisation sans peser indûment sur les établissements de santé et en donnant aux victimes une certitude d'indemnisation dans des délais brefs ;

– Rendre plus accessibles les procédures d'indemnisation, puisque autant la mise en place du dispositif peut sembler à première vue complexe, autant le fonctionnement du dispositif repose sur des principes de simplification des démarches pour la victime : accès direct simplifié (numéro vert, site Internet) ; documents simplifiés... ;

– Homogénéiser les solutions apportées quel que soit le contexte de soins (public ou libéral) ; en effet, le nouveau dispositif n'évoque plus l'ancienne distinction entre responsabilité administrative et responsabilité civile, permettant une gestion commune des récriminations pour la plus grande harmonie des fonctionnements de soins qui sont de plus en plus multisites dans le cadre des réseaux entre autres ;

– Faire aboutir de façon efficace le principe de conciliation sans le dissocier de l'indemnisation en « externalisant » celle-ci des établissements qui n'avaient ni la structure, ni la neutralité supposées, ni la liberté de régler le double volet conciliation / indemnisation ; ceci tout en évitant autant que faire se peut « l'ambiance judiciaire ».

– Raccourcir les délais d'indemnisation qui, au fil des expertises, contre-expertises et multiples expertises, jugement de première instance, d'appel, voire avis de Cour Suprême, finissaient par voir la plupart des affaires s'écouler sur deux, trois, cinq, voire dix ans.

III. MÉTHODOLOGIE

III.1. Population concernée

Les parties concernées par cette procédure sont :

– Tous professionnels de santé, et pas uniquement les médecins ;

– Tous patients qui seraient victimes d'actes médicaux subis à partir du 5 septembre 2001 (article L. 1143-1).

III.2. « Indications »

Toute volonté d'indemnisation (ou de conciliation) d'un(e) patient(e) se considérant **avoir été victime d'un accident médical, d'une affection iatrogène ou d'une infection nosocomiale, nécessairement grave, et souhaitant obtenir le règlement des dommages consécutifs à cet accident médical de façon contradictoire et non judiciaire**.

Que l'accident soit fautif ou non fautif, il se déroulera dans les limites suivantes :

– La mise en place d'un seuil pour l'accès à une indemnisation : soit un taux d'incapacité permanente partielle (IPP) supérieur à 24 % ; soit une durée d'incapacité temporaire de travail supérieure à 6 mois consécutifs ou à 6 mois non consécutifs sur une période d'un an ; soit la personne est déclarée définitivement inapte à exercer son activité professionnelle ; soit l'accident occasionne des troubles particulièrement graves dans les conditions d'existence* ;

– La proposition de conciliation, pour laquelle il est prévu que « la commission peut déléguer tout ou partie de ses compétences à un (ou plusieurs) médiateur(s) indépendant(s) qui, dans la limite des compétences dévolues, dispose(nt) des mêmes prérogatives et est (sont) soumis aux mêmes obligations que les membres de la commission » (Art. L 1142-5 du code de la Santé publique).

Rappelons que cette procédure est non judiciaire, mais :

– Qu'elle ne concerne ni la responsabilité pénale, ni la responsabilité ordinale, qui restent du domaine du tribunal correctionnel pour la première, et des instances ordinales pour la seconde ;

* Sur ces « troubles particulièrement graves » il n'y a pas de règle et celle-ci est laissée à l'appréciation des CRCI / sur avis des experts.

– Qu'elle pourrait se substituer bien souvent aux plaintes en responsabilité civile pour l'activité libérale, ou administrative pour l'activité en secteur public, puisque son objectif est un règlement amiable qui devrait amener la diminution de la judiciarisation excessive tant décriée par toutes les parties en cause ;

– Qu'elle n'empêche ni l'action en justice (toujours possible jusqu'à l'acceptation de l'indemnisation par la victime qui, seule, éteint la possibilité de recours judiciaire ; et ce sans amputation du délai usuel de prescription pour un recours en justice), ni la possibilité de règlement amiable conduite par les assureurs.

III.3. Les outils

III.3.1. L'Office National d'Indemnisation des Accidents Médicaux (ONIAM)

L'ONIAM est un établissement public à caractère administratif de l'État, placé sous la tutelle du ministre chargé de la Santé (Art. L 1142-22 du code de la Santé publique).

L'ONIAM a une double mission :

– Permettre l'organisation effective du dispositif de règlement amiable des accidents médicaux prévus par la loi ;

– Indemniser les victimes **d'aléa thérapeutique entrant dans le champ de la loi, mais aussi prendre en charge pour le compte de l'État les victimes de vaccinations obligatoires, de même qu'assumer le transfert des obligations de l'association France Hypophyse, nées de son rôle dans l'organisation et le traitement des patients par l'hormone de croissance extractive (loi sur la responsabilité civile médicale du 30 décembre 2002).**

L'ONIAM participe donc à la mise en place des CRCI et doit assurer en théorie la mise à disposition des personnels auprès de ces structures, ainsi que de leur gestion administrative. En effet, les CRCI n'ont pas de personnalité morale et ne disposent dès lors ni des moyens nécessaires à leur fonctionnement, ni des moyens de les gérer. Seul l'ONIAM, qui est un établissement public administratif de l'État, dispose de la capacité juridique nécessaire à cette gestion. Pour autant, les CRCI sont censées être indépendantes de l'ONIAM quant aux avis qu'elles sont amenées à donner, les membres des CRCI sont nommés par le Préfet de Région et la composition de celles-ci est conçue pour garantir leur indépendance. Le magistrat présidant une CRCI, bien que rémunéré par l'ONIAM, n'est pas soumis à l'autorité du Directeur de l'ONIAM (Art. L.1142-6 du code de la Santé publique).

Si l'ONIAM n'a pas d'autorité sur les CRCI, il garde également son libre arbitre par rapport aux avis émis par les CRCI. Il peut ainsi refuser de faire une offre à une victime s'il estime que l'avis est manifestement infondé ou encore s'il considère que la saisine de la Commission est irrégulière.

Le budget de l'ONIAM est financé par une dotation de l'Assurance maladie dont le montant est fixé chaque année au moment du vote de la loi de financement de la Sécurité sociale (Art. L.1142-23 du code de la santé publique).

III.3.2. La Commission Nationale des Accidents Médicaux (CNAM)

À partir du moment où le système mis en place a pour but un règlement uniforme dont l'objectif est de permettre une réparation simple et équitable des préjudices résultant des risques sanitaires, il faut assurer une coordination des différents composants pour harmoniser les actions et les décisions, et c'est un des rôles de la CNAM.

La composition et les modalités de fonctionnement de la CNAM ont été définis par les articles R 1142-24 à R.1142-29 du code de la Santé publique. Cette instance, placée auprès des ministres chargés de la Justice et de la Santé, est composée de 25 membres titulaires (et 25 suppléants) dont des experts, des professionnels, et des représentants des usagers (Art. L 1142-10 du code de la Santé publique).

Parmi les nombreuses missions confiées à la CNAM figurent :

– L'expertise, qui est la mission clef, afin de définir les caractéristiques de l' « expert en accidents médicaux » (compétence, indépendance) et de l'expertise (qualité, rapidité). La CNAM doit émettre les recommandations pour la nomination et les missions confiées aux experts, les exigences en matière de formation en responsabilité médicale. Une liste nationale d' « experts en accidents médicaux » doit être élaborée, et un décret d'application précisant les procédures d'inscription et exigences devrait être paru lorsque le lecteur parcourra ces lignes ;

– L'harmonisation des décisions des commissions régionales de conciliation et d'indemnisation, en faisant une analyse régulière de leurs décisions, et des conditions de réalisation des expertises qui y ont abouti, afin d'approcher une certaine harmonisation des décisions pour des situations similaires et une gestion équitable des différents types de préjudices rencontrés ;

– **L'élaboration d'un rapport annuel qui évalue le fonctionnement de l'ensemble du dispositif de réparation. Ainsi, si la mise en place et le fonctionnement des CRCI sont assurés par l'ONIAM, l'analyse du déroulement des procédures**

d'indemnisation et de conciliation menées par ces mêmes CRCI est effectuée par la CNAM.

III.3.3. Les Commissions Régionales de Conciliation et d'Indemnisation (CRCI)

Dans le cadre de la mise en place du dispositif de conciliation et d'indemnisation des accidents médicaux, des affections iatrogènes et des infections nosocomiales, les CRCI ont été créées par un décret du 3 mai 2002 en application des articles L. 1142-6 et L. 1143-1 du code de la Santé publique.

Les deux missions des CRCI sont de :

– Favoriser la résolution des conflits par la conciliation, puisqu'elles peuvent organiser, directement ou en désignant un médiateur, des conciliations destinées à résoudre les conflits entre usagers et professionnels de santé. Cette fonction se substitue aux commissions de conciliation initialement créées, qui siégeaient au sein des établissements de santé, ce qui doit représenter aux yeux des plaignants une meilleure garantie de neutralité ;

– Permettre l'indemnisation des victimes d'accidents médicaux dont le préjudice présente un degré de gravité supérieur au seuil fixé par le décret du 4 avril 2003. Qu'il y ait faute ou absence de faute, toutes les victimes d'un accident médical grave, qu'il ait pour origine un acte de prévention, un acte de diagnostic ou un acte thérapeutique, peuvent bénéficier de ce dispositif à condition que l'acte en question ait été réalisé à compter du 5 septembre 2001.

Les particularités de leur **organisation** sont :

– D'être présidées par un magistrat de l'ordre administratif ou de l'ordre judiciaire. Ce magistrat peut être placé en position de détachement et être ainsi entièrement dédié au dispositif. Il peut présider plusieurs CRCI. Il est assisté de collaborateurs juristes et administratifs qui forment le secrétariat de la commission. Ce personnel est mis à la disposition de chaque CRCI par l'ONIAM puisque les CRCI n'ont pas de personnalité juridique ;

– D'avoir une cartographie régionale précise (Annexe n° 1). Les moyens permanents des CRCI de plusieurs régions, notamment les présidents et leur secrétariat, sont regroupés en quatre pôles interrégionaux comme la loi le prévoit ;

– D'être composées chacune de 20 membres (outre le président), représentant les usagers, les professionnels de santé, les établissements de santé, les assureurs, l'ONIAM, ainsi que de personnalités qualifiées ;

– De tenir leurs réunions généralement dans les locaux des Directions Régionales des Affaires Sanitaires et Sociales (DRASS).

Précisons que, même si ce sont les présidents et leurs collaborateurs qui se déplacent dans les régions afin de tenir les réunions, les dossiers doivent cependant être envoyés aux adresses des pôles inter-régionaux.

III.4. Le cadre juridique du dispositif d'indemnisation des victimes d'accidents médicaux

Les articles de loi et textes fondateurs permettant la mise en place et le fonctionnement des « outils » décrits et définis ci-dessus (rappels des extraits de textes, lois de mars 2004 et autres concernant la mise en place du système) figurent à l'Annexe n° 2.

Les principes du dispositif d'indemnisation des victimes d'accidents médicaux sont issus de deux lois :

- La loi du 4 mars 2002, relative aux droits des malades et à la qualité du système de santé, qui a créé le dispositif ;
- La loi du 30 mars 2002, relative à la responsabilité civile médicale, qui a modifié la précédente, essentiellement les dispositions relatives à l'indemnisation des victimes d'infections nosocomiales.

Ces deux textes ont été en grande partie intégrés sous forme d'articles du code de la Santé publique. Les articles de référence sont les articles L.1142-1 à L.1443-1 du code de la Santé publique.

Ces lois fondatrices ont par ailleurs été complétées par plusieurs décrets d'application, également intégrés dans le code de la Santé publique, à savoir les articles R.1142-42 à R.1142-58 du code de la Santé publique qui organisent le fonctionnement de l'ONIAM, les articles R.1142-5 à 23 et R.1142-30 à R.1142-41 qui organisent le fonctionnement des CRCI, les articles R 1142-24 à R.1142-29 qui organisent le fonctionnement de la CNAM, et les articles D.1142-1 à D.1142-3 qui fixent le seuil d'accès au dispositif.

III.5. La méthode

Il s'agit du fonctionnement du dispositif après la mise en place de ces multiples structures en inter-relations.

Trois schémas récapitulatifs permettent de comprendre ce mode de fonctionnement et les différentes interrelations entre les organismes constituant le système (Annexe n° 3).

Les modalités de fonctionnement et d'interrelations entre ces différentes structures sont définies par des décrets et arrêtés d'application dont certains sont encore en cours de rédaction à l'heure où ce chapitre est rédigé.

Si l'on ne cite que les principes généraux de fonctionnement du dispositif, il faut rappeler que :

– C'est un dispositif de règlement amiable et d'indemnisation des victimes d'accidents médicaux, d'affections iatrogènes et d'infections nosocomiales, selon une procédure non contentieuse et non obligatoire, reposant sur des commissions régionales de conciliation et d'indemnisation ;

– À la réception de la demande d'un usager, le président d'une CRCI évalue si le dossier répond aux critères de demande d'indemnisation (atteinte du seuil de gravité). S'il ne peut pas en décider, il peut faire procéder à **une expertise préalable, réalisée uniquement sur dossier et sans convocation des parties pour renseigner la commission sur l'atteinte ou non du seuil de gravité en termes d'invalidité permanente partielle** ;

– L'accès à l'expertise sera gratuit dans le cadre de la procédure devant les commissions régionales ;

– Dans leurs avis, qu'elles doivent rendre dans un délai de six mois, les commissions régionales se prononcent sur l'étendue des dommages subis par la victime, et sur la responsabilité éventuelle d'un professionnel ou d'un établissement de santé. En cas de faute, il revient à l'assureur du professionnel ou de l'établissement de santé d'indemniser la victime. Dans le cas d'un aléa médical, la victime est indemnisée par l'ONIAM ;

– Des mécanismes de recours sont prévus avec pour objectifs, d'une part de permettre une indemnisation rapide de la victime, d'autre part de s'assurer de l'équilibre général du dispositif en permettant à l'ONIAM d'exercer le recours devant le juge de fond. Le dispositif proposé est en effet un dispositif de règlement amiable, l'offre proposée n'étant pas susceptible de recours en tant que telle. L'offre d'indemnisation (offre de l'ONIAM ou de l'assureur) peut, par contre, être refusée, avec recours des victimes s'exerçant devant le juge de fond. Il existe d'autre part la possibilité de recours de la victime : en cas de refus de l'assureur de faire une offre à la victime, celle-ci peut se retourner vers l'ONIAM qui lui fera une offre et exercera ensuite une action subrogatoire contre l'assureur. L'ONIAM peut, après avoir transigé avec une victime sur le fond, après avis d'une CRCI, exercer une action subrogatoire contre le responsable et son assureur s'il estime que la responsabilité du professionnel ou de l'établissement est engagée.

Au total, ce dispositif peut apparaître complexe dans son organisation et sa structuration mais ce qui est important c'est qu'il est relativement simple pour la victime puisque la porte d'entrée est unique, que le dossier est de réalisation assez aisée, et que la victime n'aura pas la préoccupation des multiples obstacles qui allongent le délai puisque ceux-ci sont gérés directement par les acteurs du système et que ce délai garantit un règlement amiable en moins d'un an… bien sûr si celui-ci est accepté.

IV. RÉSULTATS

Ce chapitre ne peut pas être raisonnablement rédigé, les dernières CRCI mises en place ayant à peine 6 mois d'existence au moment de la rédaction de ce texte. C'est donc plus un rapport d'étape, ou une analyse intermédiaire qui, en règle générale, ne fait pas l'objet d'une publication. Ne seront donc rapportés que l'état d'avancement de la mise en place de l'ensemble du système, ainsi que quelques données chiffrées qui rendront compte du volume d'activité plus que du mode de fonctionnement.

IV.1. État de la mise en place des dispositifs

IV.1.1. Mise en place de l'ONIAM et des CRCI

L'ONIAM est la structure qui, au sein du système, a été le plus rapidement installée puisque, créée dès la fin 2002, elle a pu commencer à recruter le personnel des CRCI à partir 2003, voyant l'arrêté de nomination des présidents de CRCI prendre effet à partir du 11 février 2003, ce qui a permis aux CRCI de commencer leur activité de façon échelonnée dans le courant 2003.

L'ONIAM a pris une autonomisation d'existence dans ses locaux dès mars 2003 : **36, avenue du Général de Gaulle, Tour Galliéni II, 93175 BAGNOLET CEDEX ; Téléphone : 01 49 93 89 00 ; Fax : 01 49 93 89 46 ; Mél : secretariat@oniam.fr.**

IV.1.2. Mise en place de moyens de contact avec l'ONIAM et d'aide à la localisation des CRCI

Afin de faciliter l'information des victimes, un numéro vert (0800.779.887) a été mis en place dès le début et oriente maintenant les victimes vers les CRCI compétentes. Deux sites Internet ont été créés : l'un pour l'ONIAM (www.oniam.fr) ; l'autre pour les CRCI (www.commissions-crci.fr).

Ces deux sites qui sont reliés entre eux fonctionnent depuis l'été 2003.

IV.1.3. Mise en place effective des CRCI

Depuis l'arrêté de nomination des présidents de CRCI du 11 février 2003, l'activité des CRCI a pu commencer de façon échelonnée dans le courant 2003, sous forme d'une organisation en quatre pôles inter-régionaux comme la loi le prévoit :

– Pôle de Bagnolet pour les régions Bretagne, Basse-Normandie, Centre, Haute-Normandie, Ile-de-France, Nord-Pas-de-Calais, Pays de la Loire, Picardie, et Outre-mer (La Réunion, Guyane) (36 avenue du Général de Gaulle, 93175 Bagnolet Cedex – Tél. : 01 49 93 89 20) ;

– Pôle de Bordeaux pour les régions Aquitaine, Limousin, Midi-Pyrénées, Poitou-Charentes (50 rue Nicot, 33000 Bordeaux – Tél. : 05 57 59 28 50) ;

– Pôle de Lyon pour les régions Auvergne, Bourgogne, Corse, Languedoc-Roussillon, Provence-Alpes-Côte-d'Azur, Rhône-Alpes (119 avenue du Général de Saxe, 69003 Lyon – 04 72 84 04 50) ;

– Pôle de Nancy pour les régions Alsace, Champagne-Ardenne, Lorraine, Franche-Comté (Centre d'affaires Libération, 4 rue de la Foucotte, BP 40340, 54006 Nancy Cedex - 03 83 57 46 00).

Un report à la cartographie des régions et des inter-régions peut être consulté sur Internet (www.oniam.fr) (Annexe n° 1).

*IV.1.4. Premier bilan annuel de la CNAM**

IV.2. Bilan de la première année de fonctionnement du dispositif

À l'heure où ce texte est adressé pour publication, le bilan disponible n'est encore que celui de l'année 2003. Il n'est de ce fait que partiel, puisque seules 14 des 22 CRCI fonctionnaient fin 2003.

Pour les demandes d'indemnisation, le nombre des dépôts de dossiers semblait exponentiel : 623 dossiers le 20 août, 902 dossiers le 30 septembre et 1907 dossiers le 31 décembre 2003, mais il faut rester prudent avant de conclure car il faut rappeler que les CRCI se sont progressivement mises en place à partir de mars 2003. Si l'on globalise, environ 300 dossiers arrivent chaque mois dans les commissions régionales. Sur les

* Non encore diffusé au moment où ce texte est rédigé, il sera abordé lors de l'intervention orale aux Journées du CNGOF.

dossiers reçus avant fin 2003, 70 % étaient en phase d'instruction et la moitié de ceux-ci avaient fait l'objet d'une expertise de fond. À peine 10 % des dossiers avaient fait l'objet d'une expertise préalable. Plus de 10 % des dossiers avaient abouti à un rejet du fait que les faits concernés étaient antérieurs au 4 septembre 2001. Seuls 87 avis avaient été rendus fin 2003, ce qui ne permet encore aucune analyse sérieuse du système*.

Les demandes de conciliation étaient, quant à elles, beaucoup plus rares (36 à la fin 2003).

V. DISCUSSION

Les questions abordées dans ce chapitre ont été volontairement limitées aux principales « inconnues », pour ne pas dire incertitudes, découlant en grande partie du caractère novateur de cet ambitieux « projet en émergence ». Elles ne doivent pas être interprétées sur le mode dubitatif, mais bien comme l'impérieuse nécessité de travailler pour améliorer les outils et modalités de fonctionnement en vue de la réussite d'un système de conciliation et d'indemnisation des accidents médicaux, qui a au moins l'avantage d'avoir vu le jour.

V.1. Des conséquences possibles du seuil d'entrée nécessaire pour accéder à l'indemnisation

Le but de la mise en place d'un seuil d'accès au dispositif d'indemnisation traduit probablement la volonté d'une concentration des énergies, et le souci de mobiliser en priorité les ressources de la solidarité nationale pour des préjudices entraînant des troubles importants dans les conditions d'existence. Cependant, les conséquences d'une telle limitation sont difficiles à appréhender. N'y a-t-il pas un risque de voir se multiplier les actions en justice pour les préjudices se situant en dessous de ce seuil (décrié par certains comme trop élevé et limitatif), surtout quand la démarche de plainte aura été engagée par le biais d'une CRCI et aboutira à la « découverte » que l'importance du préjudice ne permet finalement pas d'accéder à une indemnisation ? Théoriquement non, si les CRCI sont sollicitées pour le versant conciliation, et qu'en fonction du caractère « fautif » ou

* Lors de l'intervention orale aux Journées du CNGOF, des données réactualisées, plus consistantes, seront présentées.

« non fautif » de l'accident médical (avéré, bien sûr), les différentes parties jouent le jeu, en acceptant le principe : soit de faire suivre l'avis d'une transaction non contentieuse le plus souvent possible, si le caractère fautif est retenu ; soit de ne pas opter pour une judiciarisation se basant de plus en plus sur des fautes « virtuelles » ou des obligations de moyens de plus en plus exigeantes lorsque qu'aucune faute n'est retenue.

Un élément de poids dans cette évolution sera sûrement l'expertise : la qualité de son déroulement, sur le plan technique, médical autant que du savoir-faire en responsabilité médicale ; mais aussi humain, s'efforçant d'analyser les points d'achoppement entre les parties, et de les éclairer de façon adaptée pour améliorer la compréhension des événements en cause et de leur déroulement.

V.2. De la nécessité d'un barème unique

Sans rentrer dans le détail des multiples régimes d'indemnisation existant en France à l'heure actuelle, l'évaluation d'un même préjudice corporel peut être variable d'une victime à l'autre selon les circonstances dans lesquelles est survenu le dommage (Graser 2004). Les principaux barèmes sont le barème des victimes d'accidents du travail et des maladies professionnelles (qui ne reflète plus le véritable préjudice économique et professionnel subi par les victimes), le barème de la fonction publique pour les accidents de service et maladies contractées en service, le barème des pensions d'invalidité et des victimes de la guerre (maintenant principalement utilisé pour les victimes d'attentats), le barème pour l'attribution des prestations aux personnes handicapées (Commission Technique d'Orientation et de Reclassement Professionnel), et le barème dit du « Concours médical » (opposable dans la plupart des contrats d'assurance individuelle). C'est ce dernier qui a d'ailleurs été retenu, pour l'instant et dans l'attente d'une probable refonte en profondeur, pour l'évaluation des victimes d'accidents médicaux si l'on se réfère au décret n° 2003-314 du 4 avril 2003 prévu à l'article L. 1142-1 du code de la Santé publique.

V.3. Des difficultés de fonctionnement des CRCI

La question de l'indépendance des CRCI par rapport à l'ONIAM, puisqu'elles sont matériellement dépendantes de celui-ci, fait l'objet d'interventions régulières. Ne pourrait-on pas craindre une difficulté de fonctionnement des personnels des CRCI si leurs avis sont trop souvent considérés comme de simples avis avec le risque de voir s'instaurer un système démotivant, même si la possibilité de ne pas tenir compte d'un avis doit rester dans l'esprit du texte de loi exceptionnel, la mission de l'ONIAM n'étant pas de faire obstacle à une indemnisation rapide des victimes. Rappelons que l'ONIAM a pour mission d'indemniser, plus rapidement et de façon plus équitable, quel que soit l'environnement de dispensiation des soins, les victimes d'aléa thérapeutique ou d'aléa de soins au sens le plus large, les victimes d'infections nosocomiales, les victimes de vaccination obligatoire (décret d'application en cours de préparation), de même que l'indemnisation des patients qui avaient été traités par l'hormone de croissance. Seul l'avenir le dira, puisque c'est l'analyse des bilans annuels prévus au sein du système qui permettra d'en juger.

V.4. Des incertitudes quant au rôle de conciliation des CRCI

Le nombre des demandes de conciliation n'était que de 36, ne représentant qu'une infime portion des près de 2000 dépôts de dossiers à la fin 2003. Quelques approches d'explications peuvent être évoquées : la conciliation aurait lieu entre le praticien (ou l'établissement) et la victime, or il n'y a pas de véritable conciliation possible sans la présence du financeur (qui, *in fine*, valide l'accord... !) ; bien que sans existence légale, et sans possibilité supplémentaire à la situation précédemment décrite (puisqu'une fois de plus en l'absence du financeur), nombre de commissions de conciliation des hôpitaux continueraient à fonctionner (!) ; enfin les médiateurs évoqués dans les textes (art. R 1142-23 du code de la Santé publique) seraient difficiles à recruter pour les CRCI. Si plusieurs raisons peuvent être avancées pour expliquer la faible sollicitation des CRCI en vue d'une conciliation, il est difficile de prévoir quel sera l'avenir dans ce domaine mais, s'il doit se développer, il demandera sûrement un accroissement substantiel des moyens humains et financiers des CRCI. Pourra-t-il être assumé ?

V.5. Et bien d'autres domaines...

... Tels que : la nécessité d'une homogénéisation des définitions de l'« iatrogénie », de l'« aléa », d'un « accident médical » et de la « faute médicale », entre autres (faisant l'objet d'une difficile et très controversée réflexion) ; les limites de compétence des experts (dans leur spécialité déclarée, souvent bien trop vaste pour être un réel domaine de compétence complet, ou dans des sub-spécialités non reconnues spécifiquement par leur ordre professionnel) ; la nécessité d'un volume d'activité professionnelle minimale pour un expert, bien difficile à définir selon le type d'acte et le contexte d'activité ; le niveau des exigences de formation initiale et continue pour les experts, ...

VI. CONCLUSION

Ces quelques pages ne peuvent apporter qu'une ouverture à la compréhension de ce nouveau système non contentieux de règlement des préjudices découlant des accidents médicaux, que l'on pourrait caractériser comme aussi simple dans son accès pour les plaignants qu'il est complexe dans sa tentative de montage équilibré. Son succès est un pari osé, qu'il faut réussir sous peine de donner raison à ceux, nombreux, qui pensent que la Société est entrée dans une relation où la judiciarisation est inéluctable. Ce qui est certain, c'est que depuis une décennie, il est peu de nos réunions professionnelles où nous n'entendions de vifs commentaires sur l'inadéquation entre l'analyse expertale des dossiers et la réalité des pratiques sous l'éclairage des connaissances actualisées, aboutissant à des conclusions considérées par nombre de praticiens comme décalées par rapport aux pratiques actualisées au moment des faits. L'obstétrique (avec la surveillance prénatale et le dépistage de l'hypoxie fœtale autour du travail et de l'accouchement), autant que la gynécologie (avec en particulier les techniques endoscopiques ou « micro-invasives ») font partie de ces domaines rapidement évolutifs pour lesquels ces récriminations étaient les plus fréquentes. Il est donc temps, pour ceux qui ont des compétences et une expertise dans les domaines de l'obstétrique ou de la médecine périnatale comme de la chirurgie gynécologique, de s'intéresser aux modalités de recrutement des « experts en accidents médicaux » (qui sera certainement officialisé par décret à l'heure où ce texte paraîtra). Cette démarche implique une réelle volonté d'engagement, passant par l'inscription à l'un des nombreux diplômes de réparation du dommage corporel qui sont organisés par la plupart des facultés de médecine françaises (ou tout diplôme ou moyen permettant l'apprentissage des bases ou un complément de formation), ce pour une meilleure compréhension des procédures judiciaires. Mais il faut être bien conscient que cet engagement nécessite motivation, dévouement et abnégation, pour une activité précieuse pour l'ensemble de la profession, mais qu'il serait préférable de limiter proportionnellement à leur activité quotidienne pourtant meilleure garante de leur savoir-faire, afin d'éviter de voir fleurir des experts professionnels tant décriés. Bref, postuler à l'inscription sur cette liste d'expert est un investissement personnel à « faible retour ». Que les volontaires se déclarent !

Résumé

Devant des difficultés en nette expansion pour toutes les parties en présence dans la gestion des plaintes en responsabilité médicale (décisions jurisprudentielles divergentes selon que la pratique était publique ou libérale ; augmentation des indemnisations, obligation de moyens renforcée aboutissant parfois jusqu'à l'indemnisation de l'aléa par les professionnels, et donc « explosion » des tarifs d'assurance professionnelle ; mécontentement concernant les modalités ou les conclusions des expertises ; délai d'aboutissement des plaintes ; ...), un projet de prise en charge de l'aléa médical, qui n'en finissait pas de voir le jour, a vu les bases de son principe législatif posées au sein du vaste chapitre sur les « risques sanitaires résultant du fonctionnement du système de santé » de la Loi du 4 mars 2002 relative aux droits des malades et à la qualité du système de santé. Les multiples réflexions menées ont abouti à un système plein d'objectifs louables et optimistes qui devraient aboutir à un règlement uniforme des plaintes, en permettant une réparation simple et équitable des préjudices résultant des risques sanitaires, ouvrant par là-même la prise en charge des conséquences non fautives par le biais de la solidarité nationale. Cependant les mécanismes en sont complexes, et tout professionnel se doit de bien les connaître (ou tout au moins les appréhender), que ce soit dans le cadre d'une plainte d'un patient ou de la volonté de soumettre sa candidature pour postuler à la fonction d' « expert en accidents médicaux ».

Tout patient se considérant avoir été victime d'un accident médical, d'une affection iatrogène ou d'une infection nosocomiale graves, et souhaitant obtenir le règlement de façon contradictoire et non judiciaire par indemnisation (ou conciliation) des dommages consécutifs à des d'actes médicaux subis à partir du 5 septembre 2001, peut poser un dossier. Que l'accident soit fautif ou non fautif, l'accès à une indemnisation est limité par un seuil minimum, dont le critère principal est une incapacité permanente partielle de 24 %. Le système complexe élaboré a nécessité la mise en place d'outils régis par de nombreux textes législatifs, et dont les inter-relations devraient assurer un équilibre faisant l'objet d'un suivi permanent : les Commissions Régionales de Conciliation et d'Indemnisation, l'Office National d'Indemnisation des Accidents Médicaux, et la Commission Nationale des Accidents Médicaux, qui ont chacun des rôles bien définis, qu'il importe de bien comprendre. L'activité des premières commissions régionales a pu débuter au printemps 2003 et le premier bilan annuel a pu être analysé, même si l'ensemble des décrets d'application n'était pas encore disponible. Restent les nombreuses incertitudes émises sur l'efficacité d'un tel système, de même que sur certains points d'achoppement tels que la possibilité d'une démarche judiciaire conjointe, la nécessité d'un barème d'indemnisation unique... sur lesquelles l'avenir nous éclairera, à condition de « jouer le jeu ».

ANNEXE I

Cartographie des CRCI, de leur répartition en pôles interrégionaux, et de leurs présidences (source : ONIAM, 1° semestre 2004)

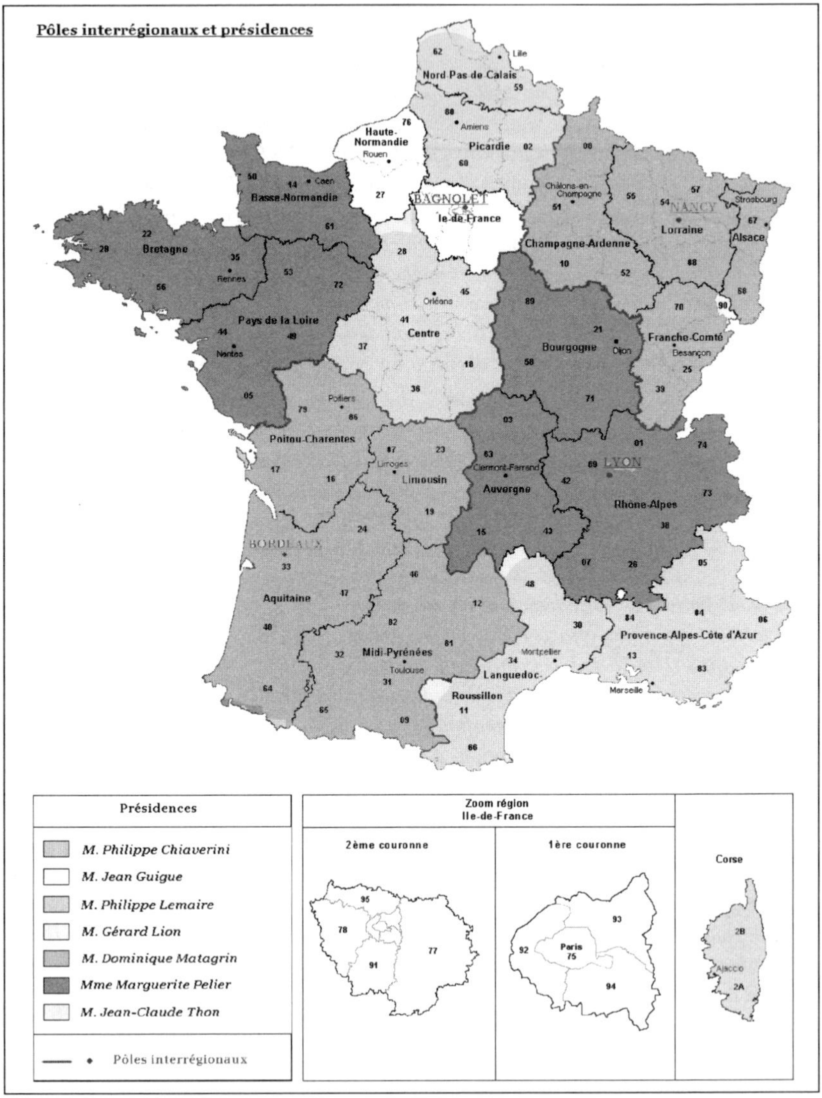

ANNEXE 2

Liste des principaux textes de référence (Loi, Décrets, Arrêtés et Circulaires) ayant participé à la mise en place du système

1. Loi n° 71-498 du 29 juin 1971 relative aux experts judiciaires (J.O. du 30 juin 1970)

2. Décret n° 74-1184 du 31 décembre 1974 relative aux experts judiciaires (J.O. du 5 janvier 1975)

3. Loi n° 2002-303 du 4 mars 2002 relatif aux droits des malades et à la qualité du système de santé (J.O. du 5 mars 2002)

4. Décret n° 2002-638 du 29 avril 2002 relatif à l'Office national d'indemnisation des accidents médicaux, des affections iatrogènes et des infections nosocomiales, institué par l'article L. 1142-22 du code de la santé publique (J.O. n° 101 du 30 avril 2002, p. 7792)

5. Décret n° 2002-656 du 29 avril 2002 relatif à la Commission nationale des accidents médicaux prévue à l'article L. 1142-10 du Code de la santé publique (J.O. n° 102 du 2 mai 2002, p. 7938)

6. Décret n° 2002-886 du 3 mai 2002 relatif aux commissions régionales de conciliation et d'indemnisation des accidents médicaux, des affections iatrogènes et des infections nosocomiales prévues à l'article L. 1142-5 du code de la santé publique (J.O. n° 106 du 7 mai 2002, p. 9025)

7. Circulaire DSS/2 B/DGS n° 2002-516 du 8 octobre 2002 relative à la mise en place des commissions régionales de conciliation et d'indemnisation des accidents médicaux, des affections iatrogènes et des infections nosocomiales (Texte non paru au J.O.)

8. Loi n° 2002-1577 du 30 décembre 2002 relative à la responsabilité civile médicale (J.O. n° 304 du 31 décembre 2002)

9. Décret n° 2003-140 du 19 février 2003 modifiant le Code de la santé publique (J.O. n° 44 du 21 février 2003)

10. Décret n° 2003-314 du 4 avril 2003 relatif au caractère de gravité des accidents médicaux, des affections iatrogènes et des infections nosocomiales prévu à l'article L. 1142-1 du code de la santé publique (J.O. n° 81 du 5 avril 2003, p. 6114)

11. Arrêté du 25 avril 2003 relatif au règlement intérieur type de la commission régionale de conciliation et d'indemnisation des accidents médicaux, des affections iatrogènes et des infections nosocomiales (J.O. n° 215 du 17 septembre 2003, p. 15956)

12. Arrêté du 3 juin 2003 portant nomination à la Commission nationale des accidents médicaux prévue à l'article L. 1142-10 du Code de la santé publique (J.O. n° 143 du 22 juin 2003)

13. Décret n° 2003-1086 du 17 novembre 2003 relatif à la composition des commissions régionales de conciliation et d'indemnisation des accidents médicaux, des affections iatrogènes et des infections nosocomiales et modifiant le code de la santé publique (J.O. n° 267 du 19 novembre 2003, p. 19607)

14. Articles L 1142-1 à L 1142-28 et L 1143-1, D 1142-1 à D 1142-3, R 1142-4 à R 1142-58 du Code de la santé publique

ANNEXE 3

Trois schémas résumant le mode de fonctionnement du système et les inter-relations entre les différents organismes impliqués

Schéma 1 : Démarches de l'usager du système de santé dans un but d'indemnisation ou conciliation (selon la loi du 4 mars 2002)

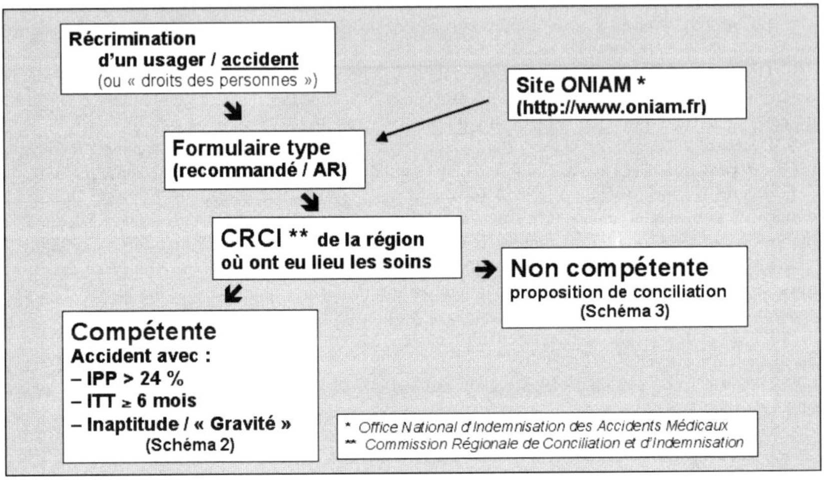

Schéma 2 : Démarches de l'usager du système de santé ***dans un but d'indemnisation***

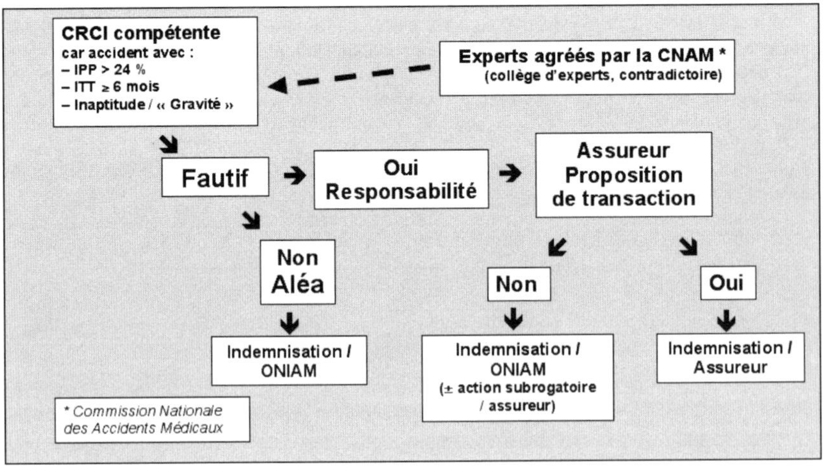

Schéma 3 : Démarches de l'usager du système de santé ***dans un but de conciliation***

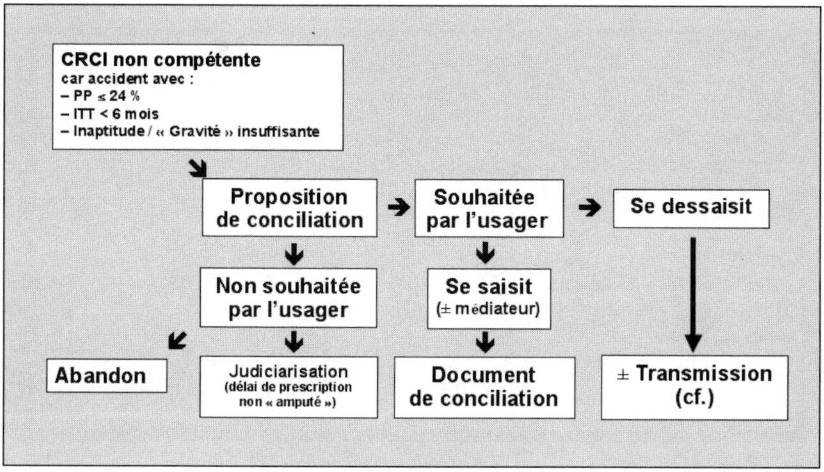

Bibliographie

1. Fauré G. La Loi du 4 mars 2002 : continuité ou nouveauté en droit médical. PUF éd. 2003.

2. Graser M, Manaouil C, Montpellier D, Loriau J, Jardé O. La normalisation des indemnisations en réparation du dommage corporel : barème, forfait ou indemnité en rapport avec le préjudice. J Med Lég Droit Méd 2004; 47: 64-8.

3. Legros B. État des lieux sur les différents régimes d'indemnisation des conséquences des accidents médicaux. Médecine et Droit 2004: 1-21.

4. Mémeteau G. Manuel des commissions régionales de conciliation et d'indemnisation des accidents médicaux, des affections iatrogènes et des infections nosocomiales. Les Études Hospitalières éd. Bordeaux, 2004, 278 pages.

Anomalies thyroïdiennes maternelles en début de grossesse : que faire ?

M. AZARIAN[1], J.-F. OURY[1], E. VUILLARD[1],
I. LEGAC[2], M. POLAK[2], D. LUTON[1]
(Paris)

INTRODUCTION

La pathologie thyroïdienne est la deuxième cause de maladie endocrinienne en cours de grossesse et l'obstétricien est fréquemment amené à suivre ces grossesses conjointement avec l'endocrinologue. Même si la survenue d'une affection thyroïdienne chez la femme enceinte est relativement peu fréquente, il est pourtant essentiel de reconnaître une dysthyroïdie au cours de la grossesse car celle-ci peut retentir sur l'évolution de la grossesse, et inversement. L'hypothyroïdie ou l'hyperthyroïdie non traitée peuvent avoir des conséquences sur le développement du fœtus (mortalité, retard de développement cérébral, dysthyroïdie fœtale...).

Il est donc important de détecter, typer et éventuellement traiter toute anomalie thyroïdienne en début de grossesse ; l'idéal étant bien évidemment une prise en charge de ces pathologies avant la conception.

1 Département de Périnatalogie – Hôpital Robert Debré, AP-HP
48 bd Sérurier – 75019 PARIS
2. Service d'Endocrinologie Pédiatrique, AP-HP
Hôpital Necker – 149, rue de Sèvres – 75743 PARIS CEDEX 15
E-mail : dominique.luton@rdb.ap-hop-paris.fr

I. PHYSIOLOGIE

A- Fonction thyroïdienne normale pendant la grossesse

Les mécanismes précis de la régulation de la thyroïde maternelle au cours de la grossesse sont encore mal connus. Des modifications importantes surviennent, nécessitant une adaptation de la fonction thyroïdienne maternelle :

– augmentation des taux circulants de la principale protéine de transport de la thyroxine (*Thyroxin Binding Globuline* (TBG)). Elle est secondaire à l'hyperœstrogénie responsable d'une augmentation de la production hépatique de TBG et à une diminution de sa dégradation (1). On assiste ainsi à une élévation des taux de thyroxine (T4) et triiodothyronine totales (T3), ce qui rend leurs dosages inutiles, seules les formes libres doivent dorénavant être utilisées (FT4 et FT3) ;

– légère diminution des concentrations d'hormones libres (T4 et T3 libres) en fin de grossesse atteignant les limites inférieures de la normale, sans répercussion clinique (1) ;

– présence dans la circulation de facteurs d'origine placentaire stimulant la thyroïde. Compte tenu des analogies structurales avec la TSH, il semblerait que ces facteurs stimulateurs ne soient autres que les gonadotrophines chorioniques (hCG). En faveur de cette hypothèse on note de plus une baisse des taux sériques de TSH en début de grossesse, concomitante de l'élévation du taux de hCG, une corrélation positive entre taux de hCG et de thyroxine libre. Ce rôle de l'hCG existe uniquement pendant le premier trimestre de la grossesse (1). Ceci explique l'élévation physiologique de la T4 au premier trimestre alors que la TSH diminue. Ce phénomène de « Thyrotoxicose Gestationnelle Transitoire » concerne 2,4 % des femmes enceintes (2). Au total le taux de T4 libre augmente au premier trimestre, parallèlement au taux d'hCG, puis diminue progressivement de 15 % au cours des deuxième et troisième trimestres. La TSH, elle, diminue au premier trimestre puis son taux retourne à la normale au deuxième et troisième trimestres ;

– augmentation des besoins en iode entraînant l'équivalent d'un déficit en iode par augmentation de sa clairance rénale (accrue sous l'effet de l'hyperœstrogénie) et pertes d'iode au niveau du complexe fœto-placentaire en fin de grossesse (3) (une fraction de l'iode inornique maternel traverse le placenta afin d'assurer la synthèse des hormones thyroïdiennes par le fœtus (3) ;

– augmentation du volume thyroïdien secondaire au déficit en iode (4), à l'hyperœstrogénie (5) et à l'action thyréotrophique de l'hCG (6) ;

– élévation des taux de thyroglobuline (TG) parallèle, pour certains, à l'augmentation du volume thyroïdien (1, 4).

Après la grossesse, on constate un retour à la normale du taux de TBG, d'hormones libres et de TSH. Par contre souvent persistent des taux élevés de TG et la régression du volume thyroïdien n'est pas toujours totale (6).

B- Fonction thyroïdienne fœtale

La thyroïde se développe à partir d'un épaississement du plancher pharyngé sur la ligne médiane et l'extension caudale et bilatérale de la quatrième poche pharyngo-branchiale.

À 10 semaines de gestation, l'accumulation de colloïde peut déjà être détectée dans les cellules folliculaires de la thyroïde et la synthèse de la thyroglobuline commence (7).

À partir de la 11-12e semaine de gestation, la thyroïde fœtale acquiert les capacités de concentrer l'iode et de synthétiser les hormones thyroïdiennes (8). À la même époque, la TSH et la TBG deviennent détectables dans le sérum (7).

Dès la 17e semaine de gestation, on constate une augmentation progressive des taux de T4, de TSH et de TBG. Dans la seconde moitié de la gestation, on observe chez le fœtus une augmentation significative des concentrations médianes de FT3 (de 0,7 pmol/l à 22 SA, à 1,9 pmol/l à 36 SA) et des concentrations médianes de FT4 (de 6 pmol/l à 22 SA à 14,3 pmol/l à 36 SA). La concentration de TSH n'augmente pas de façon significative (moyenne 10,2 ± 3,8 µUI/l [4,3-22,3]). Les concentrations de FT4 rejoignent celles de l'adulte après 28 SA, les concentrations de FT3 restent toujours inférieures à celles de l'adulte, traduisant un défaut de la conversion périphérique de T4 en T3. Les concentrations de TSH sont toujours supérieures à celles de l'adulte. On peut penser qu'il existe chez le fœtus une relative insensibilité de l'hypophyse au rétrocontrôle par la T4 (9). Les concentrations de TSH, FT4 et FT3 sur le sang du cordon à la naissance entre 36 et 40 SA montrent les mêmes variations par rapport à celles de l'adulte. Elles sont de plus indépendantes de l'âge gestationnel et du sexe entre 36 et 40 SA (5).

Les hormones thyroïdiennes sont indispensables pour le développement cérébral fœtal, elles interviennent à différentes étapes du développement tant au niveau histologique que fonctionnel (neurogénèse, migration neuronale, régulation des dendrites). Le rôle du statut thyroïdien de la mère sur le développement neuropsychologique futur de l'enfant est important à tous les stades de la grossesse, mais surtout au 1er trimestre avec une T4 maternelle qui est précurseur de la T3 tissulaire fœtale. L'hypothyroïdie maternelle est potentiellement délétère pour le développement cérébral du fœtus, mais ces données tirées d'études épidémiologiques ont peu de valeur individuelle (10) (Haddow 1999). Elles soulignent surtout l'importance de l'euthyroïdie maternelle en cours de grossesse et suggère, sans qu'il y ait encore d'argument déterminant, l'intérêt d'un dépistage systématique de l'hypothyroïdie en début de grossesse voire en péri-conceptionnel.

C- Rôle du placenta

Le placenta est imperméable à la thyréotropine (TSH) mais laisse passer l'iode, essentiel à la production d'hormones par le fœtus. Pendant les 2e et 3e trimestres, il y a un gradient materno-fœtal des hormones thyroïdiennes avec une concentration maternelle de T4 libre et de T3 libre plus importante que chez le fœtus. Ce gradient diminue progressivement au fur et à mesure que la fonction thyroïdienne du fœtus se mature. Il existe un transfert de T4 vers le compartiment fœtal mais variable d'un sujet à l'autre.

La *Thyro-Releasing-Hormone* (TRH) est transportée à travers le placenta mais aussi synthétisée par celui-ci et les concentrations fœtales sont relativement élevées aux 1er et 2e trimestres.

Enfin, le placenta est le siège de la synthèse d'enzymes à activité désiodase qui catalysent la désiodation de la T4 et de la T3, permettant une source secondaire et continue d'iode pour le fœtus.

Le placenta est perméable à tous les antithyroïdiens de synthèse (plus aux dérivés type néomercazole qu'au propylthio-uracile), aux béta-bloquants, aux anticorps anti-récepteurs à la TSH et aux anticorps anti-thyroperoxydase (sans qu'il y ait de conséquences a priori pour ces derniers).

Le transfert transplacentaire des hormones thyroïdiennes de la mère vers le fœtus est minime et ne se voit qu'en fin de grossesse en raison de l'existence d'un système placentaire de désiodation des hormones thyroïdiennes. Toutefois la désiodation semble contrôlée par la fonction thyroïdienne fœtale. Ainsi il a été trouvé des taux de T4 libre non nuls à la naissance, chez des nouveau-nés porteurs d'une agénésie thyroïdienne. Tout se passe comme si la désiodase était inhibée, permettant le passage de quantité considérable de T4 de la mère au fœtus pour limiter, au moins en partie, les conséquences de l'hypothyroïdie fœtale (11).

2. HYPERTHYROÏDIE

A. Diagnostic de l'hyperthyroïdie au cours de la grossesse

Relativement facile quand l'hyperthyroïdie est connue avant la grossesse, le diagnostic est difficile en l'absence d'antécédents connus car la plupart des signes (troubles de la régulation thermique, de l'appétit, labilité émotionnelle, tendance à la tachycardie) peuvent être mis sur le compte de l'état gestationnel ; c'est dire l'importance à accorder à la constatation d'un goitre, d'une exophtalmie, d'un amaigrissement. Le diagnostic est confirmé par les examens biologiques : élévation des taux plasmatiques de T4 libre, effondrement de ceux de TSH ultrasensible (12).

L'étiologie la plus fréquente de l'hyperthyroïdie au cours de la grossesse est la maladie de Basedow. Son diagnostic repose sur l'aspect du goitre (homogène, vasculaire), l'existence de signes oculaires (exophtalmie), de myxœdème prétibial, la mise en évidence d'un taux élevé d'immunoglobulines thyréostimulantes (TSI) (TRAK). La scintigraphie est formellement contre-indiquée tout au long de la grossesse.

Toutes les autres étiologies de l'hyperthyroïdie peuvent être retrouvées au cours de la grossesse : goitre multinodulaire, adénome toxique, hashitoxicose. L'échographie est alors d'une aide notable permettant d'orienter le diagnostic en fonction de l'aspect de la thyroïde.

Particulière à la grossesse, une maladie trophoblastique peut être responsable d'hyperthyroïdie, par production probable de gonadotrophines chorioniques stimulant la thyroïde avec signes d'hypersécrétion thyroïdienne en règle modestes (2). Ceci justifie la pratique d'une échographie devant un tableau d'hyperthyroïdie du début de grossesse.

Il a été récemment décrit l'existence d'un gène du récepteur de TSH mutant devenu hypersensible à l'hCG (13).

B. Hyperthyroïdie gestationnelle transitoire (HGT)

Il s'agit d'une affection probablement fréquente dont la gravité est très variable. Dans une étude rétrospective concernant 67 femmes présentant des vomissements exacerbés, 66 % avaient une hyperthyroïdie biochimique avec des taux de TSH indétectables ou des taux de T4 élevés. Cette hyperthyroïdie rentrait dans l'ordre dans tous les cas sans traitement après 20 SA (8).

Il s'agit d'une hyperthyroïdie non auto-immune avec absence d'anticorps anti-récepteurs à la TSH. L'HGT touche 2 à 3 % des femmes enceintes (14). Les signes cliniques sont inconstants mais peuvent inclure une perte de poids inexpliquée, une tachycardie, une fatigue et des vomissements exacerbés corrélés à l'intensité des perturbations biologiques.

Un traitement est rarement nécessaire puisqu'il existe une résolution spontanée des symptômes avant 20 SA. Un recours aux bêtabloquants et/ou au propylthio-uracile sur une courte période est parfois envisagé (14). Il conviendra cependant de donner la plus petite dose d'antithyroïdiens de synthèse quitte à laisser la patiente en discrète hyperthyroïdie. Le traitement des vomissements et un rééquilibrage hydro-électrolytique ne devront pas être négligés.

Bien que L'ACOG ne recommande pas de dosage systématique de la fonction thyroïdienne devant des vomissements incoercibles en l'absence d'antécédent endocrinologique (15), il faudra cependant évoquer ce diagnostic en cas de tableau clinique exacerbé.

C- Antécédent de maladie de Basedow

La maladie de Basedow est la première cause d'hyperthyroïdie chez la femme en âge de procréer et concerne 1 femme sur 1500-2000 (16). Elle se caractérise par la présence d'anticorps anti-récepteurs à la TSH, que l'on peut doser par un radiorécepteur essai (TRAK). Ces anticorps possèdent une activité thyréostimulante et ont exceptionnellement une activité bloquante.

En cas de maladie de Basedow en dehors de la grossesse, le traitement est poursuivi entre 18 mois et 2 ans. L'absence de rechute dans les 6 mois suivant l'arrêt du traitement est le signe de la rémission (Lieutard et al.). La grande taille du goitre, l'ophtalmopathie, la longue durée d'évolution, le type HLA B8-DR3 sont des facteurs de mauvais pronostic concernant la rémission. Celle-ci se définit par la négativation des anticorps anti-récepteurs à la TSH et survient dans 20 à 50 % des cas (16).

Malgré un traitement radical (chirurgie ou iode 131) le risque de pathologie thyroïdienne fœtale demeure, du fait de la persistance possibles des anticorps anti-récepteurs à la TSH (42 % dans notre expérience) mais il reste faible (17). En cas de traitement par iode radioactif, la grossesse est déconseillée pendant un an après le traitement.

En cas d'exposition à l'iode 131 avant 10 semaines de grossesse, les risques fœtaux sont faibles. Après 10 semaines, les risques d'hypothyroïdie congénitale sont présents (15).

Il convient donc, en cas d'antécédent de maladie de Basedow en rémission, de s'assurer en début de grossesse de la négativité des anticorps anti-récepteurs à la TSH et de la normalité du bilan thyroïdien. Dans notre expérience, chez des patientes qui n'ont plus de traitement et dont les TRAK, sont négatifs une surveillance simplifiée de la grossesse peut être envisagée (cf. tableau I).

Tableau I. Synopsis de la prise en charge des patientes enceintes avec maladie de Basedow en cours ou passée

Situation n°1	Situation n°2
Trak < 0 pas de traitement antithyroïdien de synthèse (néomercazole, propylthiouracile)	– Trak > 0 – et/ou traitement par antithyroïdien de synthèse
Trak dès la première visite puis à 37 SA Si Trak > 0 → Situation n°2	Trak, FT3, FT4, TSH tous les mois et traitement éventuel en fonction du bilan thyroïdien
Éventuel bilan mensuel FT3, FT4, TSH maternel	Échographie centrée sur la thyroïde fœtale, tous les mois à partir de 22 SA.
Échograhie centrée sur la thyroïde fœtale à 22 et 32 SA	À l'accouchement, bilan néonatal au cordon (FT3, FT4, TSH, Trak)
Suite de couches : avis pédiatre	Suite de couches : avis pédiatre et endocrinopédiatre, échographie thyroïdienne néonatale, consultation endocrinopédiatre à J7 avec FT3, FT4, TSH
Évaluer la fonction thyroïdienne maternelle systématiquement lors de la visite du post-partum à 6 sem. ou avant après concertation avec l'endocrinologue d'adultes	Évaluer la fonction thyroïdienne maternelle systématiquement lors de la visite du post-partum à 6 sem. ou avant après concertation avec l'endocrinologue d'adultes

D- Maladie de Basedow traitée

Ce cas concerne 0,5 à 2 % de grossesses. Sur le plan maternel, une correction insuffisante de l'hyperthyroïdie expose aux risques de prééclampsie, de crise aiguë thyrotoxique, d'insuffisance cardiaque.

Pour le fœtus, il existe un risque d'hyperthyroïdie par passage transplacentaire des anticorps anti-récepteurs à la TSH (TRAK), d'hypothyroïdie iatrogène par l'administration des antithyroïdiens de synthèse à la mère, de retard de croissance intra-utérin, de prématurité, de mort in utero.

Il faut donc proposer dès le début de la grossesse une surveillance et une prise en charge multidisciplinaire (obstétriciens, échographistes, endocrinologues pédiatres et d'adultes).

Le traitement est avant tout médical (18). L'iode radioactif (risque d'irradiation in utero), les iodures (risque de goitre compressif) sont contre-indiqués. Les antithyroïdiens de synthèse plus ou moins associés à des thérapeutiques adjuvantes (repos, arrêt de travail, bétabloquant) sont les éléments principaux de ce traitement.

Tous les antithyroïdiens de synthèse traversant la barrière placentaire sont responsables d'un blocage de l'hormonogenèse thyroïdienne fœtale avec risque d'hypothyroïdie fœtale et de goitre qui, lorsqu'il existe (10% des cas dans certaines études), est toujours petit et exceptionnellement compressif (12). Ainsi la dose d'antithyroïdiens visera à contrôler l'hyperthyroïdie maternelle tout en maintenant les taux plasmatiques d'hormones thyroïdiennes de la mère à la limite supérieure de la normale (19). On choisira de préférence le propylthiouracile (PTU) qui passe moins la barrière placentaire, qui agit plus vite car bloquant la conversion périphérique de T4 en T3, et qui n'a pas d'effet tératogène contrairement au methimazole pour lequel d'exceptionnelles aplasies du scalp (*aplasia cutis*), atrésie des choanes, et fistules trachéo-œsophagiennes ont été décrites (20).

L'association de béta-bloquant, type propranolol, aux antithyroïdiens permet d'en diminuer la posologie, de contrôler plus rapidement l'hyperthyroïdie maternelle par blocage de la conversion périphérique de T4 en T3. Ils traversent aussi la barrière placentaire mais leurs effets secondaires sont plutôt rares, à condition d'éviter leur utilisation prolongée et pendant la période du terme (risque d'allongement du temps de travail (théorique) et diminution des scores d'Apgar chez le nouveau-né, bradycardie, anomalie des dopplers, RCIU, bradycardie, hypoglycémie) (21).

Les indications de la chirurgie thyroïdienne (thyroïdectomie subtotale) sont limitées aux femmes non contrôlées par les antithyroïdiens de synthèse ou présentant des effets secondaires (agranulocytose) mais une préparation médicale est toujours nécessaire, les risques fœtaux semblent minimaux au deuxième trimestre de la grossesse.

Le traitement est débuté à la dose de 200 à 300 mg de PTU en 3 prises par jour. Les paramètres biologiques sont contrôlés toutes les 2 à 4 semaines. L'euthyroïdie est généralement instaurée en 3 à 8 semaines. Le but est de maintenir la T4 libre maternelle à la limite supérieure de la normale. *Il faut absolument éviter l'association des antithyroïdiens de synthèse à du Lévothyrox®*, il y a alors un grand risque d'induire une hypothyroïdie fœtale.

Le risque des antithyroïdiens de synthèse est l'hypothyroïdie fœtale. Il faut donc trouver la dose minimale efficace (22).

Nous avons défini une prise en charge dont l'objectif est de repérer précocement les fœtus présentant un goitre et de les traiter in utero le cas échéant.

Le suivi des mères ayant une maladie de Basedow passée ou en cours repose, dans notre institution, sur un certain nombre de mesures particulières venant s'ajouter au suivi obstétrical classique. Les grossesses sont suivies en collaboration étroite avec les endocrinologues des patientes et un résumé précis de la pathologie thyroïdienne et des traitements reçus est colligé dès le début de la grossesse. Une recherche d'anticorps anti-récepteurs à la TSH (ou TRAK), d'anticorps antithyroglobuline et antithyroperoxydase est pratiquée d'emblée. Lorsqu'un traitement antithyroïdien est rendu nécessaire par l'état maternel, la dose minimale requise est recherchée, même si cette adaptation doit s'effectuer au prix d'une légère hyperthyroïdie chez la patiente. Ainsi le propylthiouracile est-il réduit si possible à 1 ou 2 comprimés par jour (50 à 100 mg).

Toutes les patientes présentant une maladie de Basedow active ou guérie bénéficient d'une échographie attentive lors de l'examen du deuxième trimestre, centrée sur la thyroïde fœtale. Ces échographies ont été répétées mensuellement ou non à partir de 22 SA en fonction du traitement et de la positivité des anticorps anti-récepteurs à la TSH.

En présence d'un goitre, l'échographie recherche systématiquement les critères de maturation osseuse. Le rythme cardiaque fœtal est également étudié et considéré comme tachycarde au-delà de 160 battements par minute. Enfin, la mobilité globale du fœtus est notée et subjectivement considérée comme importante lorsque des mouvements quasi permanents du tronc et des membres de forte amplitude sont présents tout au long de l'examen.

À la naissance nous pratiquons dans le sang de cordon un bilan thyroïdien complet comprenant au minimum la FT4, la FT3, la TSH et les TRAK. Chaque enfant bénéficie d'une échographie thyroïdienne. Un examen clinique est effectué par un endocrinologue pédiatre avec en général au minimum un bilan thyroïdien au septième jour.

Nous avons pu ainsi suivre de façon homogène 72 patientes enceintes avec maladie de Basedow. Les principaux résultats montrent que l'échographie anténatale permet de prévoir avec une sensibilité de 92 % et une spécificité de 100 % la survenue d'une dysthyroïdie fœtale. Chez les patientes présentant des TRAK positifs et/ou un traitement par des antithyroïdiens de synthèse, l'absence de goitre fœtal à l'échographie était associée dans tous les cas sauf un (discrète hypothyroïdie biologique) à une euthyroïdie sur le sang de cordon à la naissance. Dans cette série, onze cas de goitre ont été décrits (4 hyper et 7 hypo). La prise de sang au cordon à la naissance nous permet ainsi de valider notre attitude anténatale mais ne peut être prédictive de la survenue ultérieure d'une dysthyroïdie néonatale (23).

Dans cette série, la négativité des TRAK en début de grossesse persiste dans 98 % des cas, rendant la répétition de cet examen probablement inutile dans la majorité des cas.

Le tableau I résume notre prise en charge.

E- Autres causes d'hyperthyroïdie

- *La mutation du récepteur de la TSH* est une cause exceptionnelle, à évoquer devant la récidive à chaque grossesse d'un tableau d'hyperthyroïdie associé à des vomissements sans élévation anormale de l'hCG et la notion de manifestations identiques chez la mère de la patiente (13).
- *La grossesse molaire.* L'échographie fera le diagnostic et le traitement de l'hyperthyroïdie passera par celui de la môle.
- *L'adénome toxique* (voir les nodules).

Les quatre dernières étiologies sont en pratique rarement rencontrées et devront pour leur diagnostic et leur traitement faire l'objet d'une collaboration étroite entre l'endocrinologue et l'obstétricien.

- La thyrotoxicose factice ou iatrogène.
- Le goitre multinodulaire toxique.
- La thyroïdite subaiguë.
- L'hyperthyroïdie induite par l'iode.

3- HYPOTHYROÏDIE

Une hypothyroïdie non traitée est à l'origine ds fausses couches à répétition et de dysovulation mais cette situation est rare actuellement. La mise en route d'un traitement substitutif restaure la fertilité et permet un déroulement normal de la grossesse. Une grossesse spontanée est cependant possible lors d'hypothyroïdie modérée. L'hypothyroïdie concerne 0,3 à 0,7 % des grossesses.

A- Diagnostic de l'hypothyroïdie au cours de la grossesse

Le diagnostic de l'hypothyroïdie au cours de la grossesse peut s'avérer difficile car beaucoup de ses signes (crampes musculaires, constipation, asthénie, rétention hydrique) peuvent être mis sur le compte de l'état gestationnel. L'existence d'une bradycardie, d'une prise pondérale excessive, d'une sécheresse cutanée doit attirer l'attention. L'augmentation de la TSH ultrasensible permet de faire le diagnostic.

L'étiologie la plus fréquente est la thyroïdite de Hashimoto. Le diagnostic repose sur l'aspect du goitre, les antécédents familiaux et personnels de maladie auto-immune, les taux élevés d'anticorps anti-microsome, antithyroperoxydase et antithyroglobuline. La carence en iode est aussi une étiologie insuffisamment évoquée. La fréquence de la carence en iode est sous-estimée en France. L'iodurie moyenne en France est de 82 microgrammes/l chez les femmes, ce qui témoigne de la persistance d'une carence iodée modérée avec une prévalence des goitres chez 13,9 % des femmes enceintes (24, 25, 26).

B- Risques de l'hypothyroïdie en cours de grossesse

Historiquement, une hypothyroïdie non traitée ou mal équilibrée comportait un risque de mort in utero, de prééclampsie, d'hématome rétro-placentaire, et de « souffrance fœtale »... Dans la pratique clinique actuelle ces associations sont rarement rencontrées.

Par contre, des arguments expérimentaux et épidémiologiques soulignent le caractère potentiellement délétère de l'hypothyroïdie fœtale ou maternelle sur le développement neurologique du fœtus. Haddow et al. en 1999 ont décrit une diminution modérée mais significative des performances générales (diminution globale de 4 points de QI) dans la population des enfants de mère avec une TSH élevée, 15 % des enfants ayant un score inférieur à 85 contre 5 % chez les témoins.

En résumé, en cas d'hypothyroïdie maternelle mal équilibrée, il existe un risque de retentissement sur le cerveau fœtal mais celui-ci est difficile à apprécier dans son ampleur et sa fréquence (27, 28, 29, 30, 31).

C- Que faire ?

Il faut faire pratiquer un bilan thyroïdien en début de grossesse chez toute patiente présentant des signes cliniques d'hypothyroïdie, ou présentant un goitre, ou bien si l'on retrouve dans son anamnèse personnelle ou familiale la notion d'une hypothyroïdie (traitée ou non actuellement).

Un bilan de début de grossesse (T4 libre, TSH) permet d'adapter les doses précocement, sachant qu'il existe une augmentation des besoins en l-thyroxine pendant la grossesse (de l'ordre de 20 à 40 %, et parfois plus) (1). Il conviendra ensuite de doser régulièrement les hormones thyroïdiennes en cours de grossesse.

Récemment, Alexander et al. (31) ont décrit que les besoins en thyroxine pouvaient augmenter dès la 5e semaine de grossesse et prônent une augmentation des doses de Lévothyrox® de 30 % dès le diagnostic de grossesse. Dans l'idéal, ce bilan devrait pouvoir être fait aussi en préconceptionnel afin d'anticiper au mieux l'adaptation au traitement.

Compte tenu des éléments décrits dans ce chapitre et des résultats de la littérature, on peut légitimement évoquer l'intérêt (32, 33, 34) :

- d'un dépistage systématique de l'hypothyroïdie en début de grossesse (ou en périconceptionnel) ;
- d'une substitution systématique ou ciblée en iode en début de grossesse (ou en périconceptionnel) ;
- d'un dosage d'anticorps anti-thyroperoxydase ou anti-thyroglobuline, afin de dépister les patientes à risque d'hypothyroïdie subclinique ou susceptibles de démasquer une hypothyroïdie en cours de grossesse (1).

4- NODULES ET CANCER

La prévalence des nodules thyroïdiens décelables est grande, il n'est donc pas rare de découvrir un nodule au cours d'une grossesse (35).

Lorsqu'il existe plusieurs nodules, il s'agit habituellement de lésions bénignes, goitre multinodulaire ou thyroïdite de Hashimoto.

Lorsqu'il n'existe qu'un seul nodule cliniquement palpable, se pose le problème du cancer de la thyroïde, dont le diagnostic de certitude ne peut être obtenu que sur l'examen anatomo-pathologique de la pièce opératoire. La fréquence des carcinomes étant faible (5-10 % des nodules hypofixants à la scintigraphie), il n'est pas envisageable de proposer une chirurgie à tous les sujets porteurs d'un nodule thyroïdien. En fait l'attitude thérapeutique va découler d'une série de données cliniques et para-cliniques.

La démarche diagnostique s'avère toutefois plus difficile chez la femme enceinte du fait de la contre-indication à la scintigraphie thyroïdienne. En premier lieu, on s'attachera à éliminer un adénome toxique dont le diagnostic repose sur l'existence de signes cliniques de thyrotoxicose et/ou les dosages biologiques qui montrent une élévation de la T4 libre, de la T3 libre et une diminution de la TSH ultrasensible. En cas de présence de signe d'hyperthyroïdie, la sanction est chirurgicale.

L'adénome toxique étant éliminé, on essaiera de rassembler un maximum d'arguments cliniques et para-cliniques permettant d'obtenir une présomption de bénignité ou de malignité.

La décision thérapeutique va dépendre de l'ensemble de ces éléments.

Schématiquement :

- l'intervention est indiquée quand il existe un ou plusieurs facteurs de risque du cancer thyroïdien (antécédents familiaux et tumeurs endocriniennes multiples, augmentation rapide du volume du nodule, signes de compression locale, adénopathies cervicales, antécédent d'irradiation cervicale, âge inférieur à 40 ans, aspect échographique). La cyto-ponction à l'aiguille fine du nodule est d'un grand secours, lorsque l'aspect est évocateur de carcinome thyroïdien, signant l'indication chirurgicale ;
- en leur absence, un traitement freinateur par l-thyroxine est prescrit associé à une surveillance échographique du nodule. L'augmentation de volume de ce nodule pose l'indication chirurgicale.

L'intervention chirurgicale n'entraîne pas de risque particulier pour la mère ni pour le fœtus. En cas d'indication chirurgicale, il est préférable de réaliser celle-ci au deuxième trimestre de la grossesse).

En cas de cancer, il s'agit le plus souvent d'un cancer différencié de type papillaire ou vésiculaire dont le pronostic est en général bon et non influencé par la grossesse (36). Si un traitement complémentaire par iode radioactif est nécessaire, il sera réalisé après l'accouchement.

Chez une jeune femme traitée pour cancer thyroïdien, il n'y a pas de contre-indication à la grossesse en dehors des périodes de traitement par iode 131, en respectant un délai de 12 mois après celui-ci. Les nouveau-nés de mères antérieurement traitées par iode 131 n'ont pas d'augmentation du risque d'anomalies congénitales (37).

En cas de diagnostic de cancer, la prise en charge pluri-disciplinaire décidera entre les différentes options possibles : interruption de grossesse, chirurgie puis irradiation en post-partum, accouchement prématuré puis prise en charge. Ces décisions se prenant en fonction du terme.

5- GOITRE SIMPLE

Il s'agit d'une augmentation homogène du volume de la thyroïde sans anomalie de la fonction thyroïdienne.

Aucune indication n'existe à interrompre un traitement freinateur par l-thyroxine lorsque le goitre est connu et traité avant la grossesse.

La découverte d'un volumineux goitre au cours de la grossesse peut justifier un traitement freinateur pour essayer d'en réduire le volume.

6- CONCLUSION

L'hyperthyroïdie en début de grossesse doit faire rechercher une maladie de Basedow par un dosage des anticorps anti-récepteurs à la TSH. La surveillance fœtale est indispensable en cas de TRAK positifs, essentiellement basée sur l'échographie. Le traitement minimum efficace par antithyroïdien de synthèse chez la mère doit être prescrit afin d'éviter les risques d'hypothyroïdie fœtale. L'échographie fœtale à partir de 22 SA est un élément indispensable et efficace pour dépister et traiter les dysthyroïdies in utero.

À l'heure actuelle, le principal problème de l'hypothyroïdie maternelle associée à la grossesse est celui du développement cérébral du fœtus, une substitution efficace est donc indispensable. De même toutes les situations à risque d'hypothyroïdie ou toutes les hypothyroïdies avérées devraient pouvoir être dépistées et éventuellement traitées dès le début de la grossesse et idéalement avant la conception. Un monitorage régulier de la fonction thyroïdienne maternelle doit ensuite être établi afin d'anticiper l'augmentation du besoin en thyroxine observée lors de la grossesse.

ANNEXES

Figure 1. Biométrie de la thyroïde fœtale, déduite de Ranzini et al. et des données du Dr E. Vuillard (Ranzini et al. J Ultrasound Med 2001; 20: 613-

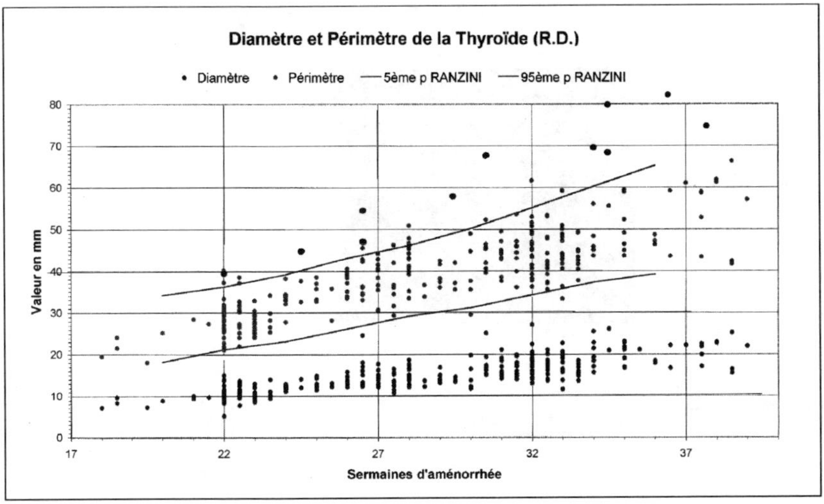

Figure 2. Séméiologie échographique du goitre fœtal (défini par des mensurations supérieures aux 95e percentile de Ranzini et des données du Dr Edith Vuillard)

Item	**Hyperthyroïdie**	**Hypothyroïdie**
Maturation osseuse (points de Béclard et de Todt)	Avance 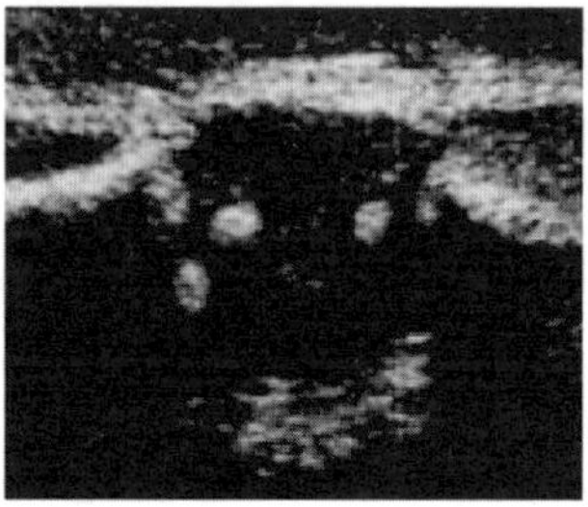	Retard
Rythme cardiaque	Tachycardie (signe tardif et d'alarme)	Pas de bradycardie
Mouvements fœtaux	Sans particularité	Hyperagitation « paradoxale »
Vascularisation au Doppler couleur	Centrale 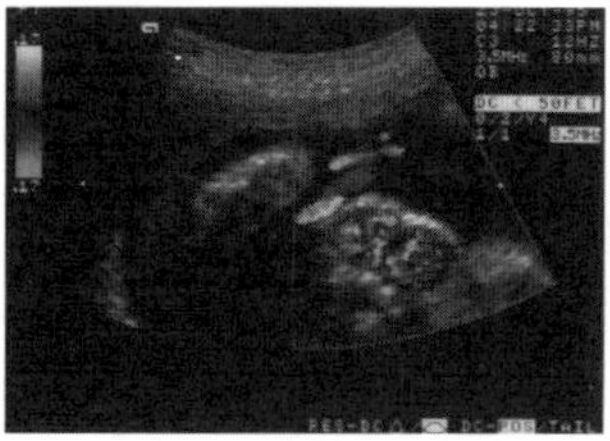	Périphérique 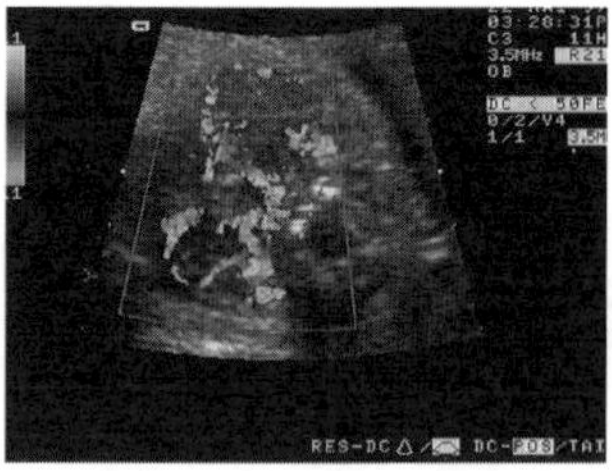

Attention ces critères sont en cours d'évaluation et ne doivent pas être interprétés isolément ni sans analyses des autres critères (statut maternel, traitement en cours , positivité des anticorps antirécepteurs à la TSH...)

Bibliographie

1. Glinoer D, de Nayer P, Bourdoux P et al. Regulation of maternal thyroid during pregnancy. J Clin Endocrinol Metab 1990; 71: 276-287.

2. Desai RK, Norman RJ, Jialal I, Joubert SM. Spectrum of thyroid function abnormalities in gestational trophoblastic neoplasia. Clin Endocrinol 1988; 29: 583-592.

3. Caron P, Glinoer D. Thyroïde et grossesse. La fonction thyroïdienne au cours de la grossesse. Paramètres hormonaux et autoimmunité (chap 91) p 495-500. In La thyroïde, des concepts à la pratique clinique. 2e édition. Leclère J, Orgiazzi J, Rousset B, Schlienger JL, Wémeau JL eds. Editions scientifiques et médicales Elsevier SAS 2001, Paris France.

4. Rasmussen NG, Hornnes PJ, Hegedus L, Feldt-Rasmussen U. Serum thyroglobulin during the menstrual cycle, during pregnancy and post-partum. Acta Endocrinol (Copenh) 1989, 121: 168-173.

5. Guibourdenche J, Noël M, Chevenne D, Vuillard E, Voluménie JL, Polak M, Boissinot C, Porquet D, Luton D. Biochemical investigation of fœtal and neonatal thyroid function using the ACS-180SE analyser: clinical application. Ann Clin Biochem 2001; 38: 520-526.

6. Glinoer D, Lemone M, Bourdoux P et al. Partial reversibility during late postpartum of thyroid abnormalities associated with pregnancy. J Clin Endocrinol Metab 1992, 74: 453-457.

7. Schlienger JL . Thyroïde et grossesse. Hypohyroïdie et grossesse (chap 93) p 503-506. In La thyroïde, des concepts à la pratique clinique. 2e édition. Leclère J, Orgiazzi J, Rousset B, Schlienger JL, Wémeau JL eds. Editions scientifiques et médicales Elsevier SAS 2001, Paris France.

8. Goodwin TM, Montoro M, Mestman JH. Transient hyperthyroidism ans hyperemesis gravidarum: clinical aspects. Am J Obstet Gynecol 1992; 176: 648-652.

9. Thorpe-Beeston JG, Nicolaides KH, Felton CV, Butler J. McGregor AM. Maturation of the secretion of thyroid hormone and thyroid-stimlating hormone in the fetus. N Engl J Med 1991; 324: 532-536.

10. Haddow JE, Palomaki GE, Allan WC, Williams JR, Knight GJ, Gagnon J. O'Heir CE, Mitchell ML, Hermos RJ, Waisbrain SE, Faix JD, Klein RZ. Maternal thyroid deficiency during pregnancy and subsequent neuropsychological development of the child. The New Engl J Med 1999; 341: 549-555.

11. Vulsha T, Gons MH, de Vijlder JJM. Maternal-fetal transfer of thyroxine in congenital hypothyroidism due to a total organification defect or thyroid agenesis. N Engl J Med 1989; 321: 13-16.

12. Luton D, Mosnier Pudar H, Luton JP. Pathologie thyroïdienne et grossesse. In Traité d'Obstétrique. Cabrol Dominique, Pons Jean Claude, Goffinet François. Médecine Science Flammarion eds. Paris 2003. p 646-650.

13. Rodien P, Bremont C, Sanson ML, Parma J, Van sande J, Costagliola S, Luton JP, Vassart G, Duprez L. Familial gestational hyperthyroidism caused by a mutant thyrotropin receptor hypersensitive to human chorionic gonadotropin. New England J Med 1998; 339 (25): 1823-1826.

14. Glinoer D. Management of hypo- and hyperthyroidism during pregnancy. Growth Horm IGF Res. 2003 Aug; 13 Suppl A: S45-54.

15. ACOG practice bulletin-Thyroid disease in pregnancy-Number 37,August 2002. Int J Gynaecol Obstet 2002 Nov; 79(2): 171-80.

16. Lieutaud H. Grossesse et thyroïde. Ann.Med.Interne 1999,150 (5), 397-407.

17. Polak, Le Gac I, Vuillard E, Guibourdenche J, Leger J, Toubert ME, Madec AM, Oury JF, Czernichow P, Luton D. Fetal and neonatal thyroid function in relation to maternal Graves' disease. Best Practice and Research Clinical Endocrinology and Metabolism 2004; 18(2): 289-302.

18. Lazarus JH, Othman S. Thyroïd disease in relation to pregnancy. Clin Endocrinol 1991; 34: 91-98.

19. Burrow GN. The management of thyrotoxicosis in pregnancy. N Engl J Med 1985; 313: 562-565.

20. Bournaud C, Orgiazzi J . Thyroïde et grossesse. Hyperthyroïdie et grossesse (chap 92) p 501-502. In La thyroïde, des concepts à la pratique clinique. 2e édition. Leclère J, Orgiazzi J, Rousset B, Schlienger JL, Wémeau JL eds. Editions scientifiques et médicales Elsevier SAS 2001, Paris France.

21. Rubin PC. Beta-blockers in pregnancy. N ENgl J Med 1981; 305: 1323-1326.

22. Volumenie JL, Polak M, Guibourdenche J, Luton D. Management of fœtal thyroïd goitres: a report of 11 cases in single perinatal unit. Prenat Diagn 2000; 20: 799-806.

23. Luton D, Le Gac I, Vuillard E, Guibourdenche J, Noel M, Toubert ME, Léger J, Boissinot C, Schlageter MH, Garel C, Tébeka B, Oury JF, Czernichow P, Polak M. Validation of ultrasonographic fœtal monitoring in pregnant women with Graves'disease. (Soumis).

24. Caron P et al. Urinary iodine excretion during normal pregnancy in healthy women living in the southwest of France: correlation with maternal thyroïd parameters. Thyroïd 1997; 7: 749-754.

25. Caron PHM, Bazzi S, Dufor A, Faure G, Ghandour I, Lauzu P, Lucas Y, Maraval D, Mignot F, Ressigeac P, Vertongen F, Grange V. Urinary iodine excretion during normal pregnancy in healthy women living in the southwest of France: correlation with maternal thyroïd parameters. Thyroïd 1997; 7: 749-754.

26. Glinoer D. Pregnancy and iodine. Thyroid 2001; 11(5): 471-481.

27. Polak M, Czernichow P. Thyroïdologie Fœtale. Physiologie thyroïdienne fœtale (chap 95) p. 512-517. In La thyroïde, des concepts à la pratique clinique. 2e édition. Leclère J, Orgiazzi J, Rousset B, Schlienger JL, Wémeau JL eds. Éditions scientifiques et médicales Elsevier SAS 2001, Paris France.

28. Martinez Galan JR, Pedraza P, Santacana M, Escobar del Rey F, Morreale de Escobar G, Ruiz-Marcos A. Early effects of iodine deficiency on radial glial cells of the hippocampus of the rat fœtus. A model of neurological cretinism. J Clin Invest. 1997 Jun 1; 99(11): 2701-9.

29. Polak M, Czernichow P. Thyroïdologie Fœtale. Méthodes d'explorations spécifiques de la thyroïde fœtale (chap 96) p 517-519. In La thyroïde, des concepts à la pratique clinique. 2e édition. Leclère J, Orgiazzi J, Rousset B, Schlienger JL, Wémeau JL eds. Editions scientifiques et médicales Elsevier SAS 2001, Paris France.

30. Rovet J, Ehrlich R, Sorbara D. Intellectual outcome in children with fetal hypothyroidism. J Pediatrics 1987; 110: 700-4

31. Alexander EK, Marqusee E, Lawrence J, Jarolim P, Fischer GA, Larsen PR. Timing and magnitude of increases in levothyroxine requirements during pregnancy in women with hypothyroidism. N Engl J Med 2004; 351: 241-249.

32. Glinoer et al. A randomized trial for the treatment of mild iodine deficiency during pregnancy: maternal and neonatal effects. J Clin Endocrinol Metab 2000; 80: 258-259.

33. Nohr S, Laurberg P. Opposite variation in Maternal and Neonatal Thyroid function induced by Iodine Supplementation during Pregnancy. J Clin Endocrinol Metab 2000; 85: 623-627.

34. Norh S, Jorgensen A, Pedersen KM, Lauberg P. Post partum thyroid dysfunction in pregnant thyroid peroxydase antibody positive women living in an area with mild to moderate iodine deficiency: is iodine supplementation safe? J Clin Endocrinol Metab 2000; 85: 3191-3198.

35. Rojeski MT, Gharib H. Nodular thyroid disease. Evaluation and management. N Engl J Med 1985; 313: 428-436.

36. Rosvoll KV, Winship T. Thyroid carcinoma and pregnancy. Surg Gynecol Obstet 1965; 121: 1039-1042.

37. Sarkan SD, Beierwaltes WH, Gill SP et al. Subsequent fertility and birth histoires of children and adolescents treated with 131 I for thyroid cancer. J Nucl Med 1976; 17: 460-464.

Sexologie pour les nuls...

M. Bonierbale*
(Marseille)

INTRODUCTION

Il n'est pas rare d'entendre un confrère dire qu'il voit peu de patients ayant des difficultés sexuelles. Mais il n'est pas rare non plus de voir des patients dire qu'ils n'osent pas parler de leurs difficultés sexuelles à leur médecin. Les difficultés sexuelles n'ont pris des lettres de noblesse dans le champ médical qu'avec la médicalisation de la sexualité engendrée par l'avènement des médicaments sexo-actifs et l'ère Viagra®. Ce sont les études des dysfonctions érectiles qui ont suscité l'avancée des connaissances épidémiologiques sur les difficultés sexuelles.

L'enseignement universitaire a été pris de court par ces changements récents et il y a toujours moins de 10 h de cours consacrés à la sexologie dans le cursus du médecin, le Diplôme Interuniversitaire de Sexologie n'a été cautionné par le conseil de l'Ordre des médecins qu'en 1996 ; jusque-là, les médecins qui suivaient un diplôme universitaire de sexologie n'avaient pas le droit d'en faire mention sur leurs plaques et ordonnances.

* Unité Fonctionnelle de troubles de l'identité sexuelle et de sexologie
CHU Sainte Marguerite – Service du Pr C Lançon – 13274 MARSEILLE CEDEX 9
mbonierbale@ap-hm.fr

La **période pré-scientifique** de l'histoire de la sexologie s'étend du XVIIIe jusqu'au XIXe siècle, mais on en retrouve des traces jusqu'au début du XXe siècle, avec une sexualité qui s'inscrit alors dans le discours de la morale et de la religion. Les représentations qui la recouvrent et les connaissances qui la caractérisent appartiennent au domaine des croyances et des règles de vie morale ; ainsi la masturbation est désignée par le Dr Tissot (1769) comme une aberration, lit de toutes les malédictions sur la santé tant physique que morale dont persistent encore des peurs aujourd'hui.

La sexologie contemporaine, caractérisée par une recherche spécifique, démarre véritablement avec les enquêtes d'Alfred Kinsey, publiées en 1948 et 1953 sur les aspects quantitatifs et statistiques du comportement sexuel humain. Ceci est suivi par les travaux de recherche de Masters et Johnson portant sur l'étude en laboratoire des réactions sexuelles humaines et sur le traitement des dysfonctions sexuelles (publiés en France respectivement en 1968 et 1971). Ces travaux ont connu immédiatement un succès mondial et Masters et Johnson ont été les promoteurs des sexothérapies actuelles. Ils se différencient des concepts sur la prise en charge des difficultés sexuelles en avançant l'idée qu'un problème sexuel doit être pris en compte, évalué et pris en charge dans le couple et ses interactions, et pas seulement par la recherche d'une étiologie organique ou psychologique. Ceci changeait aussi de l'attitude freudienne qui décryptait la sexualité à travers l'Histoire et le développement personnel de chacun.

À l'heure actuelle, il existe un double courant de pensée autour de la prise en charge des difficultés sexuelles (DS) :

• *Médical*, lié au développement des connaissances anatomiques et physiologiques de la sexualité. Ces dernières années, on a vu prospérer les connaissances sur les neurotransmetteurs entrant en jeu dans les phénomènes sexuels, comme les acquisitions en imagerie fonctionnelle sur la régulation centrale de l'excitation et de l'intérêt sexuel. La mise sur le marché de médicaments du comportement sexuel a été une révolution et le champ de la recherche clinique y consacre à l'heure actuelle un grand intérêt. Les disciplines médicales comme l'andrologie se sont particulièrement tournées vers la recherche et la prise en charge des DS, le médecin généraliste commence également à répondre plus souvent, poussé par la médiatisation ambiante de la sexualité et la demande croissante avec l'information du grand public. Mais la prise en charge est très axée sur le médicament et le symptôme lui-même, et détachée du contexte psychosocial de l'individu ;

• *Psychosocial*, avec le développement d'une sexologie intégrative des théories psychologiques aboutissant à une prise en charge qui s'appuie sur les apports cognitivistes, psychodynamiques et interactifs. Le chef de file en a été HS Kaplan. Ce courant se retrouve plus dans le domaine des professionnels des sciences humaines en particulier aux États-Unis et en Europe, mais en France le mouvement sexologique reste plus médicalisé.

« Faire » de la sexologie, aujourd'hui, pour le médecin praticien, tient encore du registre de Monsieur Jourdain car il a été peu formé sur les bancs de la Faculté, et il entend plus parler de sexualité dans les témoignages que dispense la télé-réalité que dans les programmes de formation continue officiels. Quant aux EPU mis en place par l'industrie pharmaceutique, il s'agit le plus souvent de l'initiation par un expert à l'usage des nouveaux médicaments sexo-actifs.

Alors que faire quand on est nul ???

COMMENT PARLER DE SEXUALITÉ AVEC UN PATIENT ?

Tout d'abord il faut être conscient de ses propres *contre-attitudes* à l'idée de parler un langage de l'intimité ; ceci se traduit par la fuite du vocabulaire qu'utilise le patient remplacé par un vocabulaire technique dit scientifique que le patient ne comprend pas toujours. Ceci ne facilite pas la confidence ni une réelle perception des problèmes intimes sous-jacents du patient ; il faut l'aider à s'exprimer car lui aussi a du mal à le faire et très souvent sa plainte se réduit à « ça ne marche pas... ».

Les conceptions de la sexualité du patient sont infiltrées de ses valeurs, croyances qu'il a élaborées à travers son histoire, son éducation et son expérience. Le dysfonctionnement sexuel vient souvent révéler des vulnérabilités émotionnelles, des peurs (de ne pas être à la hauteur, d'abandon ou de solitude) dont seule l'écoute et la connaissance du patient peuvent faire retrouver les mécanismes. Attention au premier réflexe de réponse de « bon sens » et de réassurance, il fait veiller à ce qu'elle ne soit pas que la projection des valeurs et des concepts propres au praticien sur la sexualité.

Ne pas céder au sentiment d'urgence ; le patient veut qu'on trouve une solution dès qu'il vient consulter, et :

– Souvent la difficulté sexuelle est ancienne, et l'urgence de la demande discordante doit faire rechercher ce qui est en jeu (nouvelle rencontre, menace de séparation du ou de la partenaire) ;

– Si le dysfonctionnement sexuel est très récent chez un patient qui veut qu'on le « répare » vite, le sentiment d'urgence traduit un fonctionnement anxieux ou obsessionnel auquel il faudra adapter la réponse thérapeutique ;

– Qu'est ce que le patient veut et peut ? Quelle est *la capacité qu'il a à comprendre* ce qui entre en jeu dans son dysfonctionnement ? C'est un point difficile et fondamental dont va dépendre le pronostic. Un patient passif et dépendant qui attend tout de la médecine, collectionne les informations apportées par les médias sur les substances et les « potions » et recettes susceptibles d'améliorer son comportement sexuel, ou qui ne vient consulter qu'à la dernière extrémité, devant une mise en demeure de son ou sa partenaire, va être plus difficile à mobiliser que celui ou celle qui est prêt(e) à entendre et analyser ce qui à pu déclencher son problème.

Ne *jamais dire* qu'« il n'a rien et que c'est psychique... » à un patient qui présente une difficulté sexuelle. Pour lui, le fait que « ça ne marche pas » est bien la preuve que ce n'est pas dans sa tête que ça se passe, et s'entendre dire que c'est psychique correspond à ne pas être pris au sérieux. Ce n'est que lorsque l'évaluation fonctionnelle du symptôme ainsi que les investigations nécessaires auront été terminées, qu'on pourra tranquillement et avec empathie lui dire qu'« a priori on est rassuré car les éléments permettent de penser qu'il n'y a **rien ou peu de cause organique** (rien de cassé) dans son problème, et qu'il s'agit **surtout d'un blocage** auquel on va essayer de comprendre quelque chose ensemble et trouver une solution ».

COMMENT LE PATIENT PARLE-T-IL DE SES DIFFICULTÉS SEXUELLES ?

– Depuis peu, il vient de plus en plus facilement consulter directement pour ce motif mais, paradoxalement, il n'aime pas toujours aborder son intimité avec le généraliste qu'il connaît depuis longtemps.

– Lors d'une consultation de routine, il évoque souvent le sujet sur le pas de la porte. Il faut alors savoir lui dire que ce type de problème ne peut pas se résoudre en deux minutes et nécessite un rendez-vous pour l'approfondir (et le lui donner immédiatement). Évaluer une difficulté sexuelle demande de la disponibilité de la part d'un médecin qui ne doit pas penser à sa salle d'attente bondée...

Dans les situations clés qui confrontent à des pathologies ou à des comportements à risque sexuel, il importe de savoir tendre la perche au patient pour qu'il puisse en parler, et savoir lui donner l'information qui le lui permettra ; au cours d'une prescription de contraceptif, de traitement substitutif de la ménopause, d'état dépressif, de traitement anti-hypertenseurs et de prescription de bêta-bloquants, dans le suivi d'un diabète, d'un patient en dialyse, lors d'une intervention sur la prostate, d'une MST, d'une SEP, etc.

Les enquêtes faites auprès des patients montrent qu'ils sont toujours en attente que le médecin vienne au-devant d'eux et que beaucoup ne savent toujours pas en parler spontanément.

QUELS PROBLEMES SEXUELS ?

Les dysfonctions sexuelles se caractérisent par des troubles du désir sexuel et/ou des modifications de la réponse sexuelle.

- Les troubles du désir sont le plus souvent une baisse du désir ou une aversion sexuelle (surtout chez la femme).
- Les troubles de l'excitation sexuelle se traduisent par des troubles du plaisir chez la femme et de l'érection chez l'homme.
- Les troubles de l'orgasme sont soit l'anorgasmie chez la femme, soit l'éjaculation précoce ou retardée chez l'homme.
- Les troubles sexuels avec douleur sont la dyspareunie (chez l'homme ou la femme) et le vaginisme.

La prévalence des dysfonctions sexuelles n'est pas encore bien établie. Les études épidémiologiques les plus récentes sont celles de la *National Health and Social Life Survey* (NHSLS) rapportées par Laumann aux États-Unis. Sur un groupe de 1749 femmes et 1410 hommes âgés de 18 à 59 ans au moment de l'analyse des données, le dysfonctionnement sexuel est plus répandu pour les femmes (43 %) que les hommes (31 %) et est associé à diverses caractéristiques démographiques, comme l'âge et le niveau d'éducation. Les femmes de différents groupes raciaux ont différents modèles de dysfonctionnement sexuel. Les différences parmi les hommes ne sont pas aussi marquées. La présence de dysfonctionnement sexuel est plus probable chez les femmes et les hommes ayant des vulnérabilités physique et émotionnelles. D'ailleurs, le dysfonctionnement sexuel est fortement associé aux expériences négatives de rapports sexuels et au bien-être global.

C'est la dysfonction érectile qui est en général le mieux étudiée et, dans le NHSLS, elle était évaluée à 7 % entre 18 et 29 ans, 9 % entre 30 et 39 ans, 11 % entre 40 et 49 ans et 18 % pour la tranche d'âge 50-59 ans, avec une différence en faveur du mariage pour la prévalence de cette dysfonction érectile (les hommes mariés avaient un risque plus faible) et un effet délétère sur la dysfonction érectile de conditions économiques défavorables.

En France, on retrouve peu d'études ; Spira et Béjin (ACSF) en 1993 sur les comportements sexuels en France trouvent que 7 % des Français âgés de 18 à 69 ans se plaignent d'une érection fréquemment insuffisante ; ils sont 19 % (soit à l'époque près de 2,4 millions) à reconnaître une dysfonction érectile occasionnelle. En 1994, une étude de la Sofres sur 1000 hommes de plus de 18 ans a trouvé que 39 % avaient eu une dysfonction érectile, 11 % une fois sur deux, 4 % à chaque rapport. La prévalence qui augmente avec l'âge est de 7 % pour la tranche 18-35 ans et de plus de 20 % après 55 ans. Giuliano et Chevret-Measson ont fait récemment une étude montrant que la dysfonction érectile était non seulement plus fréquente avec l'âge mais également plus sévère. Il faut noter que, malgré le nombre de patients se plaignant de dysfonction érectile, seulement 19,9 % de ces hommes ont déclaré qu'ils seraient (*très ou plutôt*) insatisfaits s'ils devaient passer le reste de leur vie avec ce problème. Ceci doit attirer l'attention du praticien sur l'importance de l'évaluation de la détresse du patient pour le prendre en charge de manière adaptée.

L'ÉVALUATION FONCTIONNELLE

L'évaluation des dysfonctionnements sexuels recouvre les orientations des classifications internationales comme le CIM 10 et le DSM. Il faut faire la part des dysfonctionnements non dus à un trouble ou une maladie organique, qui sont psychogènes, ceux qui sont liés à une maladie organique et à des facteurs de risque qui sont mixtes et augmentent avec l'âge, les dysfonctions organiques pures étant inférieures à 10 %.

Les questions à se poser pour retrouver des indicateurs de psychogénicité sont :

Retrouve-t-on la dysfonction sexuelle (DS) de tout temps chez le patient ou bien est-elle acquise ?

- la DS de tout temps est le plus souvent psychogène ;

• la DS acquise lors d'événements de vie stressants ou de difficultés relationnelles est plutôt psychogène (mixte si elle a généré la prise d'antidépresseurs) ;

• la DS acquise après des traitements ou pathologies associées ou fortement corrélée à des facteurs de risques associés à des stress est mixte ou iatrogène.

La DS est-elle permanente ou intermittente, ou situationnelle ?

• Il faut faire décrire au patient par le menu *son activité sexuelle et ce qui ne fonctionne plus*, dans quelles circonstances, avec quel(le)s partenaires, dans quelle situation ? La DS se retrouve-t-elle en toute situation, (en couple et en situation auto-érotique par exemple). La présence de réponses sexuelles satisfaisantes en dehors de la situation de rapport sexuel, ou le lien à la situation ou la partenaire sont des indicateurs de psychogénicité qui peuvent servir d'argument pour rassurer le patient.

La communication érotique et affective fonctionne-t-elle bien dans le couple ? Les conflits augmentent les risques d'apparition de DS ainsi que les dysharmonies sexuelles ; aussi, il ne faut donc pas hésiter à évaluer le couple.

Explorer le fonctionnement sexuel précédant la DS renseigne sur :

• L'équilibre sexuel possible et qu'on peut prétendre retrouver.

Un patient chez qui l'on retrouve une vie sexuelle tardive et pauvre, qui vient consulter à l'occasion d'une rencontre pour combler sa solitude en souhaitant remplir son rôle, n'aura pas le même pronostic évolutif qu'un patient qui, à l'occasion de problèmes financiers et professionnels qui ont déstabilisé son équilibre et sa sexualité, vient consulter, que ce soit ou non à l'occasion d'une nouvelle rencontre, mais dont la sexualité antérieure est harmonieuse et satisfaisante.

• La *variabilité* du symptôme sexuel, la présence de *circonstances de déclenchement* liées à l'environnement, *une communication conjugale* de mauvaise qualité, un terrain de fragilité sexuelle préexistant, un retentissement psychologique intense du symptôme, orienteront l'évaluation et la prise en charge vers des éléments psychogènes – *même s'il existe des associations de pathologies organiques aggravantes*.

INDICATEURS D'ORGANICITÉ

Les facteurs de risque les plus fréquents sont :

– Les maladies cardiovasculaires, l'HTA, la dépression, le diabète, les troubles hormonaux liés à l'âge, la SEP, l'insuffisance rénale et hépatique, l'intoxication tabac-alcool ;

– Les traitements psycho-actifs et plus particulièrement les antidépresseurs et les neuroleptiques, les antihypertenseurs, les bêtabloqueurs.

Mais il faut faire la part des choses et mesurer le poids du retentissement de la maladie sur la fonction sexuelle, le fonctionnement psychologique et traiter tous les aspects.

PLACE DES INVESTIGATIONS PARACLINIQUES

Les examens paracliniques sont moins centrés sur l'appareil génital que sur la recherche de facteurs de risque fortement corrélés aux DS, mais ils doivent être légers et ne pas renforcer le sentiment d'anxiété du patient (recherche de pathologies endocriniennes, cardiovasculaires ou neurologiques). Le bilan systématique minimum comprend :

– Le dosage de la glycémie à jeun et le bilan lipidique, qui sont à programmer dès la première consultation en l'absence de résultats antérieurs datant de moins de six mois. Ce bilan complémentaire, bien que réduit, doit être systématique. Il est essentiel de prendre en charge ces facteurs de risque impliqués dans de nombreuses pathologies.

– Le dosage de la testostéronémie ne se justifie qu'en présence de signes cliniques d'hypogonadisme qui font évoquer un déficit androgénique lié à l'âge.

– Bilan de ménopause si besoin.

BASES THÉRAPEUTIQUES

Une prise en charge pour difficulté sexuelle commence avec l'entretien qui n'est pas un simple interrogatoire générant des informations utiles au médecin mais une *interaction* dans laquelle le patient doit pouvoir puiser :

– une compréhension des mécanismes de sa difficulté où le médecin souligne les indicateurs psychologiques et événements déclencheurs éventuels ;

– une réassurance et une dédramatisation de son anxiété de performance ;

– une pédagogie des mécanismes en jeu dans le fonctionnement sexuel pour corriger ses fausses croyances.

Le premier entretien est la base même à partir de laquelle s'établit la relation de confiance primordiale pour la thérapie à venir et pour un recueil d'informations non biaisées ; il introduit également une action thérapeutique en permettant au patient, par le biais de l'association des questions qui lui sont posées, de faire *des corrélations entre son trouble et les situations qui ont pu le générer.* À côté de cela, il met en place un cadre d'accompagnement et de dédramatisation où, par touches, il sera possible de renforcer la dynamique du couple, d'évaluer les habiletés et l'éducation sexuelle.

Même en présence d'éléments d'organicité de première ligne, on ne peut ignorer que la sexualité est plus qu'une fonction corporelle isolée ; elle est un fonctionnement en rapport avec l'identité sexuelle, la communication, les vulnérabilités individuelles (manque de confiance en soi, besoin d'être dans la norme, peur de la solitude, besoin d'être aimé, etc.). Le « mode d'emploi » de chaque individu est le reflet de ses empreintes éducatives expérientielles et relationnelles. Les traitements médicaux sont ici des outils qui doivent s'assortir d'un savoir-faire multidimensionnel.

Parmi ces outils, les médicaments sexo-actifs seront d'autant plus précieux qu'ils sont associés à un savoir-faire du praticien, pour ne pas rester au niveau d'une « technique de prescription » détachée du sens du symptôme.

La difficulté de la prise en charge vient de patients qui ont un fonctionnement « opératoire » et ne parlent qu'en termes de fonctionnement sexuel. Il faut savoir jouer sur le temps sans thérapeutiques définitives comme celles auxquelles parfois ces patients poussent par sentiment d'impuissance thérapeutique. Les nouveaux moyens pharmacologiques à la carte, comme le sildénafil et les autres inhibiteurs de la phosphodiestérase V dans les dysérections par exemple, permettent de passer le cap du manque de confiance en soi particulièrement bloquant par la voie de l'anxiété. Ceci permet d'attendre que le patient puisse éventuellement trouver des circonstances de vie où il devienne capable d'un investissement affectif... mais il ne faut pas prescrire comme une fin en soi (même si on a la sensation de prêcher dans le désert).

Quel que soit le symptôme sexuel, une fois les premiers entretiens d'élucidation mis en place, le deuxième temps thérapeutique s'assortit de *consignes comportementales progressives de relance* de la fonction sexuelle plus ou moins étayées sur des médicaments de la sexualité qui ont rôle de starter et de décrochage de l'anxiété de performance ou de la perte de confiance en soi. Ce sont des systèmes thérapeutiques que l'on peut établir en réseau avec un sexologue.

Ces consignes de reprise progressive de toutes les composantes du rapport sexuel ont pour objectif d'analyser et reprogrammer toutes les séquences de la relation sexuelle, le couple apprend à repérer :

– ses erreurs de communication corporelles et verbales, et

– ses attentes irréalistes qui peuvent être bloquantes pour l'un ou pour l'autre.

Il existe *des outils thérapeutiques comportementaux propres à chaque dysfonctionnement* :

– La « *squeeze technic* » de Masters et Johson est une des plus classiques techniques comportementales prescrites à un couple lorsque le symptôme est une **éjaculation précoce**. Il s'agit de prescrire des exercices visant à apprendre à deux la maîtrise du réflexe éjaculatoire. Le principe est la hiérarchisation des consignes érotiques et le passage à l'étape ultérieure lorsqu'une maîtrise de l'étape actuelle est effectuée.

Les supports médicamenteux comme les alpha-bloquants ou les antidépresseurs sérotoninergiques qui agissent sur l'éjaculation (comme la paroxétine) peuvent être utilisés à dose filée pour désamorcer une crise du couple, ou à un homme célibataire ayant peur d'aborder de nouvelles rencontres en attendant que le couple ou le patient soit prêt à des stratégies thérapeutiques d'apprentissage et de rééducation sensuelle.

– Le cas particulier des **dysérections** a bénéficié dans un premier temps de l'apport des injections intracaverneuses, qui ont permis le désamorçage de l'anxiété de performance, puis des inhibiteurs de la phopshodiestérase V de nos jours. L'intérêt de ces outils de relance de l'érection est indéniable si on sait les accompagner de toute la partie d'élucidation indispensable au patient de son symptôme. Chez les patients ayant des contre-indications et une forte composante organique, les auto-injections intracaverneuses, dans le cadre d'une approche de reprogrammation du couple à la communication érotique, donnent des résultats rapides et satisfaisants sur la reprise des rapports avec satisfaction des partenaires.

– Dans le cas du **vaginisme**, des consignes de prise de conscience progressive des capacités d' « ouverture » du corps avec soit des bougies de Hégar, soit une intromission digitale progressive, permettront à la patiente de passer le premier cap du sentiment d'anormalité corporelle. Par la suite, un programme de consignes comportementales progressives est donné au couple avec un accompagnement très pédagogique ; prescription d'exercices pratiqués à domicile, interdiction de tout essai de rapport d'intromission avant que le signal n'en soit donné. Au moment où la femme a pu se pénétrer avec un substitut pénien sans peur ni difficulté, le signal du passage de la bougie de Hégar à l'essai de premier rapport est donné. Ce premier essai de pénétration à deux consiste en une pénétration immobile. Par la suite la dynamique sensuelle sera progressivement libérée. Chaque fois, la discussion avec le couple de ses peurs et difficultés permet de les corriger et de passer à l'étape suivante.

– Quant aux **dysfonctionnements sensuels de la femme**, ils sont plus accessibles à des psychothérapies classiques plus ou moins accompagnées de relaxation pour reprise de conscience du corps sensoriel, et de consignes pédagogiques d'éducation et d'exercices de resensorialisation sexuels.

– **Le trouble du désir** est à rechercher derrière tout symptôme sexuel car il peut le déclencher et l'entretenir, le patient ne s'en plaint pas dans la mesure où il n'a pas de besoin. Il faut rechercher un déséquilibre hormonal comme une hyperprolactinémie ou une hypotestostéronémie, ou bien penser à dépister un état dépressif masqué nécessitant une relance par antidépresseur avant toute thérapeutique comportementale. Il faut aussi penser à rechercher s'il ne traduit pas une démotivation de la relation du couple.

Que retenir de la conduite à tenir ?

Il faut :

1. Évaluer ***les capacités et les limites de changement*** du patient
- en tenant compte de son système de pensée sexuelle ;
- de ses attentes et motivations ;
- du contexte et du moment particulier de vie où il se trouve ;
- de ses capacités adaptatives ;
- de la communication sensuelle de son couple et des attentes de sa partenaire ;

– du génie évolutif de la maladie… des contraintes liées au traitement…

2. Penser à donner une information éclairée tenant compte de tous ces éléments.

3. Être attentif aux indicateurs de difficultés de l'évolution.

La demande de traitement correspond à :

– une peur (d'abandon, de vieillissement, d'incapacité) ;
– une demande de la partenaire ;
– une demande de normalité, de réassurance, un sentiment de devoir ;
– un couple est conflictuel et des attentes contradictoires ;
– des attentes irréalistes.

EN CONCLUSION

La sexologie a apporté des possibilités de traitement et d'évaluation des difficultés de la sexualité qui doivent permettre au médecin de dépasser ses propres inhibitions pour aller au-devant de ce qui fait partie de la qualité de vie de nos patients : leur sexualité.

Les premiers entretiens sont à la base de toute l'évolution à venir de la prise en charge, centrée ici plus qu'ailleurs sur la relation médecin-malade et la capacité du médecin à servir de chaînon manquant dans l'*insight* de patients fragiles, coupés de leur imaginaire et de la représentation des mécanismes de leur blocage. Il ne faut pas oublier que ces patients attendent trop souvent une attitude thérapeutique de toute-puissance magique de la part du médecin, et qu'il faut savoir ne pas y tomber. Les apports nouveaux de la pharmacologie sont précieux pour accompagner un apprentissage corporel, et il faut savoir ne pas s'en servir comme une fin en soi, dans un domaine aussi complexe et multifactoriel qu'est la sexualité.

Résumé

Le champ de la sexologie médicale en pratique quotidienne s'est ouvert plus largement depuis l'avènement des médicaments sexo-actifs, mais le médecin n'a pas toujours été préparé à cette nouvelle demande.

Les différents rouages d'une consultation d'évaluation et de prise en charge générale d'un symptôme sexuel sont envisagés avec les règles de conduite indispensables vis-à-vis du langage de la sexualité.

La fonction sexuelle est faite d'interactions complexes entre des composants physiologiques psychosociaux et comportementaux chez chaque individu. En réponse à la question « est-ce organique ou psychogène ? », on ne peut que constater que, plus on investigue les patients, plus on découvre d'anomalies organiques ou psychologiques. Mais trouver ces anomalies n'est pas nécessairement identifier la cause du symptôme sexuel.

Les praticiens focalisent leur lecture de la dysfonction sexuelle sur les facteurs psychosociaux physiologiques ou comportementaux selon leur formation et leur expérience. Quant aux patients, trop souvent ils veulent une réparation rapide et spécifique de leur fonction physiologique plutôt qu'une participation à une thérapie sexuelle ou de couple, surtout lorsqu'ils ne sont pas capables d'évaluer ce qui dans la présentation de leur symptôme est en cause ou aggravé par des facteurs psychologiques ou relationnels. Les patients attendent beaucoup des traitements pharmacologiques fortement médiatisés sur leur efficacité. Par contre, les thérapies sexuelles ne sont pas beaucoup diffusées par les médias et leur efficacité est plus basée sur des comptes rendus anecdotiques ou bien de petites évaluations ou bien des résultats non contrôlés.

L'introduction des traitements physiques a également focalisé l'aspect thérapeutique sur le symptôme alors que ces traitements, s'ils restaurent la fonction physiologique, ne restaurent ni les problèmes intrapsychiques ni relationnels de façon à permettre à l'individu de retrouver une satisfaction sexuelle satisfaisante. Une adaptation des thérapies sexologiques à la pratique quotidienne est proposée.

Bibliographie

1. Bancroft J. Central inhibition of sexual response in the male; a theorical perspective, Neuroscience and Biobehavioural Reviews 1999: 763-784.

2. Barlow DH. Causes of sexual dysfunction: the role of anxiety and cognitive interference. J Consult Clin Psychol (1986); 54: 140-148.

3. Bejin A, de Colomby P, Spira A, Jardin A, Giuliano F. Epidemiology of male sexual disorders in France. J Urol 1998; suppl. N° 5: 140.

4. Brecher E. Les sexologues. Robert Laffont 1971.

5. Brenot P. La sexologie. Que sais je ? PUF 1994.

6. Cheverny J. Sexologie de l'Occident. Hachette Essais 1976.

7. Costa P et al. Dysfonction érectile : connaissances, souhaits et attitudes. Résultats d'une enquête française réalisée auprès de 5099 hommes âgés de 18 à 70 ans . Prog Urol 2003; 13: 85-91.

8. Giami A. La médicalisation de la sexualité : aspects sociologiques et historiques. Andrologie 1998; 8 (3): 383-390.

9. Jardin A, Wagner G, Khoury S, Giulano F, Padma-Nathan H, Rosen R. Erectile dysfunction. First international consultation on erectile dysfunction. Paris, 1999.

10. Kinsey AC, Pomeroy WB, Martin CE. Sexual behavior in the human male. Philadelphia, WB Saunders, 1948.

11. Kaplan HS. (1974) The new sex therapy Brunner/Mazel, New York, 237 p.

12. Kaplan HS. (1975) The illustrated manual of sex therapy Quadrangle/New York Times Book Co., New York, 181 p.

13. Kaplan HS (1977). Hypoactive Sexual Desire. Journal of Sex and Marital Therapy; 3 (1): 3-9.

14. Kaplan HS (1979). Disorders of sexual desire and other new concepts and techniques. In: Sex therapy, Simon and Schuster, New York, 181 p.

15. Kaplan HS (1983). The evaluation of sexual disorders: psychological and medical aspects. Brunner/Mazel, New York.

16. Kaplan HS (1987). Sexual aversion, sexual phobias, and panic disorder Brunner/Mazel, New York.

17. Kaplan, HS (1989). How to Overcome Premature Ejaculation Taylor &Francis Book Ltd.

18. Kaplan HS, Wagner G (1993). The new injection treatment for impotence (Medical and Psychological Aspects). Brunner/Mazel, New York.

19. Kaplan, HS (1995). The Sexual Desire Disorders: Dysfunctional Regulation of Sexual Motivation. Brunner/Mazel, New York.

20. Laumann EO et al. Sexual dysfunction in the United States: prevalence and predictors. JAMA 1999; 281 (6): 537-544.

21. NIH Consensus Conference : Impotence. NIH Consensus Development panel on impotence. JAMA, 1993; 270: 83-90.

22. Masters W, Johnson V. Human sexual inadequacy. 1970, Boston, Little, Brown..

23. Les mésententes sexuelles et leur traitement. Paris 1971, éd. Laffont.

24. Spector IP and Carey M.P. Incidence and prevalence of the sexual dysfunctions a critical review of the empirical literature. Arch Soc Behavior, 1990; 19: 389-407.

25. Spira A, Bajos N et le groupe ACSF. Les comportements sexuels en France. Paris, La Documentation française, 1993.

IVG médicamenteuse ambulatoire

K. BETTAHAR-LEBUGLE, I. NISAND*
(Schiltigheim)

L'interruption volontaire de grossesse (IVG), médicalisée en France depuis 1975, reste un problème de santé publique en raison du nombre de femmes concernées chaque année. Le nombre d'IVG, évalué à 198 700 en 2001, reste comparable à celui de 1990 qui s'élevait à 197 406 (25). Une évaluation de la sous-estimation de ce chiffre permet de situer le nombre total d'IVG aux alentours de 218 000.

Les statistiques nationales montrent de grandes disparités régionales. L'IVG est plus fréquemment réalisée en Ile-de-France (18,8 pour 1000 femmes), en Languedoc-Roussillon (17,1 pour 1000 femmes), en Corse (20,3 pour 1000 femmes) et dans les départements d'Outre-Mer (29 pour 1000 femmes en moyenne, 42,7 à la Guadeloupe et 37,4 en Guyane) (25).

La prise en charge des IVG a été évaluée lors de deux enquêtes, la première en 1992 par l'ANCIC-INED (4, 13), et la seconde en 1999 (16). Ces travaux ont montré un certain nombre de dysfonctionnements qui pouvaient être traités d'une part par la révision des textes législatifs et d'autre part par un changement de mentalité dans la prise en charge des IVG.

La nouvelle loi du 4 juillet 2001 sur la contraception et l'IVG a permis de faciliter aux femmes l'accès à l'IVG et à la contraception.

* CMCO-SIHCUS - 19 rue Louis Pasteur - 67300 SCHILTIGHEIM

Pourtant, lorsqu'on interroge les femmes, on peut rapidement se rendre compte qu'il reste des difficultés à surmonter comme, par exemple, les délais de rendez-vous, de consultation et d'hospitalisation trop longs, pouvant amener certaines femmes à dépasser le délai légal et d'autres à subir une IVG tardive là où elle aurait pu être précoce.

Un décret d'application daté du 3 mai 2002 (Décret n° 2002-796) permet aux femmes d'avorter en dehors d'un établissement de santé (signé en juillet 2004). Certaines équipes médicales ont déjà débuté la pratique des IVG à domicile.

CONDITIONS FIXÉES PAR LE DÉCRET N° 2002-796

Les médecins qui souhaitent prendre en charge l'IVG au domicile de leurs patientes doivent avant tout conclure une convention avec un établissement de santé public ou privé (annexe 1 : convention type) (art. R.152–10-6).

Le médecin doit justifier d'une expérience professionnelle adaptée, soit par une qualification universitaire en gynécologie médicale ou en gynécologie-obstétrique, soit par une pratique régulière des interruptions volontaires de grossesse médicamenteuses dans un établissement de santé, attestée par le directeur de cet établissement sur justificatif présenté par le responsable médical (art. R.152–10-8).

Le médecin a un certain nombre d'obligations ;

– Il doit informer la patiente sur les différentes méthodes d'IVG et sur leurs éventuelles complications ;

– Il doit également rappeler à la femme la possibilité de rencontrer une personne ayant satisfait à une formation qualifiante en conseil conjugal ou toute autre personne qualifiée dans un établissement ou organisme agréé ;

– Il doit délivrer à la femme une information complète sur la contraception et sur les maladies sexuellement transmissibles (art. R.152–10-9) ;

– Il précise par écrit le protocole à respecter pour la réalisation de l'IVG médicamenteuse, ainsi que la nécessité pour la femme d'être accompagnée lors des consultations au cours desquelles sont administrés les médicaments (art. R.152–10-10) ;

– Il informe la femme sur les mesures à prendre en cas de survenue d'effets secondaires, après s'être assuré que la patiente peut se rendre dans l'établissement de santé signataire de la convention dans un délai n'excédant pas l'heure. Une prescription d'antalgiques doit être remise à la patiente (art. R.152-10-11) ;

– Il remet à la patiente un document sur lequel figurent les coordonnées exactes de l'établissement de santé, ainsi qu'une fiche de liaison contenant les éléments utiles de son dossier médical (art. R.152-10-12) ;

– Le médecin signataire d'une convention peut s'approvisionner en médicaments nécessaires en passant commande à usage professionnel auprès d'une pharmacie d'officine (art. R.152-10-13). La prise de médicaments nécessaires à l'IVG est effectuée en présence du médecin (art. R.152-10-14) ;

– Une consultation de contrôle doit avoir lieu entre 10 et 15 jours après l'expulsion (art. R.152-10-15).

RECOMMANDATIONS DE L'ANAES (MARS 2001) (1)

En mars 2001, l'ANAES note dans ses recommandations la possibilité de l'IVG médicamenteuse à domicile. Le protocole recommandé est :

– Mifépristone 200 mg per os ;

– Misoprostol 400 µg par voie orale 36 à 48 heures plus tard ;

L'hémorragie, témoin de l'effet du traitement médical, survient dans les 3 à 4 heures suivant la prise de misoprostol.

En cas de prise de misoprostol à domicile, les précautions suivantes doivent être prises :

– Distance entre le domicile de la patiente et le centre hospitalier référent limitée (délai de transport de l'ordre de 1 heure) et possibilité de le joindre et/ou de s'y rendre 24 h/24 ;

– Choix laissé à la patiente du lieu, hôpital ou domicile, de réalisation de l'IVG et patiente accompagnée par un proche à domicile ;

– Précautions particulières d'information de la patiente notamment sur la conduite à tenir en cas d'hémorragie ;

– Évaluation médico-psychosociale des patientes éligibles pour ce type de procédure ;

– Limitation à 7 SA des IVG à domicile (le risque hémorragique ne semble pas plus fréquent au-delà, mais l'hémorragie pourrait être plus sévère à des âges gestationnels plus avancés et les douleurs sont également plus importantes) ;

– Importance d'insister sur la nécessité de la visite de contrôle, 14 à 21 jours après l'IVG, comportant au minimum un examen clinique et le recours facile à l'échographie pour vérifier la vacuité utérine ;

– Le jour de l'administration à l'hôpital de la mifépristone, les comprimés de misoprostol doivent être confiés à la patiente pour qu'elle les prenne à domicile 36 à 48 heures plus tard par voie orale ;

– Une prescription d'antalgiques autres que le paracétamol doit être donnée à la patiente avant son retour à domicile (par exemple AINS en l'absence de contre-indication).

AVANTAGES DE L'IVG À DOMICILE

Le but de bon nombre d'équipes médicales est d'optimiser la prise en charge des femmes qui sont en demande d'IVG.

Sur le plan humain, permettre à une femme d'avorter chez elle, lorsqu'elle le souhaite, représente une avancée non négligeable et favorise la confidentialité de cet acte.

Sur le plan pratique, l'IVG ambulatoire permet de répondre à la demande des femmes malgré la pénurie de lits dans certaines régions. Elle facilite l'accès des patientes à l'IVG en ouvrant ce champ à des médecins qui n'y avaient pas accès jusqu'à présent (gynécologues de ville, médecins généralistes...).

Sur le plan économique, éviter une hospitalisation représente un gain non négligeable. En effet, si on compare le coût d'une IVG ambulatoire avec celui de l'IVG faite en hospitalisation de jour, la différence va du simple au double.

QUELLE EST LA SITUATION EN FRANCE ?

La pratique de l'IVG ambulatoire a débuté dans certains centres, avant la signature des décrets d'application. Plusieurs équipes à Paris ont commencé cette pratique en raison de l'urgence de la situation : des femmes risquent de dépasser le délai légal pour la pratique de l'IVG tout simplement à cause d'un manque de lits d'hospitalisation. En février 2004, 272 IVG ont été réalisées à domicile, avec un taux de succès estimé à 97 % environ, ce qui rejoint les taux obtenus lors d'une hospitalisation. Par contre, ces équipes notent un taux de perdues de vue de 20 % (Lestrade J, *Libération*, 28 février 2004).

En Guadeloupe, où l'incidence de l'IVG est parmi les plus élevées (42,7 pour 1000 femmes), cette pratique a débuté dès 1991, après une première étude menée par Guengant JP et coll. (12) sur 92 patientes dont la grossesse était égale ou inférieure à 49 jours. La prise de mifépristone 600 mg per os a été faite en milieu hospitalier et 400 µg de misoprostol sont remis aux femmes pour une prise à domicile 48 heures plus tard. Le taux de succès était de 95,4 %, ce qui est comparable aux taux observés quand il y a hospitalisation.

Actuellement en Guadeloupe (15) un total de 2514 patientes (34,48 % du total des IVG) ont bénéficié d'une IVG ambulatoire avec prise de misoprostol à domicile et avec un taux de succès, c'est-à-dire d'avortements complets, de 97,85 % (n = 2460). Le taux de rétentions ovulaires est de 2,15 % (n = 54) dont 2 cas de rétention complète avec activité cardiaque (0,079 %) et 6 cas sans activité cardiaque (0,238 %). La rétention a été partielle dans 46 cas (1,82 %). Cette équipe relève en tout 9 cas d'hémorragies (0,35 %) qui ont été traités par aspiration utérine. Aucune transfusion n'a été nécessaire.

L'expérience alsacienne est plus petite dans le mode ambulatoire. Ceci pourrait s'expliquer par la faible incidence de l'IVG (10,9 IVG pour 1000 femmes) et un nombre de lits suffisants pour faire face à la demande. Pourtant l'IVG ambulatoire a une place dans la pratique, même si le nombre d'IVG est petit, puisque les femmes sont vues dans cette région dans le cadre d'une consultation d'urgence, ce qui évite des délais qui rendraient la pratique ambulatoire caduque. Certaines patientes ont demandé à bénéficier d'une IVG « à domicile » pour des raisons de confort personnel ou pour plus de confidentialité (ne pas rencontrer des personnes connues). Nous avons réalisé depuis le 1er mars 2004 un total de 32 IVG ambulatoires. Les patientes dont la grossesse est inférieure à 49 jours d'aménorrhée prennent 200 mg de mifépristone per os en présence d'un médecin à l'hôpital. Ces femmes reviennent 48 heures plus tard pour la prise de 400 µg de misoprostol toujours en présence du médecin.

Cette prise en charge diffère de l'expérience des autres équipes mais il nous a semblé, outre le fait d'être en accord avec le décret de 2002, intéressant de revoir ces femmes pour discuter ou pour un entretien d'ordre psychologique si elles le souhaitaient. Toutes les patientes ont expulsé et sont satisfaites de cette prise en charge, sauf 1 patiente qui a présenté une rétention ovulaire complète avec activité cardiaque pour laquelle une aspiration utérine a été pratiquée. Les effets secondaires dus au misoprostol sont des douleurs pelviennes, des nausées et rarement des diarrhées et des vomissements. Un traitement adapté est prescrit aux patientes lors de la prise de misoprostol.

QUELLE EST LA SITUATION DANS LE RESTE DU MONDE ?

La faisabilité de l'IVG médicamenteuse n'est plus à prouver, comme le montrent les nombreux travaux publiés. Certes il reste des différences dans les protocoles (âge gestationnel, posologie), mais globalement l'association mifépristone-misoprostol semble faire l'unanimité. Certaines équipes ont proposé l'utilisation du méthotrexate au lieu de la mifépristone (3, 26), mais il semblerait que ce soit pour répondre à un défaut d'AMM dans certains pays plutôt qu'à une efficacité supérieure.

Le délai de 49 jours peut être étendu à 63 jours voire au-delà pour plusieurs auteurs (6, 11, 19).

La prise de misoprostol à domicile est pratiquée depuis plus d'une décennie dans certains pays comme les États-Unis. Dans la méta-analyse de Winikoff (27), quant au choix des femmes entre IVG médicamenteuse et IVG chirurgicale, il ressort une nette préférence pour l'IVG médicamenteuse à domicile (60-70 %). Cette préférence s'explique par un désir d'intimité, d'autonomie et d'une meilleure confidentialité.

Une étude prospective menée aux États-Unis (20) entre septembre 1997 et mai 1999 a permis de prendre en charge 1137 femmes dont 829 avaient une grossesse âgée de moins de 56 jours. Le protocole consistait en l'administration de 200 mg de mifépristone à l'hôpital et la prise de 800 µg de misoprostol par voie vaginale soit à domicile soit à l'hôpital. L'efficacité de la méthode est de 98 % dans les grossesses de moins de 49 jours, de 97 % dans les grossesses âgées entre 50 et 56 jours et de 96 % dans les grossesses âgées entre 57 et 63 jours. La prise de misoprostol est jugée acceptable par 90 % des femmes dont la grossesse est âgée de moins de 56 jours et par 88 % des femmes dont la grossesse est entre 57 et 63 jours.

Un autre travail (21) a cherché à évaluer l'impact du délai entre la prise de mifépristone (200 mg) et de misoprostol (800 µg) pris 24, 48 ou 72 heures plus tard à domicile. Sur 2295 IVG, on ne note aucune hospitalisation initiale, ni aucune transfusion. Les effets secondaires sont ceux classiquement décrits : crampes, nausées et douleurs abdominales. L'avortement a été complet dans 98 % des cas où la prise de misoprostol s'est faite 24 ou 48 heures après la mifépristone et de 96 % des cas quand le misoprostol a été pris 72 heures plus tard.

Une étude multicentrique réalisée en Tunisie et au Vietnam par Elul et coll. (8) donne un taux de succès compris entre 91 et 93 % après 200 mg de mifépristone et prise de misoprostol à domicile. Les femmes tunisiennes et vietnamiennes ont préféré cette prise en charge qui leur permettait de préserver leur vie familiale et professionnelle.

MAIS ATTENTION AUX PERDUES DE VUE !

Prendre en charge des patientes pour IVG ambulatoire nécessite de la part du corps médical une certaine rigueur. Toutes les femmes qui le demandent ne sont pas éligibles pour ce mode de prise en charge.

Tant les recommandations de l'ANAES que les décret de 2002 et de 2004 prévoient un contrôle clinique et idéalement échographique 14 à 21 jours après la prise médicamenteuse. Outre le risque de poursuite d'une grossesse évolutive malgré la prise de médicaments, plusieurs auteurs attirent l'attention sur le risque tératogène encouru.

Sitruk-Ware R et coll. (22) relèvent 71 cas d'échec d'IVG médicamenteuses entre 1987 et 1998 pour un total de 405 000 IVG précoces réalisées en Grande-Bretagne, en France et en Suède. Le protocole français associe mifépristone et misoprostol alors qu'en Grande-Bretagne et en Suède il associe mifépristone et Gemeprost® par voie vaginale. Les taux d'échecs sont respectivement de 1,5 et 0,3 % (18, 23). Dans 21 cas la mifépristone a été utilisée seule. Elle a été associée au misoprostol per os (400 µg) dans 22 cas, au sulprostone 0,25-0,5 mg en intramusculaire dans 4 cas, au gemeprost (1 mg) par voie vaginale dans 10 cas et à une prostaglandine non spécifiée dans 14 cas. Des malformations sont notées chez 8 fœtus ou nouveau-nés.

Le laboratoire Exelgyn (Paris, France), qui commercialise la Mifégyne® (mifépristone), fait état de 146 grossesses non interrompues après échec de Mifégyne® qui ont été signalés par les équipes médicales depuis la commercialisation du produit.

Dans 50 cas après prise de Mifégyne® seule, on relève 14 grossesses menées à terme avec naissance d'enfants normaux, 1 cas de malformation fœtale sévère à type de « fœtus sirène » ayant fait l'objet d'une interruption médicale de grossesse (IMG) à 18 semaines d'aménorrhée, 5 cas d'avortements spontanés secondaires, 6 cas d'IMG sans notion de malformation, 23 perdues de vue et enfin 1 cas de naissance malgré un diagnostic prénatal avant la prise de Mifégyne® ayant décelé une trisomie 13. Le nouveau-né présentait comme seule anomalie un rein polykystique.

Cinquante-six cas de grossesses évolutives ont été signalés après association mifépristone-misoprostol, dont 20 grossesses ont été interrompues (IMG) et dont 1 cas de poly-malformation associant une dysmorphie faciale, une oligodactylie, une monodactylie, et une méningo-encéphalocèle. Dans 1 cas est survenue une mort in utero en 22e semaine d'aménorrhée à la suite d'une décollement placentaire.

Après échec de l'association Mifégyne® et Gemeprost®, 8 cas de malformations ont été rapportés sur 12 grossesses évolutives en Grande-Bretagne et en Suède, dont 1 anomalie de 3 ongles d'une main, 2 cas de pieds varus équins bilatéraux, 1 cas de malformation cardiaque, 1 cas d'acheirie (absence de mains) associée à un pied bot bilatéral, 1 cas d'atrophie cérébelleuse et un cas de malposition des pieds associée à une fente palatine et à une cyclopie.

Enfin le misoprostol semble impliqué dans la survenue de malformations graves notamment le syndrome de Moebius (7, 10, 17, 24). Ce syndrome décrit en 1884 est caractérisé par une paralysie faciale et oculaire, secondaire à une atteinte des nerfs crâniens.

Pastuszak et al. (17) retrouvent la notion de prise de misoprostol chez 49 % des 96 femmes ayant accouché d'un enfant atteint d'un syndrome de Moebius.

Ces constations confirment la nécessité d'une information complète et rigoureuse et doivent nous inciter à ne pas accepter la prise en charge en ambulatoire de femmes susceptibles de changer d'avis ou risquant de ne pas revenir au contrôle 2 semaines après la prise médicamenteuse.

LES COMPLICATIONS POSSIBLES

L'association mifépristone-misoprostol comporte très peu de risques y compris chez les femmes tabagiques âgées de plus de 35 ans. La mifépristone est contre-indiquée en cas d'insuffisance rénale chronique, d'asthme sévère non équilibré et de porphyrie héréditaire.

Le risque de rétention partielle ou complète oscille entre 2,5 et 6 % selon les études (2, 9).

Le risque d'infection est faible et est significativement plus bas par rapport à l'IVG chirurgicale (5).

Le misoprostol peut être responsable d'un état subfébrile, de nausées, de vomissements et de diarrhée. Ces troubles sont moins fréquents quand les comprimés sont pris par voie vaginale.

Le risque de rupture utérine est exceptionnel avec 1 cas rapporté lors d'une IVG du premier trimestre sur utérus cicatriciel (14).

EN CONCLUSION

À la fin de la rédaction de ce chapitre, les média viennent de nous apprendre que les décrets d'application relatifs à la pratique de l'IVG ambulatoire viennent d'être signés par le ministre de la santé (*Le Monde*, 23 juillet 2004). Cette nouvelle permet enfin aux médecins de prendre en charge les patientes pour IVG ambulatoire sans être « hors la loi ».

En pratique, les médecins libéraux signent une convention avec l'établissement hospitalier de leur choix, ce qui leur permet de gérer les IVG de moins de 7 semaines d'aménorrhée sans hospitalisation (Annexe 1). Les modalités de prise en charge sont reprises et résumées dans les annexes 2, 3, 4 et 5.

Les médecins hospitaliers peuvent également prendre en charge les femmes qui souhaitent une IVG en ambulatoire, en respectant la procédure qui est résumée dans l'annexe 2 et en fournissant les documents nécessaires (Annexes 3, 4, et 5).

Avoir la possibilité de faire son IVG en dehors de l'hôpital représente pour les femmes un pas vers une plus grande liberté dans leur choix des modalités et du lieu de l'IVG mais aussi vers une meilleure qualité de la prise en charge de la grossesse non désirée.

Résumé

La pratique de l'IVG sans hospitalisation entre en toute logique dans la droite ligne des avancées faites en matière pharmacologique. Ainsi le développement et l'utilisation de la mifépristone et du misoprostol permettent aux femmes de bénéficier de l'avortement qu'elles souhaitent avec le minimum de risques.

L'interruption des grossesses jeunes peut se faire en ambulatoire et les estimations en 2004 font état de 50 000 femmes qui pourraient en bénéficier chaque année. La rigueur dans cette nouvelle pratique est de mise, pour permettre l'accès à l'IVG ambulatoire en toute sécurité pour les femmes.

ANNEXE I : CONVENTION TYPE

Convention type aux articles l. 2212-2 et r. 152-10-6 du code de la Santé publique fixant les conditions dans lesquelles les médecins réalisent, hors établissement de santé, les interruptions volontaires de grossesse par voie médicamenteuse

Entre l'établissement de santé..., sis..., représenté par M. ou Mme..., dûment mandaté en qualité de... et M. ou Mme..., docteur en médecine, dont le cabinet est situé..., il est convenu ce qui suit :

Article 1er

L'établissement de santé s'assure que le médecin participant à la pratique des interruptions volontaires de grossesse médicamenteuses dans le cadre de la présente convention satisfait aux conditions prévues à l'article R. 152-10-8. L'établissement de santé s'engage à répondre à toute demande d'information liée à la pratique de l'interruption volontaire de grossesse par voie médicamenteuse présentée par le médecin. Il organise des formations visant à l'actualisation de l'ensemble des connaissances requises pour la pratique des interruptions volontaires de grossesse par mode médicamenteux.

Article 2

En cas de doute sur la datation de la grossesse, sur l'existence d'une grossesse extra-utérine ou, lors de la visite de contrôle, sur la vacuité utérine, le médecin adresse la patiente à l'établissement qui prend toutes les mesures adaptées à l'état de cette dernière.

Article 3

Après l'administration des médicaments nécessaires à la réalisation de l'interruption volontaire de grossesse, le médecin transmet à l'établissement une copie de la fiche de liaison contenant les éléments utiles du dossier médical de la patiente.

Article 4

L'établissement de santé s'engage à accueillir la femme à tout moment et à assurer la prise en charge liée aux complications et échecs éventuels. Il s'assure, en tant que de besoin, de la continuité des soins délivrés aux patientes.

Article 5

Le médecin qui a pratiqué l'interruption volontaire de grossesse par voie médicamenteuse conserve dans le dossier médical les attestations de consultations préalables à l'interruption volontaire de grossesse ainsi que le consentement écrit de la femme à son interruption de grossesse. Le médecin adresse à l'établissement de santé les déclarations anonymisées des interruptions volontaires de grossesse qu'il a pratiquées.

Article 6

L'établissement de santé effectue chaque année une synthèse quantitative et qualitative de l'activité d'interruption volontaire de grossesse par voie médicamenteuse, réalisée dans le cadre de la présente convention. Cette synthèse est transmise au médecin signataire de la convention et au médecin inspecteur régional de santé publique.

Article 7

La présente convention, établie pour une durée d'un an, est renouvelée chaque année par tacite reconduction à la date anniversaire. La convention peut être dénoncée à tout moment, par l'une ou l'autre des parties contractantes par une lettre motivée, envoyée en recommandé avec accusé de réception. La dénonciation prend effet une semaine après réception de la lettre recommandée. En cas de non-respect de la présente convention, la dénonciation a un effet immédiat.

Article 8

Une copie de la présente convention est transmise, pour information, par l'établissement de santé à l'agence régionale de l'hospitalisation ainsi qu'aux directions départementales des affaires sanitaires et sociales dont il relève et par le médecin, au conseil départemental de l'ordre des médecins, au conseil départemental de l'ordre des pharmaciens et à la caisse primaire d'assurance maladie dans le ressort de laquelle il exerce, ou leurs équivalents compétents pour Mayotte et Saint-Pierre-et-Miquelon.

Fait à Paris, le 3 mai 2002.

Lionel Jospin
Par le Premier ministre :
La ministre de l'Emploi et de la solidarité, Elisabeth Guigou
Le ministre de lIintérieur, Daniel Vaillant
Le ministre délégué à la Santé, Bernard Kouchner
Le secrétaire d'Etat à l'Putre-Mer, Christian Paul

ANNEXE 2

IVG médicamenteuse à domicile pour les médecins libéraux ayant signé une convention avec l'établissement hospitalier et pour les médecins hospitaliers.

Les conditions :

- patiente majeure de groupe Rhésus positif ;
- vivant à moins d'une heure du centre hospitalier et disposant de moyens de locomotion pour pouvoir s'y rendre à tout moment ;
- patiente souhaitant et comprenant la méthode ambulatoire ;
- patiente pouvant être accompagnée lors du rendez-vous d'administration de misoprostol et les heures qui suivent cette prise médicamenteuse ;
- grossesse de moins de 7 SA le jour de l'administration de mifépristone, prouvée par échographie montrant un sac gestationnel intra-utérin (obligatoire !) et éventuellement un βhCG positif.

Le protocole :

1re consultation J 1:

- diagnostic et datation de la grossesse ;
- explications complètes à la patiente et remise de la fiche d'information ;
- choix de la méthode et remplissage du dossier IVG à trois volets ;
- signer le certificat de la première consultation ;
- prescription d'une carte de groupe sanguin valable si la patiente ne la possède pas déjà ;
- donner la feuille avec les dates de RDV prévus.

2e consultation J 8 :

- confirmer le choix ;
- signer le certificat de 2e consultation ;
- faire signer le consentement pour IVG ambulatoire ;
- administrer un comprimé de mifépristone.

3e consultation J 10 à 9 heures du matin :

- encourager la patiente à rester accompagnée durant cette journée ;

– administration de deux comprimés de misoprostol per os ;

– prescription d'un traitement antalgique : Diantalvic® 2 gél. × 3 par jour ou Lamaline® 3 à 5 gélules par jour et d'un traitement anti-émétique : Primpéran® suppo. 1 à 3 fois par jour ;

– prescription d'une contraception orale, idéalement remboursée, à débuter le soir même ;

– remise à la patiente de la fiche de liaison et répéter les consignes (expliquer ce qui est normal : douleurs à type de crampes, saignements pendant 1 à 2 semaines, et ce qui est anormal et qui doit amener à consulter en urgence : saignements abondants, malaise, fièvre...). Une consultation rapide est également indiquée en l'absence de saignement ;

– si nécessaire : arrêt de travail ou certificat de consultation ;

– remplir la fiche DDASS anonyme et donner rendez-vous pour le contrôle J 25.

4e consultation J 25 :

– contrôle échographique ;

– choix et prescription d'une contraception adaptée.

ANNEXE 3

En-tête de l'établissement

Fiche de liaison

Nom Prénom .... Date de naissance ....

Adresse ....

Téléphone ....

Groupe sanguin : .... Poids et taille ....

Antécédents :

....

....

....

....

....

....

GROSSESSE ACTUELLE

Date des dernières règles : ....

Contraception ....

Motif de l'IVG ....

Échographie : ....

....

Date d'administration de la mifépristone ....

Date d'administration du misoprostol ....

En cas de problèmes intercurrents, veuillez contacter :

– Numéro de téléphone du service des consultations externes :

– Numéro de téléphone du service d'hospitalisation :

– Le médecin de garde de gynécologie ou numéro du standard téléphonique :

ANNEXE 4

Exemple de prescription à donner à la patiente le jour de l'administration du Misoprostol

En-tête de l'établissement

Lamaline, 1 boîte	3 à 5 gélules par jour
ou	
Diantalvic, 1 boîte	3 fois 2 gélules par jour
Primpéran, 1 boîte	1 à 3 suppo ou comprimés par jour si nausées
Minidril, 3 plaquettes	Débuter la pilule ce soir

ANNEXE 5

Madame ....

Vous venez de faire une demande d'IVG ambulatoire.

Je souhaite vous revoir le .... entre 9 h et 12 h.

Une troisième consultation doit avoir lieu le .... à 9 h.

Une visite de contrôle est obligatoire vers le ....

Pensez à vous munir de votre carte de groupe sanguin à chaque consultation.

Docteur..............................

Bibliographie

1. ANAES. Prise en charge de l'interruption volontaire de grossesse jusqu'à 14 semaines. Mars 2001.

2. Ashok PW, Penney GC, Flett GM, Templeton A. An effective regimen for early medical abortion: a report of 2000 consecutive cases. Hum Reprod, 1998; 13: 2962-2965.

3. Autry A, Jacobson G, Sandhu R, Isbill K. Medical management of non-viable early first trimester pregnancy. Int J Gynaecol Obstet, 1999; 67: 9-13.

4. Blayo C, Bourmeau A, Bureau A, Cesbron P, Delbes C, Gaymu J et al. Rapport sur la pratique de l'IVG en France. Paris : secrétariat d'État aux droits des femmes et à la consommation. ANCIC-INED, juin 1992.

5. Cameron ST, Glsier AF, Logan J et al. Impact of the introduction of a new medical methods on therapeutic abortions at the royal infirmary of Edinburgh. Br J Obstet Gynaecol, 1996; 103: 1222-1229.

6. Child TJ, Thomas J, Rees M, Mackenzie IZ. A comparative study of surgical and medical procedures: 932 pregnancy terminations up to 63 days gestation. Hum Reprod, 2001; 16: 67-71.

7. Cronemberger MF, De Castro Moreira D, Brunoni D et al. Ocular and clinical manifestations of Mobius' syndrome. J Pediatr Ophtalmol Strabismus, 2001; 38: 156-162.

8. Elul B, Hajri S, Ngoc NN et al. Can women in less-developed countries use a simplified medical abortion regimen? Lancet, 2001; 357: 1402-1405.

9. Elul B, Ellerston C, Winikoff B, Loyaji K. Side effects of mifepristone-misoprostol abortion versus surgical abortion. Data from a trial in China, Cuba and India. Contraception, 1999; 59: 107-114.

10. Gonzalez CH, Vargas FR, Perez AB, et al. Limb deficiency with or without Mobius sequence in seven brazilian children associated with misoprostol use in the first trimester of pregnancy. Am J Med Genet, 1993; 47: 59-67.

11. Gouk EV, Lincoln K, Khair A et al. Medical termination of pregnancy at 63 to 83 days gestation. Br J Obstet Gynaecol, 1999; 106: 535-539.

12. Guengant JP, Bangou J, Elul B, Ellerston C. Mifepristone-Misoprostol medical abortion: home administration of misoprostol in Guadeloupe. Contraception, 1999; 60: 167-172.

13. Hassoun D. Rapport sur la pratique de l'IVG en France. Dixièmes journées nationales d'études sur l'avortement et la contraception. Creil : ANCIC, 1993: p. 50- 63.

14. Jwarah E. Rupture of the uterus after 800 micrograms misoprostol given vaginally for termination of pregnancy. Br J Obstet Gynaecol, 2000; 107: 807.

15. Manouana M, Janky E. Interruption volontaire en ambulatoire. In : l'interruption volontaire de grossesse et sa prévention. Pons JC, Venditelli F, Lachcar P. Éd Masson, Paris, 2004, pp. 173-181.

16. Nisand I. L'IVG en France. Propositions pour diminuer les difficultés que rencontrent les femmes. Paris : Ministère de l'emploi et de la solidarité. 1999.

17. Pastuszak AL, Schuler L, Speck-Martins CE, et al. Use of misoprostol during pregnancy and Mobius'syndrome in infants. N. Engl. J. Med, 1998, 338: 1881-1885.

18. Peyron R, Aubeny E, Targosz Vet al. Early termination of pregnancy with mifepristone (RU 486) and the orally active prostaglandin misoprostol. N Engl J Med, 1993; 328: 1509-1513.

19. Schaff EA, Eisinger SH, Stadalius LS et al. Low-dose mifepristone 200 mg and vaginal misoprostol for abortion. Contraception, 1999; 59: 1-6.

20. Schaff EA, Fielding SL, Eisinger SH et al. Low-dose mifepristone followed by vaginal misoprostol at 48 hours for abortion up to 63 days. Contraception, 2000; 61: 41-46.

21. Schaff EA, Fielding SL, Westhoff C and al. Vaginal misoprostol administered 1, 2, or 3 days after mifepristone for early medical abortion: A randomized trial. JAMA, 2000; 284: 1948-1953.

22. Sitruk-Ware R, Davey A, Sakiz E. Fetal malformation and failed medical termination pregnancy. Lancet, 1998; 352: 323.

23. UK multicentre study group. The efficacy and tolerance of mifepristone and prostaglandin in termination of pregnancy of less than 63 days gestation; UK multicentre study-final résults. Contraception, 1997; 55: 1-5.

24. Vargas FR, Schuler-Faccini L, Brunoni D

et al. Prenatal exposure to misoprostol and vascular disruption defects : a case-control study. Am J Med Genet, 2000; 95: 302-306.

25. Vilain A, Mouquet MC. Les interruptions volontaires de grossesse en 2001. Etudes et résultats Paris : Ministère de la santé, de la famille et des personnes handicapées. Direction de la recherche des études de l'évaluation et des statistiques, décembre 2003, 279.

26. Wiebe ER. Choosing between surgical abortions and medical abortions induced with methotrexate and misoprostol. Contraception, 1997; 55: 67-71.

27. Winikoff B. Acceptability of medical abortion in early pregnancy. Fam Plann Perspect 1995; 27: 142-148.

L'interruption volontaire de grossesse hors établissement de santé par méthode médicamenteuse, en dix questions

PHILIPPE FAUCHER[1], DANIELLE HASSOUN[2]
(Paris – Saint-Denis)

Les décrets permettant l'application de la loi de juillet 2001 sur la réalisation des IVG hors établissement de santé sont parus récemment. En pratique, de nombreux praticiens souhaitant offrir cette possibilité à leurs patientes peuvent se trouver démunis face aux démarches à réaliser et aux procédures à suivre. La mise en pratique de l'IVG « à domicile » soulève de nombreuses interrogations auxquelles nous avons tenté de répondre de manière pratique par ces dix questions parmi les plus fréquemment posées :

1. **Quelles patientes éligibles pour l'IVG « à domicile » ? Comment informer ?**
2. **Comment faire le diagnostic de grossesse et la dater ?**
3. **Contre-indications des produits et de la méthode médicamenteuse ?**
4. **Quels sont les mécanismes d'action des produits ?**
5. **Comment se procurer les traitements ?**
6. **Comment prendre en charge les effets secondaires et prévenir les complications ?**
7. **Comment contrôler l'efficacité de l'avortement ?**
8. **Que dire et que faire en cas de grossesse évolutive ?**
9. **Que dire et que faire en cas de rétention trophoblastique ?**
10 **Quelles formalités administratives et juridiques de l'IVG en réseau « ville-hôpital » ?**

1. Hôpital Bichat-Claude Bernard – Paris
2. Hôpital Delafontaine – Saint-Denis (93)

QUESTION N° 1
QUELLES SONT LES PATIENTES ÉLIGIBLES ? COMMENT INFORMER LA PATIENTE SUR LE CHOIX DE LA MÉTHODE ET SON DÉROULEMENT ?

Quand une patiente a décidé de faire une interruption volontaire de grossesse, le choix de la méthode va dépendre de facteurs médicaux (terme de la grossesse, contre-indications) mais aussi de la préférence de la patiente. L'information doit alors permettre à la femme de prendre la décision la plus adaptée à sa situation en lui donnant des informations sur les avantages et les inconvénients de l'une et l'autre méthode. Si la femme opte pour l'avortement médicamenteux, il faudra alors lui en expliquer le déroulement et les contraintes que cela implique.

1. Aider à choisir une méthode d'interruption de grossesse

Les deux méthodes, médicamenteuse et instrumentale, sont efficaces et ont un taux de complications très bas dans les conditions sanitaires actuelles. Certaines femmes préfèrent un acte chirurgical ponctuel et redoutent les saignements et les douleurs induits par les médicaments. Pour d'autres, l'acte chirurgical, même de très courte durée et fait sous anesthé-

Comparaison des deux méthodes

Avortement médicamenteux	Avortement chirurgical
À partir de 4 SA	À partir de 6-7 SA
Jusqu'à 7 SA	Jusqu'à 14 SA
N'est pas invasif	Technique invasive
Évite l'anesthésie	Anesthésie locale ou générale
Durée de l'évacuation va de quelques heures à quelques jours	Durée de l'évacuation rapide
Succès : 95-98 %	Succès : 99 %
Les complications sévères sont rares	Les complications sévères sont rares mais peuvent inclure des complications mécaniques (plaie du col, perforation)
Durée du saignement : 10-13 jours	Durée du saignement : 8-10 jours
Douleur ++	Douleur +
Suivi +++	Suivi +
La patiente a un meilleur contrôle de la méthode	Le praticien a un meilleur contrôle de l'acte

sie locale, reste un geste invasif. Elles font alors le choix de l'avortement médicamenteux qu'elles jugent plus « naturel », préservant mieux leur intimité, leur permettant d'avoir un contrôle sur ce qui leur arrive.

I. Expliquer le protocole, le déroulement et les contraintes

Une feuille d'information écrite devra compléter l'information faite oralement.

• Expliquer comment et quand prendre le misoprostol.

Il faudra préciser :

- Le nombre de comprimés de misoprostol à prendre (2 comprimés) ;
- Le jour et l'heure de la prise (36 à 48 h après la mifépristone) ;
- La voie d'administration (généralement orale, parfois vaginale ou sublinguale).

• Expliquer clairement ce à quoi elle doit s'attendre afin de la rassurer :

- Moment de survenue et durée de l'expulsion ;
- Intensité de la douleur ;
- Durée des troubles digestifs ;
- Quantité et durée des saignements, passage des produits de conception.

• Prévoir la prescription d'antalgiques (paracétamol ou AINS) à utiliser si besoin ;

• Informer sur le taux d'échecs de la méthode et la possibilité d'une intervention chirurgicale si cela survient ;

• Insister sur l'importance de la visite de contrôle 2 à 3 semaines plus tard en sachant que :

> **➔ L'absence de saignement est le signe probable d'un échec (grossesse évolutive ou grossesse arrêtée non expulsée).**
> **➔ La présence d'un saignement même abondant n'affirme pas le succès de la méthode.**

• Informer sur les complications possibles et les symptômes qui doivent faire consulter en urgence ;

> **➔ Imprégner plus de deux serviettes hygiéniques maxi en une heure et ceci durant plus de deux heures.**
> **➔ Fièvre supérieure à 38°C persistante ou apparaissant plus de 6 à 8 heures après la prise du misoprostol.**
> **➔ Reprise d'un saignement abondant, même à distance de la prise des médicaments.**

• Donner les informations nécessaires en cas d'urgence (adresses, téléphones) ;

• Faire comprendre la nécessité de ne pas s'éloigner du centre référent (voyages) au cours de la première semaine ;

• Discuter de la contraception la mieux adaptée à leur vie amoureuse.

Quand débuter la contraception après un avortement médicamenteux ?

Méthode	Quand débuter ?
Œstroprogestatifs Progestatif (per os) Injectable, Implant	Le jour du misoprostol
Stérilet	Visite de contrôle si succès de la méthode
Préservatifs, spermicides	Dès les premiers rapports

Conclusion

L'avortement médicamenteux doit rester un choix des femmes. De l'information donnée dépend en grande partie la sécurité de la méthode. Cette information, qui prend certes du temps, rassure la patiente et permet d'éviter nombre d'appels et de consultations en urgence mais aussi un certain nombre de complications.

QUESTION N°2
COMMENT FAIRE LE DIAGNOSTIC PRÉCOCE DE LA GROSSESSE NORMALE ?

Porter précocement le diagnostic de grossesse normale permet de réaliser un avortement médicamenteux dans les meilleures conditions.

1. Diagnostic et évaluation d'une grossesse normale par la clinique

L'évaluation de l'âge gestationnel par la clinique repose sur l'interrogatoire qui recueille la date des dernières règles (DDR) et sur l'examen clinique qui permet l'évaluation du volume utérin. L'aménorrhée comme symptôme de la grossesse a une sensibilité de 63 à 68 % et une spécificité de 40 à 50 %. L'association à d'autres signes cliniques comme la tension mammaire ou les nausées améliore la prédictibilité de l'aménorrhée mais de façon insuffisante pour permettre aux cliniciens de porter le diagnostic de grossesse. L'examen clinique a une très bonne spécificité mais une mauvaise sensibilité ; l'obésité est un facteur limitant et il existe des sources d'erreur comme la rétroversion utérine et les fibromes.

2. Diagnostic et évaluation d'une grossesse normale par le dosage de βhCG

Le diagnostic biologique de la grossesse repose sur la recherche dans le sérum ou dans les urines de βhCG. Dans les urines, les tests actuels permettent de détecter des concentrations de βhCG à partir de 25 à 50 mUI/ml. Les résultats sont positifs chez 98 % des femmes 7 jours après l'implantation, soit au moment de l'absence des règles.

Le dosage quantitatif de βhCG dans le sérum n'est pas un examen performant pour la datation de la grossesse, même s'il est corrélé avec l'âge gestationnel en tout début de grossesse (Tableau I).

Tableau I. Surveillance hormonale de la grossesse (R. Scholler EMC 5015 A 10-11, 1980)

Semaine d'aménorrhée	Limite inf. de la normale	Limite sup. de la normale	Moyenne
3	10	180	
4	16	6 000	
5	550	15 000	3 000
6	2 400 – 7 000	70 000	28 000
7	10 000 – 25 000	130 000	57 000
8	30 000 – 46 000	190 000	94 000
9	35 000 – 48 000	160 000	87 000

3. Diagnostic et évaluation d'une grossesse normale par l'échographie

a. Diagnostic positif de la grossesse

En début de grossesse, l'échographie est le plus sûr moyen de confirmer une grossesse intra-utérine et de la dater. Elle permet d'améliorer la sécurité et l'acceptabilité de la méthode d'avortement médicamenteux dans la pratique de nouveaux dispensateurs. Par ailleurs, lorsqu'un appareil d'échographie est disponible dans la salle d'examen du gynécologue, son utilisation est confortable. L'identification précoce d'une grossesse intra-utérine par l'examen échographique repose sur la mise en évidence de trois structures : le sac gestationnel, la vésicule vitelline et l'embryon.

Le sac gestationnel

C'est la première structure visible en échographie vaginale, à partir de 5 SA (35 jours) pour un examinateur moyennement entraîné mais dès 4 SA (33 jours) pour un examinateur confirmé.

Diagnostic différentiel : le pseudo sac gestationnel

Ce piège échographique correspond soit à une hypertrophie endométriale entourant une hydro-hématométrie, soit à une caduque détachée avec épanchement central visible dans le cadre de la GEU.

Le seuil de visualisation du sac gestationnel

Le seuil de visualisation par échographie vaginale d'un sac gestationnel intra-utérin normalement évolutif se situe entre 4,5 et 5 SA, soit des valeurs de βhCG au-delà de 1000 UI/l. Au-delà de **1000** UI/l, le sac est presque toujours visible, sous réserve de disposer de bonnes conditions d'examen (Tableau II). Le taux « discriminatoire » se situe

Tableau II. D'après Ardaens et al. Apport de l'échographie dans le diagnostic de la grossesse extra-utérine. (J Gynecol Ostet Biol Reprod 2003; 32 (suppl au n°7): 3S28-3S38)

hCG	Échographie vaginale
<10 mUI/ml	Pas de grossesse
10-1000 mUI/ml	Œuf intra-utérin non visible
>1000-1500 mUI/ml (selon les auteurs)	Œuf normalement visible par voie vaginale
> 2500 mUI/ml	Œuf normalement visible par voie sus-pubienne
> 7000 mUI/ml	Œuf avec vésicule ombilicale
> 10 000 mUI/ml	Embryon avec activité cardiaque

plutôt autour de **3000** UI/l si on ne dispose que d'une échographie par voie sus-pubienne.

Pour les taux inférieurs à 1000 UI/l et sac gestationnel intra-utérin non visualisé, un contrôle biologique et échographique pratiqué trois jours plus tard permet de résoudre la majorité des situations.

La vésicule vitelline

À l'intérieur du sac gestationnel, la première structure individualisable est la vésicule vitelline vers 5 SA (38 jours), soit lorsque le diamètre moyen du sac gestationnel est supérieur à 8 mm. Sa présence à l'intérieur d'un sac gestationnel intra-utérin confirme le diagnostic de grossesse intra-utérine et exclut le diagnostic de grossesse extra-utérine (GEU), sauf dans les cas rarissimes de grossesse hétérotopique (coexistence d'une grossesse intra- et d'une grossesse extra-utérine). Cependant, dans environ 20 % des grossesses normales, la vésicule vitelline n'est pas mise en évidence par l'échographie. Son absence ne signe donc pas une anomalie du développement de la grossesse.

L'embryon

L'embryon peut être visualisé par une échographie vaginale à 6 SA comme une structure linéaire hyperéchogène au sein du sac gestationnel. Une activité cardiaque peut parfois être détectée sur un embryon de 2-3 mm et est normalement toujours détectable lorsque la longueur de l'embryon atteint 5 mm.

À retenir

- ➔ **Un sac ovulaire de plus de 10 mm doit normalement contenir une vésicule ombilicale ;**
- ➔ **Un sac ovulaire de plus de 16 mm doit normalement contenir un embryon vivant ;**
- ➔ **Un embryon de plus de 5 mm doit normalement présenter une activité cardiaque.**

b. Évaluation de l'âge gestationnel

La mesure du diamètre moyen du sac gestationnel est la méthode la plus précoce pour dater la grossesse. Cette mesure est prise à partir des marges internes du sac et dans au moins 2 ou 3 dimensions. Une table permet de corréler la mesure du diamètre moyen du sac à l'âge gestationnel (Tableau III). Cette mesure permet de dater la grossesse jusqu'à 7 SA. À partir de 7 SA, la mesure de la longueur craniocaudale (LCC) prend le relais de la mesure du diamètre du sac gestationnel.

Tableau III. Estimation de l'âge gestationnel d'après les mensurations échographiques

Semaines d'aménorrhée	Diamètre du sac (mm)	Longueur cranio-caudale (mm)
5,0	10	–
5,5	13	–
6,0	17	–
6,5	20	–
7,0	24	9
7,5	(27)	13
8,0	(31)	16
8,5	(34)	20
9,0	(38)	23
9,5	(41)	27
10,0	(45)	31

QUESTION N°3
QUELLES SONT LES CONTRE-INDICATIONS DES PRODUITS, DE LA MÉTHODE ET DE LA PRISE DU MISOPROSTOL À DOMICILE ?

Il existe des contre-indications aux produits utilisés mais également des circonstances dans lesquelles un avortement médicamenteux n'est pas indiqué.

1. Contre-indications des produits

En France, la mifépristone et le misoprostol ont obtenu l'autorisation de mise sur le marché dans l'indication d'interruption de grossesse. Les contre-indications de chacune de ces molécules sont référencées dans le dictionnaire *Vidal.*

Contre-indications de la mifépristone

Elles sont très rares :

- insuffisance surrénale chronique ;
- allergie connue à la mifépristone ou à l'un des constituants du comprimé ;

- asthme sévère non équilibré par le traitement ;
- porphyrie héréditaire.

Contre-indicationss du misoprostol

- hypersensibilité au misoprostol ou à l'un des excipients ;
- antécédents d'allergie aux prostaglandines.***Mise en garde et précautions d'emploi***

En l'absence d'études spécifiques, l'utilisation de mifépristone est généralement déconseillée dans les cas suivants :

- insuffisance hépatique ;
- insuffisance rénale ;
- malnutrition.

En raison de l'action antiglucocorticoïde de la mifépristone, l'efficacité d'un traitement chronique par les corticostéroïdes, y compris les corticostéroïdes inhalés dans l'asthme, pourrait être diminuée pendant 3 à 4 jours après la prise de Mifégyne®. Un ajustement thérapeutique peut être nécessaire.

En raison de la survenue de très rares accidents cardiovasculaires graves, tous survenus après administration d'un autre analogue de prostaglandine, la sulprostone a été retirée du marché en 1992 ; il est recommandé par mesure de précaution de ne pas recourir à cette méthode chez les femmes de plus de 35 ans et qui fument plus de 10 cigarettes par jour et chez celles qui ont des antécédents cardio-vasculaires. Cette précaution d'emploi persiste dans l'AMM de la mifépristone lorsqu'on l'associe au misoprostol mais n'est scientifiquement pas validée puisque le misoprostol ne présente pas d'effet délétère sur les coronaires.

2. Contre-indications de la méthode

Contre-indications médicales de la méthode

- Les troubles de la coagulation ou la prise d'un traitement anticoagulant ;
- L'anémie profonde ;
- La grossesse extra-utérine. (la mifépristone n'a pas d'action thérapeutique sur la grossesse ectopique) ;
- Stérilet en place (n'ayant pas pu être retiré).

Contre-indications psycho-sociales de la méthode

- Patiente ne comprenant pas les informations fournies ;

- Patiente ambivalente ayant besoin d'un délai de réflexion plus long ;
- Patiente isolée ;
- Patiente sans hébergement ;
- Impossibilité d'une visite de contrôle (voyage…).

3. Restrictions de l'utilisation du misoprostol à domicile (ANAES, 2001)

- **Terme de la grossesse supérieur à 7 SA**. Le risque hémorragique ne semble pas plus fréquent au-delà, mais l'hémorragie pourrait être plus sévère à des âges gestationnels plus avancés et les douleurs sont également plus importantes.
- **Distance importante entre le domicile de la patiente et le centre hospitalier référent** (délai de transport supérieur à 1 heure).
- **Les mineures sans autorisation parentale**.
- **Impossibilité d'être assistée par un proche à domicile**.

4. Cas particuliers

Allaitement

La mifépristone et le misoprostol sont susceptibles d'être éliminés dans le lait maternel. Aucune étude pharmacocinétique n'étant disponible, il est recommandé d'éviter la prise de ces produits pendant l'allaitement.

Anti-inflammatoires non stéroïdiens (AINS)

Bien que les AINS bloquent la synthèse des prostaglandines endogènes, ils ne bloquent pas un analogue de la prostaglandine exogène. Les AINS n'interfèrent donc pas avec l'action du misoprostol et peuvent être prescrits.

QUESTION N°4
QUEL EST LE MÉCANISME D'ACTION DES DROGUES ?

Les médicaments utilisés actuellement et qui ont l'autorisation de mise sur le marché en France sont la mifépristone associée au misoprostol.

1. La mifépristone

La mifépristone est un stéroïde de synthèse ayant des propriétés antiprogestérone puisqu'elle se lie fortement aux récepteurs de la progestérone sans les activer. La mifépristone a une affinité pour les récepteurs de la progestérone *cinq fois plus forte* que la progestérone elle-même mais, contrairement à cette dernière, elle est incapable d'activer les récepteurs et n'a donc pas les effets spécifiques de la progestérone. Lorsque les cellules sont en présence de multiples molécules de mifépristone, celles-ci occupent préférentiellement les récepteurs de la progestérone et l'action de celle-ci se trouve de ce fait inhibée. La mifépristone a également une affinité relative pour les récepteurs des autres hormones stéroïdes. Cette affinité pour les récepteurs des autres stéroïdes est de courte durée et n'a pas de traduction clinique.

Cinétique de la mifépristone

Après administration orale, la mifépristone est rapidement absorbée. La demi-vie du produit est d'environ 30 heures. Le pic plasmatique maximum survient 2 heures après l'administration et décroît de moitié entre 12 et 72 heures. La pharmacocinétique du produit est la même quelle que soit la dose au-dessus de 100 mg, et la concentration plasmatique totale durant les 72 premières heures est la même pour 200 mg et 600 mg. De plus, le taux du pic maximal est similaire après 100, 400, 600 et 800 mg administrés oralement.

La pharmacocinétique de la mifépristone montre que des doses faibles donnent des taux sanguins identiques aux doses plus fortes et seraient donc théoriquement aussi efficaces tout en diminuant les effets secondaires et le coût. Les essais cliniques confirment que l'efficacité de doses réduites de mifépristone (200 mg) est identique à celle de doses plus fortes (600 mg).

Dans les conditions physiologiques de la grossesse, la progestérone maintient le col utérin fermé et inhibe la contraction utérine, directement mais aussi en inhibant la sécrétion des prostaglandines de l'endomètre. La mifépristone, du fait de son activité antagoniste de la progestérone, stimule la production de prostaglandines au niveau utérin et le déclenchement d'une activité contractile. D'autre part, elle induit l'ouverture du col utérin.

2. Le misoprostol

Le misoprostol est la prostaglandine la plus utilisée et la plus étudiée dans cette indication depuis le début des années 1990. Il a été commercialisé initialement dans la prévention des ulcères gastriques, chez des patients prenant des anti-inflammatoires non stéroïdiens (AINS) au long cours. C'est un analogue de la prostaglandine E1 (PGE1) qui stimule la contractilité utérine en se liant aux récepteurs spécifiques dans le myomètre, ce qui déclenche des contractions, ramollit et ouvre le col de l'utérus. Le misoprostol agit également sur la contraction intestinale. Les effets secondaires digestifs (nausées, vomissements, diarrhée) décrits au cours de cette procédure sont ainsi directement liés à cette action. Il peut être administré par voie orale, vaginale et sublinguale. L'action préalable de la mifépristone potentialise les effets d'une dose plus basse de prostaglandine sur la contractilité du myomètre. L'action conjointe de la mifépristone suivie 36 à 48 h plus tard par une prostaglandine, jusqu'à 63 jours d'aménorrhée, induit ainsi une interruption de grossesse dans 92 à 98 % des cas.

La cinétique du produit dépend de la voie d'administration. Par voie orale, le pic sérique maximum survient 30 minutes après l'administration et décroît rapidement en 2 heures. Par voie vaginale, le pic est maximum au bout de 80 minutes et reste relativement haut durant 4 heures. En sublingual (le comprimé est à laisser fondre sous la langue durant 10 à 15 minutes), le pic est plus élevé et aussi rapide que la voie orale et reste haut au moins deux heures.

Le mécanisme d'interruption de grossesse précoce par mifépristone et misoprostol est le suivant :

- ➔ **Au niveau de l'endomètre, la séparation du chorion et du trophoblaste aboutissant à une baisse de βhCG avec une lutéolyse secondaire ;**
- ➔ **Au niveau du myomètre, une augmentation de sa contractilité par effet propre de la mifépristone, par augmentation de la sensibilité aux prostaglandines et augmentation de leur synthèse endogène ;**
- ➔ **Au niveau du col, le ramollissement directement et par l'intermédiaire des prostaglandines.**

L'ensemble de ces actions aboutit à l'arrêt de la grossesse et à l'expulsion de l'œuf.

QUESTION N° 5
COMMENT SE PROCURER ET ADMINISTRER LES DROGUES ?

C'est au médecin de ville de se procurer les drogues qu'il pourra ensuite administrer à sa patiente.

1. Se procurer les médicaments

Pour s'approvisionner en médicaments nécessaires à la réalisation de l'interruption volontaire de grossesse, le médecin passe commande à usage professionnel auprès d'une pharmacie d'officine. Cette commande, rédigée dans les conditions prévues à l'article R. 5194, indique en outre le nom de l'établissement de santé, public ou privé, avec lequel il a conclu la convention.

Le prix TTC de la boîte de trois comprimés de mifépristone (Mifégyne®) que se procure le médecin est fixé à 76,37 euros.

Le misoprostol existe en pharmacie sous deux formes :

- Le Gymiso® dont le prix est de 15,37 euros pour 2 comprimés et qui possède l'AMM pour l'interruption de grossesse médicamenteuse ;
- Le Cytotec® dont le prix est de 19,19 euros pour 60 comprimés.

2. Administrer les médicaments

Le médecin va délivrer à la patiente les médicaments qu'il s'est procuré. Il percevra un forfait dont le montant est fixé à 191,74 euros (aucun dépassement d'honoraires n'est autorisé). Outre la prise en charge des médicaments, ce forfait couvre la consultation au cours de laquelle le médecin reçoit le consentement de la patiente, les consultations d'administration de la mifépristone et du misoprostol et la dernière consultation de contrôle, soit **4 consultations**.

Administration de la mifépristone

Posologie : la prise d'un seul comprimé (200 mg) est recommandée par les experts de l'ANAES. Cette posologie est aussi efficace que celle de 3 comprimés (600 mg) indiquée par l'AMM.

Voie d'administration : voie orale uniquement.

En cas de vomissements dans la demi-heure suivant l'administration de la mifépristone (situation rare), il est nécessaire de reprendre une dose.

Administration du misoprostol

Suivant l'AMM du Gymiso®, la posologie est de 400 microgrammes, soit 2 comprimés en une prise par voie orale 36 à 48 heures après la prise de la mifépristone (pour l'ANAES, la voie vaginale peut également être utilisée dans le cadre de l'avortement médicamenteux. La voie sublinguale a fait récemment l'objet de nombreuses publications et semble également très efficace).

En cas de vomissements dans la demi-heure suivant l'administration de la mifépristone, il est nécessaire de reprendre une dose, cette fois-ci par voie vaginale. Il faut donc penser à remettre à la patiente 2 comprimés supplémentaires « de dépannage ».

La nécessité de donner une seconde dose de 2 comprimés de misoprostol en l'absence de saignements et de douleurs 3 heures après la première prise a été proposée mais n'a jamais été validée scientifiquement.

Remarque : Suivant l'arrêté du 23 juillet 2004, la prise du misoprostol doit se faire lors d'une consultation médicale. Or les recommandations professionnelles validées par l'ANAES indiquent que « les comprimés de misoprostol doivent être confiés à la patiente pour qu'elle les prenne à domicile 36 à 48 heures plus tard »...

Prescription d'antalgiques

Une prescription d'antalgiques sera faite de façon systématique pour une utilisation en cas de besoin (voir question n° 6).

Prescription des γglobulines anti-D

La prévention de l'iso-immunisation rhésus chez les femmes rhésus négatif est recommandée par l'ANAES dans les 72 heures qui suivent la prise de la mifépristone. Une ampoule de Natéad® 100 µg sera administrée en intraveineux par le médecin ou par une infirmière de ville.

NB : Les formalités administratives et juridiques, ainsi que les éléments nécessaires au fonctionnement du réseau, seront décrites à la question n° 10

QUESTION N° 6
COMMENT PRENDRE EN CHARGE LES EFFETS SECONDAIRES ET PRÉVENIR LES COMPLICATIONS ?

Au cours d'un avortement médicamenteux, il existe un continuum entre les effets indésirables et les complications, et la sécurité de la méthode va dépendre aussi de l'information qui a été donnée aux patientes. Il est important que la patiente connaisse les possibles effets secondaires et leur durée, et que le médecin ait prévu une prescription afin de les calmer. Il est aussi important pour la sécurité que la patiente sache à partir de quand contacter le médecin ou le service des urgences.

1. Effets secondaires

Les effets secondaires dans l'avortement médicamenteux sont peu importants et de courte durée, ne nécessitant pas ou peu d'interventions.

Les douleurs et les saignements font en fait partie du processus et sont toujours présents mais d'intensité très variable. Les autres effets secondaires sont les troubles gastro-intestinaux, les troubles de la thermorégulation (frissons, fièvre), les malaises et les céphalées.

Douleurs

Leur intensité varie considérablement d'une femme à une autre, allant d'une intensité faible ou nulle à sévère. Il existe un pic d'intensité juste après la prise de misoprostol (1 à 3 heures) correspondant à la cinétique du produit. La douleur décroît et commence à disparaître peu après l'expulsion complète. Elle est proportionnelle au terme de la grossesse et directement corrélée à la dose de misoprostol administrée. Elle perdure de façon moins intense dans les jours suivant l'expulsion, avec des périodes de douleurs et de coliques expulsives. L'expulsion se complète ainsi parfois sur plusieurs jours. La persistance de la douleur ou l'apparition à distance d'une douleur associée ou non à d'autres symptômes (saignements abondants ou fièvre) doit faire rechercher une complication.

L'utilisation d'antalgiques est recommandée soit de façon systématique en même temps que l'administration de misoprostol, soit à la demande.

Les antalgiques non opiacés, paracétamol ou anti-inflammatoire non stéroïdien (AINS), sont dans la majorité des cas suffisants. Des « petits remèdes » comme la bouillotte chaude, le massage abdominal peuvent aussi soulager la douleur.

Saignements

C'est l'élément le plus important de la surveillance. Des métrorragies abondantes sont quasi systématiques, mais deviennent une complication si elles sont cataclysmiques et nécessitent alors un geste chirurgical.

Le saignement peut démarrer dans les heures suivant la prise de la mifépristone et, dans 5 % des cas, l'expulsion se fera avant que ne soit administré le misoprostol.

Dans la majorité des cas, le saignement démarre entre 1/2 heure et 10 heures après la prise du misoprostol (2-4 heures en moyenne) ; l'expulsion se fait dans la moitié des cas dans les 4 heures qui suivent la prise du misoprostol.

Que peut-on considérer comme un saignement « normal » au cours de l'avortement médicamenteux ?

Le volume du saignement peut varier d'un saignement équivalent ou inférieur à celui de règles normales à un volume supérieur à des règles normales. La période de saignement très abondant ne doit pas excéder 2 à 4 heures. Ce saignement est accompagné le plus souvent de caillots lors de l'expulsion et l'œuf est parfois visible.

La durée moyenne du saignement est de 10 à 13 jours en moyenne mais peut aller jusqu'à 60 jours.

La majorité des demandes et des appels sont liés aux saignements et il faut alors trier ce qui nécessite une prise en charge en urgence ou ce qui peut permettre de rassurer la patiente.

Troubles gastro-intestinaux

Nausées, vomissements et diarrhée sont directement liés à l'action du misoprostol sur les fibres intestinales. Ils surviennent dans l'heure qui suit la prise du misoprostol et sont de faible intensité et de courte durée (1-2 heures). Ils nécessitent exceptionnellement un traitement.

Troubles de la thermorégulation (fièvre, frissons)

Ils sont directement liés à la prostaglandine et sont de courte durée (1-3 heures). Toute température supérieure à 38°C au-delà de cette durée ou survenant plus de 12 heures après la prise de misoprostol doit être explorée afin de vérifier l'absence d'infection.

Autres troubles (céphalée, malaise)

Ces symptômes sont décrits par moins d'un quart des patientes. Il est difficile de savoir si les drogues en sont responsables ou plus simplement le processus d'expulsion. Ils sont limités dans le temps et spontanément résolutifs. Un traitement symptomatique est suffisant en général.

Signes qui doivent faire consulter en urgence

- ➔ **Imprégner plus de deux serviettes hygiéniques maxi en une heure et ceci durant plus de deux heures ;**
- ➔ **Fièvre supérieure à 38°C persistante ou apparaissant plus de 6 à 8 heures après la prise du misoprostol ;**
- ➔ **Aucun saignement survenant dans les 24 h suivant la prise de misoprostol (penser à une grossesse extra-utérine ou à une grossesse évolutive).**

2. Complications

Les complications au cours de l'avortement médicamenteux sont l'hémorragie nécessitant un geste hémostatique, voire une transfusion, et l'infection. La persistance de la grossesse et l'avortement incomplet sont des échecs de la méthode et leur prise en charge seront traités dans les chapitres suivants.

Hémorragie

Le taux d'hémorragies nécessitant une transfusion est estimé de 0 à 0,2 % et celui d'hémorragies nécessitant une aspiration à 0,3-2,6 % selon les études. Ces hémorragies surviennent le plus souvent à distance de la prise du misoprostol. L'hospitalisation après administration du misoprostol, qui était la règle, ne se justifie pas : le misoprostol ne présente pas de risque délétère sur l'appareil cardio-vasculaire et le risque hémorragique ne survient que rarement dans les 3 à 4 heures qui suivent la prise. Sur le plan légal, si l'administration des deux médicaments doit se faire devant le médecin ou une personne déléguée, l'hospitalisation n'est plus obligatoire depuis la loi de juillet 2001.

Infection

L'infection est une complication rare de l'avortement médicamenteux (autour de 0,9 %). Dans la littérature, l'infection est souvent mal documentée et des variations dans le diagnostic de l'infection selon les régions rendent difficile l'interprétation des résultats. La majorité des infections retrouvées en post-abortum consistent en une endométrite. La prescription d'antibiotiques est souvent faite sans diagnostic véritable mais en présomption d'une éventuelle infection.

La voie vaginale pour le misoprostol a été incriminée, mais une revue de la littérature n'apporte pas de preuve d'une augmentation du risque infectieux de cette voie.

Les effets secondaires au cours de l'avortement médicamenteux sont d'intensité modérée et de courte durée. Les complications sont rares et ne sont pas plus fréquentes que lors d'un avortement chirurgical à terme égal. La prise en charge est la même que pour un avortement spontané. L'avortement médicamenteux est une méthode sure et efficace, à condition de savoir intervenir ni trop tôt ni trop tard et de privilégier la symptomatologie clinique par rapport aux examens complémentaires

Il y a une réelle importance à bien informer les femmes du déroulement de la méthode, à prendre le temps d'expliquer les signes qui doivent les alerter et de leur donner les adresses nécessaires en cas d'inquiétude ou d'urgence.

QUESTION N° 7
COMMENT CONTRÔLER L'EFFICACITÉ DE L'AVORTEMENT ?

L'efficacité de l'IVG médicamenteuse doit impérativement être vérifiée lors d'une consultation de contrôle à effectuer entre 14 et 21 jours suivant la réalisation de l'avortement.

I. L'interrogatoire et l'examen clinique

L'interrogatoire de la patiente cherche à savoir si la patiente a expulsé la grossesse :

Y a-t-il eu des douleurs ? La survenue de douleurs pelviennes rythmées « comme des douleurs de règles » témoigne que la méthode a induit des contractions utérines. Certaines patientes cependant expulsent la grossesse sans ressentir de douleurs.

Y a-t-il eu des saignements ? L'abondance des saignements est variable, en règle générale au moins aussi importante que des règles. Si l'absence totale de saignement signe l'échec de la méthode, on peut voir des patientes saigner beaucoup sans expulser la grossesse.

Y a-t-il eu visualisation de l'œuf ? Dans le cas d'une expulsion à domicile, il ne faut pas demander systématiquement à la patiente de retrouver l'œuf parmi les pertes sanguines. En revanche, il faut informer la patiente de l'intérêt de rechercher l'œuf pour évaluer l'efficacité de la méthode si elle s'en sent psychologiquement capable.

Y a-t il eu une disparition des signes sympathiques de grossesse ? La disparition des signes sympathiques est en faveur de l'arrêt de la grossesse tout comme la persistance de ces signes témoigne souvent de la persistance d'une grossesse évolutive.

L'examen clinique cherche essentiellement à apprécier le volume utérin. Un utérus de volume normal est en faveur du succès de la méthode. À l'inverse, la perception d'un utérus augmenté de volume, gravide, témoigne de la persistance très probable d'une grossesse évolutive.

Si la patiente se plaint de douleurs pelviennes, de fièvre, de leucorrhées, l'examen au spéculum et le toucher vaginal recherchent les signes cliniques en faveur d'une endométrite (douleur à la mobilisation utérine, leucorrhées pathologiques).

À RETENIR

L'état clinique de la patiente lors de la visite de contrôle est l'élément capital pour évaluer l'efficacité de la méthode. La persistance d'une grossesse évolutive peut se déduire très souvent de l'interrogatoire et de l'examen clinique. De la même façon, une patiente qui va bien, dont les signes de grossesse ont disparu, ne se plaignant ni de douleurs pelviennes ni de fièvre, dont les saignements sont modérés ou absents doit être considérée comme un succès de la méthode. La preuve définitive du succès est apportée par un dosage quantitatif de hCG ou par une échographie pelvienne.

2. Le dosage de βhCG plasmatique

Après l'administration de la mifépristone, le taux de βhCG continue de progresser jusqu'à la prise de misoprostol. Après la prise du misoprostol, la courbe d'élimination de βhCG du plama est biphasique : on observe une décroissance rapide dans les 48 premières heures suivie d'une élimination plus lente avec un taux indétectable, atteint vers la 7e-8e semaine.

Le contrôle de l'efficacité de l'avortement peut être fait par la mesure quantitative du taux de βhCG résiduel au moment de la visite de contrôle entre J 14 et J 21, rapporté au taux initial.

Ainsi en fonction de la valeur du taux résiduel de βhCG, trois situations se dégagent :

Le taux résiduel est nettement supérieur au taux initial

Cette situation évoque une grossesse persistante, facilement confirmée par l'examen clinique ou par une échographie pelvienne.

Le taux résiduel est inférieur à 20 % du taux initial

Le succès de la méthode est hautement probable, quasiment certain si le taux est inférieur à 1 % du taux initial.

➔ Aucun contrôle supplémentaire ne doit être demandé sous réserve que l'état clinique soit bon.

Le taux résiduel est supérieur à 20 % du taux initial

On peut suspecter dans cette situation une grossesse arrêtée non expulsée ou une rétention trophoblastique.

➔ Il faut demander une échographie pelvienne qui permettra de guider la conduite à tenir.

3. L'échographie pelvienne

L'échographie montre une ligne de vacuité utérine

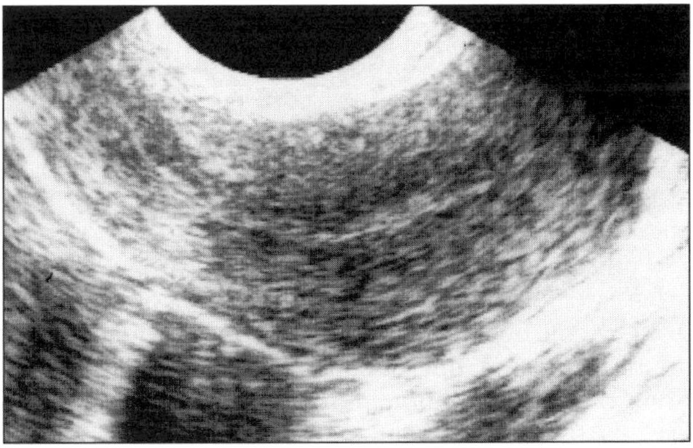

Dans la majorité des cas, la mise en évidence de la ligne de vacuité utérine signe un avortement complet et le succès de la méthode.

L'échographie montre un endomètre épais

C'est un piège de l'échographie de contrôle d'un avortement médicamenteux. La muqueuse utérine est épaissie. On peut aussi distinguer par endroits de petites images de quelques millimètres de diamètre, hyper ou hypo-échogènes, correspondant à des « débris » sanguins ou déciduaux. Il ne faut pas porter le diagnostic excessif de rétention trophoblastique.

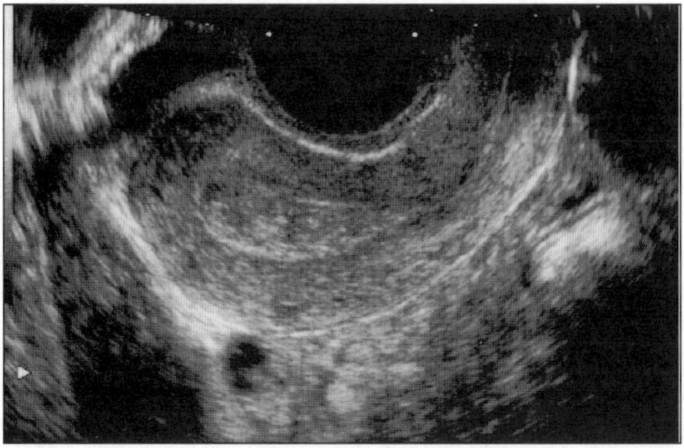

Cette image doit être considérée comme habituelle dans les suites d'un avortement médicamenteux et, si la patiente est en bon état clinique, ne pas conduire à pratiquer une aspiration chirurgicale ni à reconvoquer la patiente pour une nouvelle échographie. La surveillance devant ce type d'image sera clinique.

QUESTION N°8
QUE DIRE ET QUE FAIRE EN CAS DE GROSSESSE ÉVOLUTIVE ?

La persistance et la poursuite de la grossesse au cours d'un avortement médicamenteux survient dans 1-3 % des cas selon les études et les protocoles.

La patiente doit être informée de cette éventualité et de la possibilité d'une intervention chirurgicale si cela survient. Il convient d'insister sur l'importance de la visite de contrôle 2 à 3 semaines plus tard.

Le diagnostic en est en général simple, basé sur l'interrogatoire et l'examen clinique ; le taux élevé de βhCG plasmatique et l'échographie ne font que confirmer ce diagnostic.

L'évacuation par aspiration est alors proposée et doit être faite rapidement afin d'éviter à la patiente une situation pénible. Elle ne présente pas de caractère particulier d'autant que le terme est encore précoce (9-10 SA) si le diagnostic est fait lors de la visite de contrôle. Elle peut être faite sous anesthésie générale ou sous anesthésie locale selon le choix de la patiente.

Si la patiente décide de poursuivre cette grossesse (ce qui survient dans de très rares cas) ou si le diagnostic a été retardé, il faut alors informer la patiente des données disponibles sur la tératogénicité des produits.

Mifépristone et tératogénicité

Les données de la littérature ont montré que le risque de tératogénicité n'existait pas pour la mifépristone. Aucun effet tératogène n'a été observé chez le rat ou la souris exposés à ce produit pendant le développement fœtal.

Misoprostol et tératogénicité

Les études chez l'animal n'ont pas mis en évidence d'effet tératogène mais une fœtotoxicité à doses élevées. En clinique, il n'existe pas actuellement de données pertinentes pour évaluer un éventuel effet malformatif du misoprostol. Cependant, quelques cas de grossesses exposées dans le cadre d'une automédication évoquent un effet délétère du misoprostol utilisé dans ces conditions : anomalies des membres, de la mobilité fœtale et des paires crâniennes. À ce jour, la possibilité d'un risque malformatif n'est donc pas exclue.

Conclusion

Si la patiente souhaite conserver sa grossesse, les données actuellement disponibles sont limitées pour justifier une interruption systématique de grossesse. Dans ce cas, une surveillance échographique prénatale soigneuse sera établie.

QUESTION N° 9
QUE DIRE ET QUE FAIRE EN CAS DE RÉTENTION OVULAIRE OU TROPHOBLASTIQUE ?

1. L'échographie montre une grossesse arrêtée non expulsée

L'échographie retrouve un sac gestationnel intra-utérin mais avec un embryon non visible ou avec un embryon dont on ne peut déceler d'activité cardiaque. On peut également observer une irrégularité des bords du sac gestationnel voire un décollement trophoblastique. Deux attitudes sont possibles : l'aspiration chirurgicale ou l'administration de misoprostol, sachant que le succès du traitement médical est inconstant (56 à 9 % selon les études). Le protocole semblant le plus efficace dans l'état actuel des connaissances est une dose de 800 µg de misoprostol dans le cul de sac vaginal postérieur. Le choix entre ces deux attitudes sera guidé par le choix de la patiente et la symptomatologie clinique.

2. L'échographie montre des images de rétention trophoblastique

Cette situation est en pratique la plus difficile à gérer. Contrairement à l'aspect d'endomètre épaissi avec débris précédemment décrit, l'échographie permet dans ce cas d'identifier dans la cavité utérine des images hyperéchogènes de plusieurs millimètres de diamètre, distinctes de l'endomètre, associées parfois à des plages liquidiennes, faisant suspecter une véritable rétention de tissu trophoblastique. Cet aspect est le plus péjoratif et est associé significativement avec un échec de la méthode. La mesure antéropostérieure des images hyperéchogènes intra-utérines est importante. Si cette mesure est inférieure à 15 mm, l'abstention thérapeutique est la règle, **sous réserve que l'état clinique soit satisfaisant** ; la patiente peut être rassurée et aucun contrôle n'est nécessaire.

Si la mesure des images hyperéchogènes est supérieure à 15 mm, deux attitudes sont possibles sur le modèle de la prise en charge des rétentions dans les fausses couches spontanées :

Une attitude active : l'idée générale est de déclencher à nouveau des contractions utérines afin de provoquer l'expulsion du matériel trophoblastique retenu à l'intérieur de la cavité utérine. Il est donc possible de traiter médicalement ces cas de rétention survenant dans les suites d'une IVG médicamenteuse. L'administration d'une dose de 600 µg en une seule prise par voie orale montre une efficacité de 70 à 90 % sans majorer les risques hémorragiques ou infectieux.

Une attitude attentiste : l'expectative montre un taux de succès variant de 80 à 100 % des cas. Un simple contrôle échographique après les règles peut être proposé.

Une aspiration chirurgicale sera réalisée à tout moment de cette procédure en cas de complications, ou à la demande de la patiente.

QUESTION N° 10
QUELLES SONT LES FORMALITÉS ADMINISTRATIVES ET JURIDIQUES DE L'IVG DANS LE CADRE D'UN RÉSEAU VILLE-HÔPITAL ?

1. Principes généraux

– Ces interruptions volontaires de grossesse ne peuvent être réalisées que dans le cadre d'une convention conclue entre un médecin et un établissement de santé public ou privé. Cette convention doit être conforme à la convention type annexée au décret du 3 mai 2002. Elle est établie pour une durée d'un an et est renouvelée chaque année par tacite reconduction à la date anniversaire. La convention peut être dénoncée à tout moment, par l'une ou l'autre des parties contractantes, par une lettre motivée, envoyée en recommandé avec accusé de réception. La dénonciation prend effet une semaine après réception de la lettre recommandée.

– Une copie des conventions sera transmise, pour information, par l'établissement de santé à l'agence régionale de l'hospitalisation ainsi qu'aux directions départementales des affaires sanitaires et sociales dont il relève, et par le médecin au conseil départemental de l'Ordre des médecins, au conseil départemental de l'Ordre des pharmaciens et à la caisse primaire d'assurance maladie dans le ressort de laquelle il exerce, ou leurs équivalents compétents pour Mayotte et Saint-Pierre-et-Miquelon.

– Ces interruptions volontaires de grossesse sont exclusivement réalisées par voie médicamenteuse et ce jusqu'à la fin de la cinquième semaine de grossesse.

– Le médecin effectue ces interruptions volontaires de grossesse et assure le suivi de la femme conformément aux recommandations professionnelles validées par l'Agence nationale d'accréditation et d'évaluation en santé (ANAES).

– Le médecin justifie d'une expérience professionnelle adaptée, soit par une qualification universitaire en gynécologie, soit par une pratique régulière des interruptions volontaires de grossesse médicamenteuses dans un établissement de santé, attestée par le directeur de cet établissement sur justificatif présenté par le responsable médical concerné.

2. Ce que doit faire le médecin de ville

La consultation préalable à l'IVG

– Le médecin informe la patiente sur les différentes méthodes d'interruption volontaire de grossesse et sur leurs éventuelles complications.

– En cas de doute sur la datation de la grossesse ou sur l'existence d'une grossesse extra-utérine, le médecin adresse la patiente à l'établissement qui prend toutes les mesures adaptées à l'état de cette dernière.

– Le médecin rappelle à la femme la possibilité de rencontrer une personne ayant satisfait à une formation qualifiante en conseil conjugal ou toute autre personne qualifiée dans un établissement ou organisme agréé. Cet entretien est obligatoire si la femme est mineure.

– Le médecin délivre à la femme une information complète sur la contraception et les maladies sexuellement transmissibles.

– Le médecin précise par écrit à la femme le protocole à respecter pour la réalisation de l'interruption volontaire de grossesse par mode médicamenteux. **Une feuille d'information** est nécessairement remise à la patiente.

– Le médecin invite la femme à se faire accompagner par la personne de son choix, notamment à l'occasion des consultations au cours desquelles sont administrés les médicaments.

Réalisation de l'IVG

La prise des médicaments nécessaires à la réalisation de l'interruption volontaire de grossesse est effectuée en présence du médecin, d'où l'obligation faite par le législateur de deux consultations. (voir question n° 5).

Le médecin recueille le consentement écrit de la femme. Il ne peut accepter cette confirmation qu'après l'expiration d'un délai d'une semaine suivant la première demande de la femme (Article L. 2212-5 du code de Santé publique). Le laboratoire qui commercialise la Mifégyne® édite un **feuillet de consentement à l'IVG** et à la prise des médicaments ; un exemplaire de ce consentement est remis à la patiente, l'autre est conservé dans le dossier médical.

Le médecin doit par ailleurs :

– informer la femme sur les mesures à prendre en cas de survenue d'effets secondaires ;

– s'assurer que la femme dispose d'un traitement analgésique ;

– s'assurer que la patiente peut se rendre dans l'établissement de santé signataire de la convention dans un délai de l'ordre d'une heure.

Il lui remet :

• **un document écrit dans lequel est indiqué l'adresse précise et le numéro de téléphone** du service concerné de l'établissement de santé signataire de la convention ;

• **une fiche de liaison**, définie conjointement avec l'établissement de santé signataire de la convention, contenant les éléments utiles de son dossier médical.

Après l'administration des médicaments nécessaires à la réalisation de l'interruption volontaire de grossesse, le médecin transmet à l'établissement **une copie de la fiche de liaison** contenant les éléments utiles du dossier médical de la patiente. Il conserve dans le dossier médical ***les attestations de consultations préalables*** à l'interruption volontaire de grossesse (compte rendu de la consultation préalable à l'IVG et attestation d'entretien social si la femme est mineure) ainsi que ***le consentement écrit*** de la femme à son interruption de grossesse. Il adresse à l'établissement de santé ***les déclarations anonymisées*** des interruptions volontaires de grossesse qu'il a pratiquées.

La consultation de contrôle

Cette consultation a lieu au minimum dans les quatorze jours et au maximum dans les vingt et un jours après la prise de la mifépristone. En cas de doute sur la vacuité utérine, le médecin adresse la patiente à l'établissement qui prend toutes les mesures adaptées à l'état de cette dernière.

3. Ce que doit faire l'établissement de santé

– L'établissement de santé s'assure que le médecin participant à la pratique des interruptions volontaires de grossesse médicamenteuses dans le cadre de la présente convention satisfait aux conditions prévues ;

– L'établissement de santé s'engage à répondre à toute demande d'information liée à la pratique de l'interruption volontaire de grossesse par voie médicamenteuse présentée par le médecin ;

– L'établissement de santé organise des formations visant à l'actualisation de l'ensemble des connaissances requises pour la pratique des interruptions volontaires de grossesse par mode médicamenteux ;

– L'établissement de santé s'engage à accueillir la femme à tout moment et à assurer la prise en charge liée aux complications et échecs éventuels. Il s'assure, en tant que de besoin, de la continuité des soins délivrés aux patientes ;

– L'établissement de santé effectue chaque année une synthèse quantitative et qualitative de l'activité d'interruption volontaire de grossesse par voie médicamenteuse, réalisée dans le cadre de la présente convention. Cette synthèse est transmise au médecin signataire de la convention et au médecin inspecteur régional de santé publique.

Patchs, anneaux, implants... : les nouvelles contraceptions hormonales

O. Graesslin, F. Dedecker, F. Grolier, C. Quereux*
(Reims)

INTRODUCTION

Les femmes qui souhaitent une contraception efficace et sûre ont aujourd'hui bien plus d'options qu'il y a encore quelques années.

Chacune de ces options doit être soigneusement considérée en fonction des besoins et du profil de chaque patiente. Il y a approximativement en France chaque année 200 000 grossesses non planifiées qui sont interrompues (IVG). Une partie de ces interruptions volontaires de grossesse est liée à une faible compliance des patientes aux moyens de contraception classique. On en veut pour preuve le taux d'arrêts des contraceptifs oraux combinés au cours de la première année d'utilisation qui est de l'ordre de 30 à 50 %. Ce taux important est aussi bien lié aux effets indésirables de la contraception orale qu'à la nécessité quotidienne de prise de la pilule. Une étude de l'INSERM (U 569) menée par Nathalie Bajos sur les raisons des échecs de la prise de pilule montre une inadéquation des solutions contraceptives proposées à la vie quotidienne de certaines femmes, à certaines périodes de leur vie.

* Institut Mère Enfant Alix de Champagne – Centre Hospitalier Universitaire
45 rue Cognacq-Jay – 51092 REIMS CEDEX
E-mail : ograesslin@chu-reims.fr

Les développements récents en matière de contraception offrent la possibilité d'améliorer significativement l'observance en autorisant un traitement hebdomadaire ou mensuel, voire annuel. Ces méthodes ne sont pour l'instant utilisées que par une très faible partie de la population. Ces méthodes, qui peuvent combiner le confort d'une contraception à long terme avec un profil de tolérance comparable à la contraception orale combinée, pourraient amener des progrès intéressants dans les choix contraceptifs de nos patientes.

I. LES CONTRACEPTIFS TRANSDERMIQUES

Le patch contraceptif estroprogestatif Evra® est le premier patch à utiliser la voie transdermique en contraception. Dans les essais cliniques, ce patch a montré une efficacité comparable à celle des contraceptifs oraux ainsi qu'une sécurité d'utilisation identique. Les résultats montrent également que la compliance thérapeutique des patientes est supérieure aux autres systèmes du fait d'une application unique par semaine. Ce patch contraceptif permet d'éviter l'effet de premier passage hépatique. Ses effets secondaires sont similaires à ceux observés lors de l'utilisation d'une contraception orale combinée, en dehors des quelques réactions locales observées chez certaines patientes au niveau du site d'application du patch.

Le principe de patch transdermique a été développé pour répondre à différents besoins dans le domaine de la santé, aussi bien le sevrage tabagique que le traitement de la douleur. L'une des autres applications est le traitement hormonal substitutif de la ménopause où certaines études ont montré que près de 80 % des femmes ont une préférence pour les patchs transdermiques comportant des œstrogènes comparativement aux autres formes, en particulier orale.

1. Description

Le patch contraceptif a une surface de 20 mm^2 et délivre quotidiennement une dose de 150 µg de norelgestromine et 20 µg d'éthinylestradiol pendant les 7 jours où il est porté. Chaque patch contient au total 6 mg de norelgestromine et 0,75 µg d'éthinylestradiol. Ce patch est formé d'un système matriciel fin avec 3 couches. Une des couches contient un film flexible de polyester au milieu duquel sont fixés les composants actifs (éthinylestradiol et norelgestromine). La troisième couche est composée d'un film polyester qui protège le dispositif pendant son stockage et est retiré juste avant l'application.

2. Compliance

La compliance des patientes avec ce patch a été évaluée par plusieurs études multicentriques qui ont comporté plus de 4600 femmes dont plus de 3300 ont reçu le patch. Deux des trois études comparatives ont évalué le patch versus une contraception hormonale combinée classique (4, 15), et la troisième étude n'était pas comparative (29). Ces essais ont permis de montrer que la compliance était significativement augmentée avec les patchs par rapport à la contraception orale, respectivement 88,2 % vs 77,7 % de bonne observance.

3. Efficacité

L'efficacité du patch contraceptif évaluée dans les études cliniques a été bien établie (cf. tableau I). L'index de Pearl est évalué à 0,88. Dans un essai clinique randomisé (4) chez 811 patientes utilisatrices de patchs totalisant 5240 cycles comparées à 605 patientes prenant une pilule œstroprogestative classique et totalisant 4167 cycles, le taux de grossesses est de 1,2 % années-femmes versus 2,18 % années-femmes. L'indice de Pearl est de 0,70 per protocole et de 0,88 en intention de traiter, et donc meilleur que celui d'une pilule triphasique classique (IP = 1,24, IC à 95 % : 0,19-2,33).

L'efficacité plus importante pourrait être liée à la meilleure compliance du groupe utilisateur de patch. En analyse multivariée, le taux de grossesses ne varie pas significativement selon l'âge ou la race ou

Tableau I. Efficacité contraceptive du patch transdermique D'après Zieman et al. (34)

Étude	Cycles (n)	Grossesses (n)	Index de Pearl (ITT) *	Index de Pearl (pp) **
Smallwood	10 994	6	0,71	0,59
Hedon	5 921	4	0,88	0,66
Audet	5 240	5	1,24	0,99
Total	22 155	15	0,88	0,70

* ITT : intention de traiter

** pp : per protocole

pour les patientes dont le poids est inférieur à 90 kg. Pour les patientes dont le poids dépasse 90 kg et concernant de ce fait environ 3 % de la population étudiée, il y a eu un taux plus important de grossesses (34).

Des études rétrospectives récentes semblent montrer que le poids est responsable d'un taux d'échecs plus important chez les patientes prenant une contraception œstroprogestative classique (16). Du fait de ces constatations, il semble important que les professionnels de santé amenés à traiter de problèmes de contraception prennent en compte ce paramètre dans le choix de la méthode.

Le développement folliculaire et l'incidence d'une ovulation sont significativement plus faibles avec la voie transdermique qu'avec la voie orale (22), sans doute du fait de la diffusion constante de la voie transdermique, plus inhibitrice que la diffusion de type pic/vallée de la pilule.

4. Profil des utilisatrices

Le profil des patientes utilisant ce nouveau type de contraception est variable. Une enquête concernant 200 000 utilisatrices questionnées par téléphone, par mail ou par Internet a permis de montrer que 53 % des femmes étaient mariées et 47 % célibataires (11). Il y a autant de femmes ayant des enfants que de femmes sans. Deux femmes sur trois utilisant des patchs avaient au préalable une contraception par œstroprogestatifs oraux. Plus de 60 % de ces femmes utilisaient une autre contraception depuis au moins un an et près de 40 % d'entre elles avaient utilisé une autre méthode de contraception depuis trois ans ou plus. Seules 14 % des femmes utilisant des patchs n'avaient pas de moyen de contraception avant d'utiliser ce moyen.

L'acceptabilité est bonne chez l'adolescente. Elle a été testée chez 50 adolescentes de 15 à 18 ans durant 3 mois (24) au terme desquels 87,1 % d'entre elles utilisent correctement Evra®, 77 % ont une opinion positive (« pas besoin d'y penser », « facile à cacher », « facile de s'en souvenir »). Néanmoins, les mentions légales du *Vidal* rappellent que ce dispositif n'a été évalué que dans les tranches d'âge de 18 à 45 ans.

5. Effets indésirables

Selon le RCP européen, le timbre n'a pas une meilleure tolérance sur le plan de l'hémostase ou du métabolisme que la contraception orale (3), ce qui est compréhensible puisqu'il s'agit du même type de molécules utilisées.

Les effets indésirables suivants ont été notés (cf. tableau II) : mastodynies, céphalées, nausées, infections des voies aériennes supérieures, crampes, douleurs abdominales, réaction locale au site d'application ; de fait environ 20 % des utilisatrices de timbres présentent une réaction au point d'application, ennui qui a conduit à 2 % des arrêts de traitement (29).

Tableau II. Effets indésirables du patch contraceptif. D'après Audet et al. (4)

Effets secondaires	Patch %	Contraception orale %	p
Mastodynies	19	6	< 0,001
Céphalées	22	22	0,95
Réaction cutanée	20	NR	NR
Nausées	20	18	0,34
Douleurs abdominales	8	8	0,85
Dysménorrhée	13	10	0,04

Ces effets adverses sont les mêmes que ceux qui sont observés chez les patientes prenant une contraception hormonale combinée, bien que les mastodynies au début du traitement soient plus fréquentes. Globalement, selon la méta-analyse de la *Cochrane Library*, la tolérance semblait un peu moins bonne qu'avec la pilule, les femmes interrompant plus souvent leur traitement avec le motif d'un effet indésirable (OR 2,3 à 2,8 selon l'essai), essentiellement du fait de l'effet sur les mastodynies.

Les études cliniques ont cependant montré que ces effets indésirables diminuaient de façon sensible au-delà du 3e cycle d'utilisation des patchs (4).

6. Adhésivité du patch

Dans les essais cliniques, il a été montré que le patch avait un très bon pouvoir d'adhérence et que sur plus de 70 000 patchs appliqués, seuls 4,7 % d'entre eux ont dû être changés parce qu'ils s'étaient partiellement ou complètement détachés (4).

Si un détachement partiel ou complet s'observe, le système ne délivre pas suffisamment d'hormones. Cependant, même dans des conditions « extrêmes » de chaleur, d'humidité, de froid ou d'exercice, le patch conserve un bon pouvoir d'adhérence.

7. Utilisation du patch en pratique

Il faut éviter tout contact avec la surface adhésive après que le feuillet protecteur a été retiré. Le patch doit être appliqué sur une peau propre, saine et sèche, et ne pas être appliqué sur une peau irritée ou rasée ni sur les seins.

Les lotions, les crèmes, les poudres ou le maquillage ne doivent pas être appliqués sur la région où le patch doit être appliqué.

Il faut maintenir une pression d'une dizaine de secondes sur le patch pour assurer une adhérence satisfaisante. La patiente doit s'assurer quotidiennement de l'intégrité du patch et de l'absence de détachement partiel ou complet.

Les sites d'application recommandés sont le bas-ventre, la face externe du bras, la partie haute du torse en dehors des seins et la fesse.

En cas de *détachement*, événement relativement peu fréquent, et s'il n'est que partiellement détaché, la patiente peut tenter de le réappliquer au même endroit. S'il n'adhère plus, il faut réutiliser un nouveau patch et maintenir les dates de changement qui étaient prévues. Si le patch a été détaché depuis plus de 24 h ou depuis une durée indéterminée, la patiente n'est plus protégée contre la grossesse et elle doit redémarrer un cycle en appliquant un nouveau patch. Une contraception mécanique doit être associée pendant la première semaine. Elle changera alors de premier jour de changement du patch.

En cas *d'oubli de changement* de patch, celui-ci conserve encore 48 heures après les 7 jours prévus de maintien en place une efficacité contraceptive. Au-delà des 48 heures « supplémentaires », la contraception n'étant plus assurée de façon parfaite, la patiente doit recommencer un nouveau cycle en appliquant un nouveau patch et en changeant le premier jour d'application du patch. Il faut y associer une contraception mécanique la première semaine.

Au total

Vendu chaque mois à près de 20 000 unités, le patch, dont la visibilité rassure plus qu'elle ne gêne, a une efficacité comparable à la pilule mais moins aléatoire car moins exposée aux oublis d'absorption. Son coût moyen de 13 euros/mois est pour certaines un frein alors que d'autres sont séduites par la nouveauté très « tendance ». Toutefois, cela reste une contraception œstroprogestative avec ses contre-indications et ses effets secondaires.

II. L'ANNEAU VAGINAL

La voie vaginale d'administration des hormones est très prometteuse. Elle est actuellement sous-utilisée.

Les anneaux vaginaux à usage contraceptif ont été initialement développés dans les années 1960. À cette époque, la mise au point de ce type de moyen contraceptif se heurtait à des problèmes techniques, en particulier liés au fait que la libération des hormones stéroïdes contenues dans les anneaux ne permettait pas le maintien de taux sériques stables.

Dans les années 1980, un anneau vaginal contenant du lévonorgestrel a été mis au point mais son développement a été arrêté du fait d'un impact négatif sur les lipoprotéines.

La mise sur le marché le 5 avril 2004 d'un anneau vaginal par la société Organon replace au cœur de l'actualité ce type de système qui offre de nombreux avantages.

Les points forts de cette technologie sont : l'absorption rapide des hormones stéroïdes au travers de l'épithélium vaginal, la libération constante d'un taux stable de stéroïdes, l'insertion et le retrait de l'anneau vaginal par la patiente elle-même, le maintien en place possible de l'anneau vaginal et l'absence de gêne lors des rapports sexuels (retrait de l'anneau toutefois possible, maximum pendant 2 heures).

1. Les aspects techniques

L'anneau vaginal Nuvaring® est composé d'une matrice en polymére d'éthylène d'acétate de vinyl. Sa taille est de 54 mm et son diamètre de section de 4 mm (cf. fig. 1). Les hormones sont placées dans le centre de l'anneau et sont progressivement libérées dans le vagin et de façon constante. Ces hormones passent alors dans la circulation systémique au travers des nombreux plexus artériels et veineux contenus dans la muqueuse vaginale.

Figure 1. L'anneau vaginal Nuvaring®

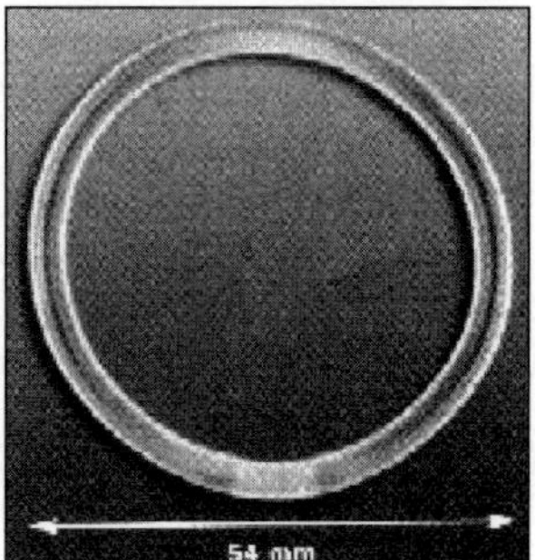

L'un des avantages de cet anneau vaginal est qu'il peut être inséré et retiré par la patiente elle-même. Après la délivrance du produit par la pharmacie, l'anneau doit être utilisé dans les 4 mois et peut être conservé à température ambiante.

Les autres formes de contraception de longue durée telles que les implants ou les stérilets doivent être insérés par des médecins. L'apprentissage de l'utilisation de l'anneau est assez simple. La combinaison d'un œstrogène et d'un progestatif, comme dans les contraceptifs oraux, est considérée comme la méthode hormonale contraceptive optimale.

2. Efficacité contraceptive

L'anneau vaginal est aussi efficace que la contraception œstroprogestative orale, en assurant une inhibition de l'ovulation. Si l'utilisation est satisfaisante, les taux de grossesses se situent entre 1 et 2 % années-femmes (31). Roumen rapporte seulement 6 grossesses survenant dans une population de 1145 femmes traitées avec l'anneau vaginal Nuvaring® (23). Ces grossesses sont probablement liées à une mauvaise compliance des patientes durant le cycle de conception. L'indice de Pearl est de 0,4 à 0,65 (IC à 95 % : 0,08-1,2) dans les études européennes. Il est de 1,3 aux États-Unis, différence qui s'explique par un niveau d'observance différent entre les deux continents.

Le schéma préconisé avec l'anneau vaginal contenant de l'étonogestrel et de l'éthinylestradiol est le port de l'anneau durant trois semaines suivies d'une semaine sans anneau. Lors du premier cycle d'utilisation, l'anneau vaginal est placé entre le 1er et le 5e jour du cycle et est laissé en place pendant trois semaines. Au terme de ces trois semaines, l'anneau est retiré et l'hémorragie de privation s'en suit. L'anneau suivant est inséré après une semaine d'intervalle libre.

D'autres protocoles ont été étudiés afin d'améliorer le contrôle des cycles et certains auteurs ont proposé l'utilisation de l'anneau pendant 26 jours avec un intervalle libre de 4 j.

En relais d'une pilule œstroprogestative, il sera inséré au plus tard le jour suivant l'intervalle habituel sans comprimé. Après l'ablation d'un implant, il est conseillé de l'utiliser dès le jour de retrait de l'implant et, sous contraception microprogestative, il peut être inséré à tout moment. Après un avortement du 1er trimestre ou une IVG, l'insertion peut

Tableau III. Efficacité contraceptive de l'anneau vaginal

Indice de Pearl (ITT) *	0,6	0,24-1,4	12 109
Indice de Pearl (PP) **	0,4	0,08-1,2	9 880

* ITT : intention de traiter
** pp : per protocole

avoir lieu immédiatement alors qu'après un accouchement on conseillera d'attendre 4 semaines pour l'insertion.

Il est facile avec ce type de produit de retarder les règles : il suffit de mettre un anneau à la suite du précédent sans respecter la semaine habituellement sans anneau. Par contre, il n'est pas recommandé d'utiliser ce protocole au long cours du fait de la survenue fréquente et gênante de saignements.

On peut aussi raccourcir le cycle pour des raisons de calendrier, en retirant prématurément l'anneau, mais on augmente alors le risque de survenue d'absence de règles ou de *spottings*.

Le retour à la fertilité est rapide à l'arrêt, avec en particulier retour de l'ovulation à J 19 après 2 cycles d'utilisation de l'anneau (21).

3. Pharmacocinétique

Plusieurs études cliniques réalisées aux Pays-Bas ont permis de préciser la pharmacocinétique de Nuvaring® (30). 16 patientes traitées avec cet anneau qui délivre 120 µg d'étonogestrel et 15 µg d'éthinylestradiol par jour durant 3 semaines ont été comparées à des patientes prenant une contraception œstroprogestative orale contenant 150 µg de désogestrel et 30 µg d'éthinylestradiol. Les concentrations moyennes d'étonogestrel et d'éthinylestradiol ont été les suivantes : 1578 et 19,1 pg/ml respectivement la première semaine, 1476 et 18,3 pg/ml la deuxième semaine, 1374 et 17,6 pg/ml la troisième semaine. L'augmentation des taux est rapide après l'insertion de l'anneau et l'on observe une faible décroissance au cours du cycle. Comparativement à une pilule œstroprogestative, le moment où la concentration maximale est obtenue est retardé avec l'anneau par rapport à la pilule classique, et les concentrations maximales sont plus faibles avec l'anneau qu'avec la pilule qui délivre par ailleurs 2 fois plus d'éthinylestradiol.

La dominante de Nuvaring® est donc l'obtention de taux sériques d'hormones constants tout au long des 3 semaines, sans les pics quotidiens observés sous pilule et avec délivrance de doses plus faibles d'hormones qu'avec un contraceptif oral.

4. Profil des saignements

La caractéristique est un excellent contrôle du cycle. Les saignements irréguliers ont concerné, dans l'étude de Roumen, 2,6 à 6,4 % des cycles considérés, ce qui est plus faible que sous pilule (23). Cela concerne essentiellement des *spottings*. La plupart des patientes avaient des cycles réguliers avec des saignements menstruels durant la période d'intervalle libre d'une durée de 4,7 à 5,3 jours.

5. Sécurité clinique

a. Cytologie cervicale

Des études colposcopiques ont été réalisées dans différents essais cliniques afin de déterminer si l'anneau vaginal avait un impact défavorable sur le col et la cytologie cervicale. Fraser (12) a étudié le vagin de femmes utilisant l'anneau vaginal et a relevé un érythème vaginal dans 4,1 % des cas, associé à des érosions dans 2,5 % des cas. Cependant des constatations similaires ont été faites dans des groupes contrôles chez des patientes sexuellement actives qui utilisent un autre moyen de contraception que l'anneau vaginal (érythème rapporté dans 2,9 % des cas, érosions dans 1,6 % des cas). Roumen rapporte un taux de cytologies cervicales anormales chez 1,8 % des patientes alors qu'il est de 2,8 % dans la population contrôle (23). Ces études suggèrent que l'anneau vaginal n'a pas d'effet délétère sur la cytologie cervicale. Il ne modifie pas par ailleurs l'écosystème vaginal.

b. Effets indésirables, contre-indications

L'anneau vaginal semble bien toléré. Il n'y a pour l'instant pas suffisamment de données concernant le suivi à long terme des patientes utilisant ce type de contraception et il est souhaitable d'étendre à ce type de dispositif les contre-indications appliquées pour les contraceptifs oraux combinés, car c'est une contraception œstroprogestative. De la même façon il existe un risque d'interaction médicamenteuse avec les inducteurs enzymatiques dont il faut tenir compte, chez les épileptiques en particulier, selon leur traitement. Par contre, l'utilisation d'antimycosiques n'altère pas l'efficacité ni la tolérance de l'anneau.

Les effets indésirables sont par ailleurs sensiblement identiques par rapport aux femmes utilisant une contraception orale combinée classique (cf. tableau IV). Globalement chaque effet

Tableau IV. Effets indésirables observés chez 2322 femmes traitées par l'anneau vaginal Nuvaring® (10)

Effets indésirables	n	%
Céphalées	135	5,8
Vaginites	130	5,6
Leucorrhées	111	4,8
Problèmes liés à l'anneau	103	4,4
Prise de poids	93	4
Nausées	74	3,2
Irritabilité	64	2,8
Mastodynies	61	2,6
Dysménorrhée	60	2,6
Inconfort vaginal	56	2,4
Acné	46	2

est rapporté par 5 à 6 % des femmes. Les effets indésirables sont de type nausées, vomissements, céphalées, symptômes gastro-intestinaux. Les leucorrhées sont également fréquentes mais ne sont pas d'origine infectieuse. Ces effets indésirables sont rarement responsables de l'arrêt de cette méthode contraceptive.

L'anneau vaginal ne semble pas modifier de façon significative le lipidogramme, bien que l'on puisse observer une modeste augmentation du taux de cholestérol ou des triglycérides. Il n'a pas d'effet significatif sur le métabolisme des hydrates de carbone. Son effet sur les paramètres de la coagulation est minime, du même type que celui de la contraception œstroprogestative orale.

6. Acceptabilité, compliance

L'anneau vaginal, parce qu'il ne nécessite qu'un geste mensuel, a démontré une excellente observance.

Original par sa voie d'administration, à première vue surprenante pour les patientes, l'anneau s'avère cependant facile à utiliser, l'insertion et le retrait ne posant pas de problème particulier pour la majorité (> 95 %) des utilisatrices qui sont rassurées de savoir que Nuvaring® est efficace quelle que soit sa position dans le vagin (ce n'est pas une contraception mécanique comme un diaphragme). 83 % des femmes ne signalent aucune gêne occasionnée par la présence de l'anneau, ce qui est logique car les 3/4 supérieurs du vagin où est positionné l'anneau ont une sensibilité tactile faible, comparable à celle de l'utérus ou des ovaires. Lors des rapports sexuels, 7 hommes sur 10 déclarent ne pas ressentir la présence de l'anneau et, parmi les couples qui l'ont senti pendant le rapport, peu d'entre-eux l'ont perçu comme un problème. Au 3e cycle d'utilisation, le taux de satisfaction globale est élevé (96 %) (10).

L'observance des patientes avec Nuvaring® est satisfaisante (90,8 % des cycles étudiés, selon Roumen).

7. Autres anneaux en développement

Il existe un anneau vaginal contenant de la progestérone, qui est utilisé pour la contraception durant la lactation au Chili et au Pérou. Il est également utilisé dans certains protocoles de fécondation in vitro.

Des anneaux vaginaux contenant de la nestorone (NES), associée ou non à de l'éthinylestradiol, sont en cours de développement, leur efficacité étant a priori prolongée sur une durée d'un an (25, 28).

La nestorone est un progestatif puissant de la classe des 19-norpregnanes, dénué d'effets androgéniques ou estrogéniques et à fort pouvoir anti-ovulatoire.

Les anneaux contenant de la nestorone sont à base d'un copolymère de diméthylsiloxane/vinylméthylsiloxane. Ils ont un diamètre extérieur de 56 mm et une section de 8,8 mm de diamètre. Les stéroïdes contenus dans cet anneau sont diffusés de façon stable et lente pendant un an.

Anneaux diffusant de la nestorone seule

Les anneaux diffusant de la nestorone seule à diverses doses (50, 75 ou 100 µg/j) ont été étudiés chez 180 femmes pendant 6 mois. Celui qui diffuse 100 µg/j de NES a le taux d'inhibition de l'ovulation le plus élevé et le taux le plus faible de saignements irréguliers après 6 mois d'utilisation. Cet anneau s'accompagne d'un taux sérique d'estradiol compris entre 300 et 400 pmol/l (équivalent à celui d'une phase folliculaire précoce d'un cycle normal). Un anneau diffusant 50 µg/j de NES a été étudié chez 50 femmes dans le post-partum avec allaitement (20). Il n'y a pas eu de grossesse durant cette étude qui a duré un an (correspondant à 350 mois d'observation) et 80 % des femmes ont été aménorrhéiques. Le taux de continuation de ce contraceptif fut de 40 % à 12 mois.

Anneaux vaginaux diffusant de la nestorone et de l'éthinylestradiol

Trois anneaux estroprogestatifs diffusant de la NES+EE sont destinés à être mis en place dans le vagin 3 semaines sur 4. Ces anneaux s'accompagnent d'un très bon contrôle du cycle et sont bien tolérés cliniquement.

Au total

Le profil de la patiente « anneau vaginal » est celui d'une femme souhaitant une contraception faiblement dosée, efficace et bien tolérée, d'utilisation simple, ayant eu des problèmes d'observance avec la contraception orale ou qui a une médiocre tolérance digestive avec la pilule. Mais comme pour toute nouveauté, il faut un temps d'explication et de compréhension.

III. LES IMPLANTS CONTRACEPTIFS

Les implants contraceptifs sous-cutanés qui libèrent de faibles taux sériques de progestatifs sont utilisés depuis maintenant plus de 30 ans. Ils sont quasiment aussi efficaces dans la prévention de la grossesse que la stérilisation tubaire et n'ont pas d'effet délétère sur le plan de la santé. Ce sont des moyens acceptables pour bien des couples qui souhaitent une contraception, bien qu'ils soient responsables d'un taux non négligeable de saignements irréguliers.

1. Les différents dispositifs

Le premier implant sous-cutané, Norplant®, comprenait 6 capsules de silastic contenant du lévonorgestrel. La commercialisation de Norplant® a été cependant récemment arrêtée.

Implanon® (Organon) est un implant mesurant 40 mm de long et 2 mm de diamètre, composé d'une membrane à base d'éthylène vinyl acétate (EVA) et contenant un noyau avec 68 mg d'étonogestrel (3-céto-désogestrel), métabolite actif du désogestrel. Il a une affinité élevée pour le récepteur à la progestérone et très faible pour les récepteurs aux androgènes. Son index de sélectivité est élevé. Sa demi-vie d'élimination moyenne est de 25 heures. Il a un impact faible et transitoire sur la SHBG et possède un effet anti-ovulatoire puissant.

2. Pharmacodynamique

Après insertion de l'implant, le pic d'étonogestrel obtenu est en moyenne de 800 pg/ml et est atteint 1 à 13 jours après l'insertion. Les taux circulants d'étonogestrel sont suffisants pour inhiber l'ovulation dès la première journée qui suit l'insertion. L'implant libère en moyenne 67 µg d'étonogestrel par jour avec une décroissance progressive sur les trois ans d'utilisation. Les taux sériques d'étonogestrel sont de 813 pg/ml au 4e jour pour atteindre 156 pg/ml la troisième année (6, 9).

3. Mécanisme d'action

L'implant permet d'inhiber le pic ovulatoire de LH tout en maintenant la sécrétion de base de LH et de FSH. L'efficacité de ce système est liée à l'inhibition de l'ovulation mais également à l'épaississement du mucus cervical et à l'atrophie endométriale qui est générée. Il persiste cependant des structures folliculaires avec une sécrétion d'estradiol (les taux de 17 β-estradiol circulant sont similaires à ceux observés lors de la phase folliculaire, c'est--à-dire de l'ordre de 200 à 300 picomoles/litre) (9).

4. Efficacité

L'efficacité de l'implant a été évaluée par plusieurs études. Bennink ne rapporte aucune grossesse pour 5629 années-femmes d'utilisation (6). De même, Croxatto et Makarainen ne rapportent aucune grossesse dans leur étude (9). L'indice de Pearl est évalué entre 0,00 à 0,08. Il s'agit aujourd'hui de l'un des moyens de contraception les plus efficaces que nous ayons à notre disposition.

La durée d'efficacité est classiquement de 3 ans, sauf chez les patientes obèses pour lesquelles l'implant n'est considéré comme efficace que pour une durée de 2 ans.

Les rares cas de grossesse observés étaient attribués à des problèmes d'insertion (non mise en place !) dans 77 % des cas, non respect du moment de la pose (après J 5) dans 10 % des cas et probable interaction médicamenteuse dans 7,6 % des cas.

5. Effets secondaires

Dans une étude comparative entre Implanon® et Norplant®, Zheng montre qu'il y a moins de saignements avec Implanon® qu'avec Norplant® mais un taux plus important d'aménorrhées (33). Les saignements sont plus irréguliers avec Implanon® qu'avec Norplant® comme le montre Affandi (2).

Les saignements irréguliers restent le problème le plus fréquent et le plus ennuyeux de cette modalité contraceptive et sont fréquents au début du traitement. Les saignements irréguliers constituent incontestablement un désagrément que certaines patientes jugent inacceptable. Informer de ce risque avant la pose de l'implant paraît donc indispensable, sachant que ces saignements irréguliers sont la première cause d'interruption de ce type de contraception.

Le profil de saignements des patientes sous Implanon® est cependant variable, avec environ 25 % de patientes qui vont devenir aménorrhéiques, 30 % de patientes auront des saignements peu fréquents, 5 % de patientes des saignement fréquents et 15 % de patientes des saignements prolongés. 25 % des patientes auront des cycles réguliers (26).

Le traitement des saignements fréquents ou irréguliers sous implant, liés à des modifications endométriales, peut fait appel aux anti-inflammatoires non stéroïdiens tel que l'acide méfénamique (Ponstyl®) avec lequel une étude randomisée en double aveugle contre placebo est en cours de réalisation.

L'un des effets indésirables notés par ailleurs est l'existence d'une prise de poids qui, dans l'étude de Croxatto (9) en 2000, en évalue la fréquence à une patiente sur 5 avec une augmentation de plus de 10 % de l'index de masse corporelle. Dans d'autres études, la prise de poids est similaire (26, 32). Cet effet peut aussi être responsable d'un changement de modalité contraceptive

Une activité folliculaire peut persister malgré l'inhibition de l'ovulation, des kystes fonctionnels peuvent se développer, en particulier chez les patientes présentant une dystrophie ovarienne où ce mode de contraception n'est pas recommandé.

Il n'y a pas d'effet délétère sur la masse osseuse du fait d'une sécrétion résiduelle d'estradiol et cet implant peut, dans ces conditions, être prescrit aux jeunes femmes n'ayant pas encore atteint leur pic de minéralisation osseuse.

Les autres effets indésirables notés sont rapportés dans le tableau V.

La tolérance des patientes vis-à-vis des effets indésirables de cet implant dépend pour beaucoup de leur origine géographique et donc des « habitudes » culturelles.

Tableau V. Effets indésirables d'Implanon®
D'après Urbancsek (32)

Effets indésirables	Fréquence
Acné	15 %
Mastodynies	9,1 %
Céphalées	8,5 %
Prise de poids	6,4 %
Douleurs abdominales	4,3 %
Vertiges	2,9 %
Troubles de la libido	2,9 %
Douleurs d'insertion	2,6 %
Instabilité émotionnelle	2,5 %
Nausées	2 %

6. Les contre-indications

La tolérance métabolique d'Implanon® est satisfaisante, cet implant n'ayant pas d'effet notable sur l'hémostase, les lipides ou la fonction hépatique. On note une insulinorésistance modérée et inconstante sans modification de la glycémie.

Les contre-indications sont celles des traitements progestatifs ou de la contraception progestative. Par ailleurs, les femmes connues pour des troubles du cycle, des difficultés avec leur poids, des problèmes d'acné ou de pilosité, de fréquentes céphalées ou encore une tendance dépressive ne sont pas de bonnes utilisatrices potentielles d'implant. Les adolescentes, plus promptes à interrompre une méthode au moindre ennui, ne sont pas les meilleures candidates à ce mode de contraception, par ailleurs conseillé entre 20 et 40 ans.

7. Insertion, en pratique

L'insertion de l'implant est réalisée au niveau du bras non dominant, à 6 cm du pli du coude, au niveau du sillon bicipito-tricipital. L'anesthésie locale peut être assurée par un patch anesthésique ou une injection sous-cutanée. L'insertion se fait à l'aide d'un applicateur, par une technique de retrait de l'inserteur (et non une technique d'injection) et doit être impérativement sous-cutanée, tangentielle au plan cutané (il faut assurer une insertion superficielle et éviter une insertion profonde qui compliquerait singulièrement la procédure de retrait). Mascarhenas a montré que l'insertion ne prenait pas plus de 1 mn 10 sec (19).

Le moment de l'insertion doit être choisi de façon optimale, pour garantir l'efficacité dès l'insertion. Pour une femme sous contraception hormonale, l'insertion se fera de J 1 à J 5 du cycle. Pour les femmes sous contraception œstroprogestative, l'insertion se fait le jour suivant le dernier comprimé actif ou au plus tard le 8e jour. Pour les femmes sous contraception progestative orale, l'implant sera inséré à l'arrêt de la contraception. Pour les femmes sous contraception progestative injectable, l'insertion se fera à la date de l'injection suivante. L'insertion dans le post-partum peut se faire de J 21 à J 28.

La réversibilité de ce moyen contraceptif est rapide et se fait dans les semaines qui suivent l'ablation de l'implant.

8. Retrait de l'implant

Le retrait est simple et rapide dans la majorité des cas ; il se fait par une courte incision (2 à 3 mm) après anesthésie locale ; il prend environ 2 mn (19). Il peut être éventuellement suivi d'une nouvelle insertion d'implant.

Les centres nationaux de pharmacovigilance indiquent que les cas notifiés de suspicion de migration ou de problèmes de retrait ou de pose surviennent avec une fréquence de l'ordre de 1 cas pour 10 000 pour chaque type d'événement et que dans les PSUR (*Product Summary Update Report*) l'incidence mentionnée est de 0,047 % (ANAES (3)).

Le retrait de l'implant ne doit jamais s'effectuer en urgence. Il faut être certain de la localisation avant de commencer le retrait, ce qui ne pose la plupart du temps aucun problème particulier. En cas de difficultés à la localisation de l'implant qui n'est pas ou plus palpé, c'est l'échographie qui permettra la plupart du temps un repérage précis (en utilisant si possible une sonde à haute fréquence et en repérant l'image indirecte du cône d'ombre en coupe transversale). L'implant n'étant pas radio-opaque, la radiographie n'a aucun intérêt. L'IRM est un complément d'examen quelquefois utile, mais l'échographie réalisée par un clinicien expérimenté suffit dans la grande majorité des cas. Si malgré tout la localisation de l'implant échoue par ces méthodes, il reste possible de pratiquer un dosage sérique de l'étonogestrel pour être certain de sa présence (ou de son absence) (7).

Au total

Les qualités premières de l'implant sont l'absence de risque d'inobservance tant que l'implant est en place et une efficacité proche de celle de la stérilisation.

Il peut être proposé en première intention pour ces avantages ou plus souvent en seconde intention du fait d'une contre-indication à la pilule, ou après une IVG conséquence d'une inobservance contraceptive.

Dans tous les cas, il reste à apprécier l'acceptabilité potentielle des possibles saignements ou de l'aménorrhée, ce qui nécessite de longues et patientes explications (*counselling*).

La satisfaction globale des patientes sous Implanon® reste cependant importante (83 %) (26).

IV. CONTRACEPTION INJECTABLE

Il s'agit d'une contraception injectable mensuelle contenant 25 mg d'acétate de médroxyprogestérone (MPA) et 5 mg de cypionate d'estradiol (E_2C), commercialisée sous le nom de Lunelle®, mais qui n'est pas encore disponible en France. Cette contraception permet, par le biais d'une injection mensuelle, une contraception efficace ayant un profil de tolérance comparable à la contraception orale combinée.

1. Mécanisme d'action et pharmacocinétique

Comme d'autres contraceptions utilisant des stéroïdes sexuels (excepté le dispositif intra-utérin libérant un progestatif), cette combinaison est efficace sur le plan contraceptif essentiellement par inhibition de l'ovulation.

Lorsque l'on s'intéresse au dosage de l'acétate de médroxyprogestérone, celui-ci est détecté 24 heures après l'injection et devient indétectable approximativement 60 jours après la dernière injection. Les taux d'estradiol (pic) observés 3 à 4 jours après l'injection sont similaires au taux observé en phase pré-ovulatoire chez les femmes ayant une ovulation normale. Ces taux d'estradiol sont maintenus pendant au moins deux semaines puis décroissent rapidement jusqu'à un niveau de base (1). L'augmentation rapide du taux d'estradiol après l'injection et son retour rapide à un niveau de base après deux semaines expliquent les épisodes de saignements menstruels réguliers observés chez les patientes utilisant ce type de contraception, 12 à 20 jours après l'injection initiale chez la plupart des patientes.

2. Efficacité contraceptive

Cette association contraceptive n'est pas nouvelle. Le premier essai clinique a été rapporté par Coutinho en 1968 (8). Les essais multicentriques entrepris par l'OMS ont montré que cette association (MPA/E_2C) était aussi efficace que le stérilet à la progestérone, que la contraception œstroprogestative classique et que le stérilet au cuivre. Dans un essai de phase III réalisé aux États-Unis, cette contraception mensuelle a été comparée à une pilule triphasique minidosée et évaluée sur une période de 60 mois : aucune grossesse n'a été rapportée pour les 8920 femmes sous Lunelle® comparée à deux grossesses dans le groupe de 3952 femmes sous contraception orale combinée (18). Au total, seules 5 grossesses ont été rapportées pour 44 000 femmes-années sous MPA/E_2C en injection mensuelle (14).

Le retour à une fertilité est rapide à l'arrêt (5).

3. Profil de tolérance

Comme avec d'autres contraceptions hormonales systémiques, des changements dans le profil de saignements de ces patientes peuvent être observés. Les perturbations concernent essentiellement les trois premiers cycles, et près de deux tiers des femmes rapportent des saignements réguliers et acceptables après 6 mois d'utilisation. Les cycles sont plutôt réguliers, de 28 jours, avec une période de saignements de 5 à 6 jours. Dans les essais réalisés aux États-Unis, seules 1 % des femmes sous contraception injectable présentent une aménorrhée après le 1er mois, et 4 % après 60 semaines d'utilisation (13). Ce profil de saignements diffère fondamentalement de l'aménorrhée que présentent les patientes utilisant une contraception progestative injectable (type Depoprovera®).

Aucune différence significative n'a été relevée dans les essais en ce qui concerne la pression artérielle, la cytologie cervicale, et il n'a pas été relevé d'anomalie mammaire ou pelvienne. Le développement folliculaire des patientes sous Lunelle® n'excède pas 20 mm (17).

Le métabolisme glucidique ne semble pas perturbé et les tests biologiques hépatiques et rénaux ne sont pas modifiés par rapport à une contraception orale combinée utilisant de la noréthindrone et de l'éthinylestradiol dans une préparation triphasique. Les taux d'hémoglobine mesurés dans les deux groupes étaient par ailleurs similaires démontrant le même profil de saignements dans les deux groupes. Aucun effet secondaire grave (infarctus du myocarde, accident vasculaire cérébral) n'a été observé sur un essai qui a duré 60 semaines (18).

Le recul dont l'on dispose avec Lunelle® ne permet cependant pas de formuler des conclusions définitives et des études de suivi à long terme sont nécessaires pour en évaluer la tolérance et étendre les bénéfices non contraceptifs de la contraception orale combinée classique à cette contraception injectable mensuelle. Le profil de tolérance paraît cependant comparable à celui d'une pilule œstroprogestative classique.

4. Acceptabilité

L'acceptabilité et le degré de satisfaction de cette méthode contraceptive semblent très importants. 84 % des femmes utilisant ce moyen de contraception sont satisfaites et 87 % d'entre elles n'évoquent aucune difficulté particulière à la nécessité de cette injection mensuelle. 90 % des patientes sous ce moyen de contraception le recommanderaient à une amie (27). Dans l'étude d'Eilers et Swanson, 84 % des patientes sous Lunelle® sont satisfaites ou très satisfaites, contre 72 % des patientes sous contraception orale.

Ces constatations mettent en exergue l'importance du *counseling* en matière de contraception et la nécessité de mettre à disposition des patientes un large choix de méthodes contraceptives.

5. Administration

Lunelle® est disponible sous la forme d'une suspension aqueuse de micro-cristaux. Le dispositif peut être conservé à température ambiante et doit être vigoureusement secoué avant d'être aspiré dans la seringue. Il s'agit d'une injection intra-musculaire faite avec une aiguille dont le diamètre doit excéder 23 gauge. La taille de l'aiguille est importante car il faut assurer une injection dans le muscle et respecter l'intégrité des micro-cristaux.

Tableau VI. Schéma d'administration de Lunelle®. D'après Kaunitz (18)

Injection IM profonde 0,5 ml
Deltoïde ou muscle grand fessier
Première injection : 5 premiers jours du cycle
Injection répétée tous les 28 j (max. 33 j)

Lunelle® doit être injectée par voie IM tous les 28 jours ou une fois par mois, avec un délai maximal de 5 jours (c'est-à-dire que les injections doivent se répéter tous les 28 à 33 jours) (cf. tableau VI). Les femmes qui reçoivent l'injection tous les 28 à 30 jours ont plus de chance d'avoir des saignements réguliers, cycliques. Chez les patientes où ce traitement est instauré, l'injection doit être réalisée dans les 5 premiers jours qui suivent le début des règles.

6. Contre-indications

Lunelle® est une association contraceptive œstroprogestative. Il convient de respecter les contre-indications de la classe des œstroprogestatifs, même si Lunelle® semble avoir un impact très modeste au niveau des paramètres de la coagulation (18).

Il est logique, dans ces conditions, de proposer cette contraception aux femmes qui seraient candidates à une pilule œstroprogestative classique et ne souhaiteraient pas une prise journalière. Elle pourrait également s'avérer pertinente en cas de « contexte social particulier » et en post-partum chez celles ayant peu de capacité à intégrer un suivi contraceptif journalier (anciennes indications du Depoprovera®).

Au total

Il s'agit donc d'une contraception efficace et sûre, dont les effets secondaires et le profil de tolérance sont similaires aux œstroprogestatifs minidosés classiques. L'avantage est celui d'une injection mensuelle unique. Un procédé d'auto-injection par les patientes est en cours de développement.

CONCLUSION

L'arrivée sur le marché de nouvelles méthodes de contraception, en particulier hormonales non orales, correspond à une attente des femmes.

Elles ont toutes leur cinétique propre mais partagent un concept de libération régulière avec pénétration dans l'organisme qui ne commence pas par un premier passage hépatique.

Elles n'ont pas révolutionné la tolérance, qui garde des imperfections, mais elles contribuent à améliorer l'observance et à minorer le risque d'oubli, ce qui peut être un pas vers la diminution des grossesses non désirées et des IVG.

Résumé

Originales par leur mode d'administration, les nouvelles contraceptions hormonales répondent, par une simplification du schéma contraceptif, à une vraie nécessité d'améliorer ***l'observance*** *en espérant ainsi diminuer le nombre de grossesses non désirées, encore trop fréquentes.*

La voie transdermique *est maintenant disponible en contraception sous la forme d'un patch œstroprogestatif dont la visibilité rassure plus qu'elle ne gêne, et qui a une efficacité comparable à la pilule mais moins aléatoire car moins exposée aux oublis d'absorption.*

L'anneau vaginal contraceptif, *inaugurant une nouvelle voie d'administration prometteuse, est facile à utiliser parce qu'il ne nécessite qu'un geste mensuel. Il a démontré une excellente observance et un très bon contrôle du cycle grâce à l'obtention de taux sériques constants d'œstrogènes et de progestatifs.*

L'implant progestatif, *remarquable par son efficacité proche de celle de la stérilisation et qui a une durée prolongée d'utilisation, peut néanmoins poser des problèmes de tolérance du fait d'un taux non négligeable d'effets indésirables. L'acceptabilité peut cependant être améliorée par une information préalable adéquate.*

D'autres formes de contraception hormonale, injectable *en particulier, viendront à l'avenir enrichir notre arsenal thérapeutique.*

La tolérance de ces nouvelles méthodes contraceptives garde des imperfections mais leur développement correspond à une véritable attente des femmes.

Bibliographie

1. Aedo AR, Landgren BM, Johannisson E, Diczfaluzy E. Pharmacokinetic and pharmacodynamic investigations with monthly injectable contraceptive preparations. Contraception 1985; 31: 453-69.

2. Affandi B. An integrated analysis of vaginal bleding patterns in clinical trials of Implanon. Contraception 1998; 58 (suppl 6): 99S-107S.

3. ANAES. Stratégies de choix des méthodes contraceptives chez la femme. 2004, p. 64-71.

4. Audet M, Moreau M, Koltun W, Waldbaum AS, Shangold G, Fisher AC et al for the Ortho Evra / Evra 004 study group. Evaluation of contraception efficacy and cycle control of a transdermal contraceptive patch vs an oral contraceptive. JAMA 2001; 285: 2347-54.

5. Bahamondes L, Lavin P, Ojeda G, Petta C, Diaz J, Maradiegue E et al. Return to fertility after discontinuation of a once-a-month injectable contraception Cyclofem. Contraception 1997; 55: 307-10.

6. Bennink HJ. The pharmacokinetics and pharmacodynamics of Implanon, a single-road etonorgestrel contraceptive implant. Eur J Contracept Reprod Health Care 2000; 5 (suppl 2): 12-20.

7. Bretelle F, Agostini A, Blanc B. Implanon. Le bilan à 3 ans. Le problème du retrait. Journées marseillaises d'obstétrique et de gynécologie médicale. 22-24.09.2004.

8. Coutinho EM, de Souza JC. Contraception control by monthly injections of medroxyprogesterone and a long-acting estrogen. J Reprod Fertil 1968; 15: 209-14.

9. Croxatto HB, Makarainen L. The pharmacodynamics and efficacy of Implanon: an overview of the data. Contraception 1998; 58: 91S.

10. Dieben TO, Roumen FJ, Apter D. Efficacy, cycle control and user acceptability with combined contraceptive vaginal ring. Obstet Gynecol 2002; 3: 585-93.

11. Dominguez L, Woodward J. The patch – a method that is going to stick around: the transdermal contraceptive system – one year in review. Womens Health Care 2003; 2: 8-16.

12. Fraser IS, Lacarra M, Mishell DR, Alvarez F, Brache V, Lahteenmaki P et al. Vaginal epithelial surface appearances in women using vaginal rings for contraception. Contraception 2000; 61: 131-8.

13. Garceau RJ, Wajszczuk CJ, Kaunitz AM. Lunelle study group. Bleeding patterns of women using Lunelle monthly contraceptive injection compared with whose of women using Ortho-novum 7/7/7 or other oral contraceptives. Contraception 2000; 62: 289-95.

14. Hall PE. New once-a-month injectable contraceptives. Int J Gynaecol Obstet, 1998; 62 (suppl): S43-56.

15. Hedon B, Helmerhorst FM, Cronje HS et al. Comparison of efficacy, cycle control, compliance and safety in users of a contraceptive patch vs an oral contraceptive. Int J Gynecol Obstet 2000; 70 (suppl 1): 78.

16. Holt VL, Cushing-Haugen KL, Daling JR. Body weight and risk of oral contraceptive failure. Obstet Gynecol 2002; 99: 820-7.

17. Jain JK, Ota F, Mishell DR. Comparison of ovarian follicular activity during treatment with a monthly injectable contraceptive and a low dose oral contraceptive. Contraception 2000; 61: 195-8.

18. Kaunitz AM, Garceau RJ, Cromie MA, the Lunelle study group. Comparative safety, efficacy, and cycle control of Lunelle monthly contraceptive injection and Ortho-novum 7/7/7 oral contraceptive. Contraception, 1999; 60: 179-87.

19. Mascarhenas L. Insertion and removal of Implanon. Contraception 1998; 58: 85S.

20. Massaï R, Diaz S, Jackanicz T, Croxatto HB. Vaginal rings for contraception in lactating women. Steroids 2000; 65: 703-707.

21. Mulders MD, Dieben TO, Coeling Benninck HJ. Ovarian function with a novel combined contraceptive vaginal ring. Hum Reprod 2002; 17: 25-31.

22. Pierson RA, Archer DF, Moreau M et al. Ortho-Evra versus oral contraceptives: follicular development and ovulation in normal cycles and after intentional dosis error. Fertil Steril 2003; 80: 34-42.

23. Roumen FJ, Apter D, Mulders TM, Dieben TO. Efficacy, tolerability and acceptability of a novel contraceptive vaginal ring releasing etonogestrel and ethinylestradiol. Hum Reprod 2001; 16: 469-75.

24. Rubinstein M, Halpern-Felsher B, Irwin C. An evaluation of the use of the transdermal

patch in adolescents. J Adolescent Health 2004; 34: 395-401.

25. Serfaty D. Nouveaux anneaux vaginaux contraceptifs à la nestorone. Journal faxé du gynécologue, 23.09.2004.

26. Sergent F, Clamageran C, Bastard AM, Verspyck E, Marpeau L. Acceptabilité de l'implant contraceptif à l'étonogestrel (Implanon®). J Gynecol Obstet Biol Reprod 2004; 33: 407-415.

27. Shulman LP, Oleen-Burkey M, Willke RJ. Patient acceptability and satisfaction with Lunelle monthly contraceptive injection. Contraception 1999; 60: 215-22.

28. Sitruk-Ware R, Small M, Kumar N et al. Nestorone: clinical applications for contraception and HRT. Steroids 2003; 68: 907-913.

29. Smallwood GH, Meador ML, Lenihan JP, Shangold GA, Fisher AC, Creasy GW for the Ortho Evra / Evra 002 study group. Efficacy and safety of a transdermal contraceptive system. Obstet Gynecol 2001; 98: 799-805.

30. Timmer CJ, Mulders TM. Pharmacokinetics of etonogestrel and ethinylestradiol released from a combined contraceptive vaginal ring. Clin Pharmacokinet 2000; 39: 233-42.

31. Titia M, Mulders TM, Dieben TO. Use of the novel combined contraceptive vaginal ring NuvaRing for ovulation inhibition. Fertil Steril 2001; 75: 865-70.

32. Urbancsek J. An integrated analysis of nonmenstrual adverse events with Implanon. Contraception 1998; 58: 109S-115S.

33. Zheng SR, Zheng HM, Qian SZ, Sang GW, Kaper RF. A randomized multicenter study comparing the efficacy and bleeding pattern of a single rod (Implanon) and a six capsule (Norplant) hormone contraceptive implant. Contraception 1999; 60: 1-8.

34. Zieman M, Guillebaud J, Weisberg E, Shangold GA, Fisher AC, Creasy GW. Contraceptive efficacy and cycle control with the Ortho Evra / Evra transdermal system: the analysis of pooled data. Fertil Steril 2002; 77 (2 suppl 2): S13-8.

Dépistage des violences faites aux femmes

R. Henrion*
(Paris)

INTRODUCTION

À l'image de « la femme battue » qui s'impose lorsqu'il est question des violences faites au femmes, s'ajoute fréquemment celle de la femme agressée ou violée dans quelque ruelle sombre ou parking désert. Mais de ces deux figures emblématiques, c'est surtout l'agression dans l'espace public qui cristallise les peurs. En fait, paradoxalement, la famille, loin d'être cet espace protégé, privilégié et heureux qu'il devrait être, est le lieu où s'observent les violences les plus fréquentes, sinon les plus graves, envers les femmes et c'est électivement le dépistage de ces violences que nous étudierons.

Elles se manifestent par des comportements masculins agressifs et destructeurs, ne se limitant pas aux coups et sévices corporels mais incluant d'autres formes de violences : verbales, psychologiques, sexuelles, voire économiques. Souvent insidieuses, elles s'installent progressivement et se développent selon des cycles dont l'intensité et la fréquence augmentent avec le temps suivant les paliers d'une inexorable escalade, entrecoupés de périodes de rémission pendant lesquelles la femme, prête à pardonner, reprend espoir.

* Académie nationale de médecine
16 rue Bonaparte, 75272 - PARIS CEDEX 06

Elles se distinguent des conflits entre époux ou concubins, encore appelés « conjugopathies », par le caractère inégalitaire de la violence exercée par l'homme qui veut dominer, asservir, humilier son épouse ou sa partenaire. Elles se distinguent aussi des violences sado-masochistes dans lesquelles la femme accepte ou sollicite les coups.

Pendant longtemps, ces violences n'ont concerné que la police, la justice et les travailleurs sociaux. Peu à peu, le rôle des médecins, qui se limitait à la rédaction de certificats médicaux et aux soins d'urgence, est devenu primordial, notamment celui des gynécologues et obstétriciens parmi les plus aptes à mettre une femme en confiance, recueillir ses doléances et la conseiller.

L'IMPORTANCE DU DÉPISTAGE

Nombreux sont les médecins qui n'ont pas conscience de l'ampleur du problème et n'imaginent même pas que de tels faits puissent survenir dans leur clientèle. Ils pensent à tort que le phénomène est réservé à une population défavorisée. Ils ne croient pas que des violences puissent s'observer dans n'importe quel milieu quels que soient l'éducation, la religion, le statut marital, le niveau socio-économique, l'ethnie. Ils ont parfois tendance à s'identifier à leurs patientes d'autant plus qu'elles ont un mode de vie comparable et qu'ils connaissent la famille depuis de longues années.

Et pourtant, l'étude épidémiologique princeps, l'Enquête Nationale sur les Violences Envers les Femmes en France (Enveff (16)) qui a porté sur 6970 femmes âgées de 20 à 59 ans interrogées par téléphone, en a révélé la fréquence et les méfaits. Au cours des douze derniers mois, 10 % des femmes ont subi des violences, 24,2 % des pressions psychologiques, 2,5 % des agressions physiques et 0,9 % des rapports sexuels imposés. Rapportés à l'ensemble de la population française féminine de cette tranche d'âge, les chiffres sont impressionnants : environ 1 million 500 mille femmes auraient subi des violences, près de 400 000 auraient été frappées et 160 000 violées par leur mari ou leur concubin. La fréquence est homogène quelles que soient les catégories socio-professionnelles. L'enquête a aussi révélé que le médecin, hors violences aiguës, nocturnes, où c'est la police qui intervient, est le plus souvent le premier interlocuteur des femmes victimes de violence (24 % dans l'enquête Enveff (16) avant même la police ou la gendarmerie, 13 %).

Une autre statistique de Saurel-Cubizolles et coll. (31) portant sur 761 femmes primipares ou secondipares accouchées dans trois maternités de la région Ile-de-France a montré que la fréquence des violences conjugales dans l'année suivant l'accouchement est de 4,1 %. D'autres études françaises ont mis en évidence l'activité des médecins généralistes (7) et des services médico-judiciaires (33). Elles confirment la fréquence des violences et les difficultés de prise en charge des victimes. L'enquête Enveff a été critiquée par certains épidémiologistes et sociologues français mettant en doute la validité de ses conclusions. En réalité, les enquêtes faites en Europe et aux États-Unis concordent avec celles faites en France.

En Europe (Angleterre, Suisse, Pays-Bas, Finlande), même si les statistiques portent sur des populations parfois différentes, même si la définition des violences est variable, des proportions semblables sinon plus élevées qu'en France ont été publiées (16, 18, 30). En Espagne, la situation est telle que le terme de « terrorisme conjugal » a été employé. En août 2003, 43 femmes avaient été tuées par leur mari ou leur compagnon depuis le début de l'année.

Aux États-Unis, dès 1989, l'*American College of Obstetricians and Gynecologists* (2) avait alerté ses membres et adressé à chacun d'eux un bulletin technique d'information intitulé « *The battered woman* ». En juin 1992, c'est l'*American Medical Association* (9) qui a publié des recommandations. En 1995, l'*American College of Obstretricians and Gynecologists* (3) a renouvelé sa mise en garde. En, 1993, Jones (17) écrit qu'il s'agit d'un véritable fléau, une femme étant victime de violences conjugales toutes les 12 secondes. En 1999, Eisenstat et Bancroft (11) ont rapporté qu'une femme sur trois se présentant aux urgences, une sur quatre consultant les médecins généralistes, une sur six consultant en obstétrique, ont été victimes de violences de la part de leur partenaire.

LES ALÉAS DU DÉPISTAGE

Il arrive que la victime, après plusieurs mois ou plusieurs années, ose parler spontanément à son médecin des violences qu'elle subit, soit parce que les épisodes deviennent plus fréquents et plus graves, soit parce que les enfants sont concernés, soit encore parce qu'elle a pris la décision de divorcer. Mais le plus souvent, le diagnostic est livré à la sagacité du médecin qui doit déceler la vérité devant des lésions plus ou moins évidentes.

Les lésions détectables

Certaines lésions sont aisément détectables bien que parfois volontairement masquées par la femme. Il s'agit de lésions traumatiques très variées : contusions, ecchymoses, hématomes, brûlures, morsures, plaies, traces de strangulation. Elles ont trois caractéristiques :

– elles siègent plutôt sur la face antérieure du corps, souvent au visage, sur le crâne ou au cou, au niveau des membres supérieurs aux points de préhension, du thorax ou des jambes. Dans une série de Kyriacou et coll. (19), le siège des lésions était dans l'ordre : la face, la tête, les bras et les mains, les jambes et les pieds, plus rarement la poitrine, le cou et le dos. Toutefois, on doit se méfier des lésions cachées par les vêtements et examiner la femme en entier ;

– elles sont multiples ;

– elles sont d'âges différents alliant toutes les couleurs de la résorption sanguine, ce qui est important car la femme allègue souvent une chute pour expliquer les lésions.

Les coups sont habituellement portés à main nue, mais toutes sortes d'objets peuvent être utilisés. L'emploi d'armes est plus rare.

Les lésions peuvent être graves. Elles sont facilement rapportées à un traumatisme lorsqu'il s'agit de fractures de dents, du massif maxillo-facial, des os propres du nez, d'un membre, ou d'une luxation. Elles le sont plus difficilement lorsqu'on constate une baisse de l'acuité visuelle due à un décollement de la rétine ou de l'acuité auditive due à une perforation du tympan.

Le dépistage plus délicat

Dans d'autres cas, le dépistage est plus délicat. La femme consulte pour :

– *des séquelles* telles qu'asthénie, douleurs musculaires limitant l'activité, entraînant une impotence fonctionnelle plus ou moins importante que le médecin devra apprécier pour déterminer l'incapacité totale de travail (ITT) qui concerne le travail personnel et les actes de la vie courante et non le travail professionnel.

– *l'aggravation de certaines pathologies chroniques* nécessitant un traitement continu et un suivi régulier à type d'affections pulmonaires (asthme, bronchite chronique, insuffisance respiratoire), d'affections cardiaques (insuffisance coronarienne, insuffisance cardiaque, hypertension artérielle), ou de troubles métaboliques (diabète). La femme ne suit pas son traitement du fait de son asthénie, d'un état dépressif ou parce que son mari contrôle ses faits et gestes et l'en empêche.

– *des troubles psychosomatiques* dont l'étiologie est volontiers méconnue. Il s'agit de troubles digestifs à type de gastrite ou de colite, de lombalgies, de céphalées, de sensations d'engourdissement et de fourmillements dans les mains, de tachycardie et palpitations, de sentiment d'oppression et de difficulté à respirer, de troubles gynécologiques variés. Lorsque les différents examens complémentaires ne décèlent aucune lésion organique, le médecin doit évoquer la possibilité de violences conjugales.

– Le dépistage peut être encore plus délicat lorsqu'il s'agit de *troubles psychiques.* La violence psychologique précède souvent et accompagne toujours la violence physique. Elle est faite de propos dénigrants, méprisants, de menaces ou de chantage, et dure souvent depuis plusieurs années. Par un phénomène d'emprise, la victime subit sans rien dire les pires avanies, cherchant parfois même des excuses à son partenaire. Fréquemment, la violence dépasse la capacité psychique de la femme à la surmonter. Elle finit par être dans un état d'anxiété intense avec sentiment d'humiliation, de dévalorisation personnelle, voire de culpabilité. Elle souffre de troubles du sommeil (insomnie, cauchemars, réveils nocturnes), de troubles de l'alimentation (boulimie plus qu'anorexie), de troubles cognitifs (difficulté de concentration, d'attention et troubles de la mémoire), enfin de dépression que l'on retrouve dans plus de 50 % des cas, conduisant parfois à des tentatives de suicide ou des suicides. Pour tenter de faire face à la situation, de nombreuses femmes abusent du tabac, d'alcool, de drogues, de médicaments psychoactifs ou d'antidépresseurs, comme l'ont montré Webster et coll. (35), Martin et coll. (23), Amaro et coll.(1) sur des échantillons de mille à trois mille femmes enceintes interrogées. Ces troubles peuvent persister longtemps après que les violences ont cessé (Campbell, (6)).

– On peut également observer un syndrome bien connu des urgentistes : *le syndrome post-traumatique* commun à toutes les personnes ayant subi un traumatisme grave. Ce peut être des cauchemars, de brusques visions, des « *flash back* » où la femme revoit brusquement les circonstances du traumatisme, des réactions émotionnelles violentes à la moindre stimulation ou à des évènements « gâchette » rappelant le traumatisme, une stratégie d'évitement des lieux rappelant le traumatisme, des troubles dissociatifs (dépersonnalisation).

L'ensemble de ces troubles peut aboutir à une désorientation, une confusion mentale, des pensées délirantes ou paranoïaques pour lesquelles même les psychiatres hésitent, ne sachant plus s'il s'agit de femmes névrotiques ou psychotiques dont l'état a été aggravé par les violences ou si leur état est la conséquence de violences répétées pendant des années.

L'absence de tout signe perceptible

Il arrive aussi que la femme n'ait aucun signe perceptible. Selon l'Enquête Nationale sur les Violences Envers les Femmes Françaises (Enveff), près d'une femme sur deux n'avait jamais parlé à quiconque des violences qu'elle subissait, deux sur trois des rapports sexuels qui leur étaient imposés. Ainsi, la violence peut être méconnue pendant de nombreuses années. En l'absence de signes évocateurs, la seule possibilité de faire le diagnostic est de poser quelques questions simples : dans le climat de violence où nous vivons, avez-vous été l'objet de violences ? Était-ce dans le cadre familial ? Vous entendez-vous bien avec votre mari ou compagnon ? Qu'est-ce qui vous rend triste ? Voulez-vous m'en parler ? Les patientes seraient favorables à ce type de questions, du moins en Irlande (77 % selon Bradley et coll. (4)).

Si le médecin soupçonne la vérité, il doit mettre la femme en confiance, l'écouter, l'assurer de la confidentialité de leur entretien et s'efforcer de comprendre son sentiment de désespoir, sa tendance à nier les faits, voire à défendre son agresseur.

Les éléments d'orientation

Dans le doute, certains éléments peuvent orienter le diagnostic :

– *la personnalité de la femme* (5, 16). Il n'existe pas de profil type. Toute femme peut, un jour, se retrouver sous l'emprise d'un partenaire ou d'un conjoint violent. Toutes les catégories sociales sont concernées. Toutefois, les femmes jeunes (20 à 24 ans) sont deux fois plus touchées que leurs aînées (15,3 % versus 8 % au-delà de 45 ans). De même les étudiantes, les femmes sans emploi, celles élevées en institution et les immigrées de première ou deuxième génération originaires du Maghreb ou de l'Afrique subsaharienne sont plus souvent victimes. Dans les milieux immigrés, les rapports traditionnels au sein de la famille, caractérisés par l'autorité du père et la domination de la femme par le mari sont perturbés. La fréquence des violences est dans l'ensemble multipliée par deux chez les femmes d'origine africaine (19,3 % contre 10 %) et celle des violences très graves multipliée par trois (16). Enfin la fréquence des violences subies est multipliée par quatre lorsqu'il existe des antécédents de violences sexuelles ou de maltraitance au cours de l'enfance (10,8 % versus 2,2 %) (16).

– *la connaissance de la personnalité de l'homme* violent (13). Certains apparaissent comme des immatures et impulsifs et deviennent violents à l'occasion d'un événement qui les dépasse. D'autres sont des psychorigides autoritaires ou des migrants qui arrivent de pays où les coutumes sont différentes. D'autres sont des jaloux compulsifs ou des paranoïaques qui éprouvent une méfiance quasi délirante à l'égard des femmes ou des pervers narcissiques qui, eux, ne frappent pas mais exercent sur leur partenaire une violence psychologique permanente qui peut être plus destructrice que des coups. On apprend que d'autres ont été témoins ou victimes de violence ou d'abus sexuels dans leur enfance, ou sont des alcooliques (30 % à 90 % des cas selon les statistiques), soit d'authentiques alcoolo-dépendants, véritables brutes familiales, soit des alcooliques occasionnels qui ne deviennent violents que lors d'une prise d'alcool facilitant le passage à l'acte. On peut en rapprocher les consommateurs de substances psychotropes. Dans l'étude de Thomas et coll. (33), la prise de drogues, non signalée il y a dix ans, est désormais présente dans 10 % des cas. Elle atteint et dépasse 30 % dans certaines séries nord-américaines (19). En fait, l'appréciation des causes de la violence masculine est variable selon le lieu géographique (campagne, ville, cité) et les interlocuteurs (médecins, écoutes téléphoniques, associations de défense des victimes).

– *la découverte de facteurs favorisants* (5). Il peut s'agir d'une importante différence d'âge, d'un couple mixte, homme d'origine étrangère et femme d'origine française, d'une situation de dépendance financière de la femme, d'une instabilité du couple, d'un refus de rapports sexuels, d'une infidélité, d'une instance de divorce ou d'une séparation récente, d'une grossesse, d'une mésentente ou d'un conflit à propos des enfants et de leur garde. D'autres facteurs concernent plus spécifiquement le partenaire : l'instabilité professionnelle, une mise au chômage récente ou la multiplication des périodes de chômage, l'infériorité du niveau scolaire, la consommation de substances psychoactives.

– *le comportement du couple.* La patiente, tantôt craintive et apathique, tantôt irritée et agressive, sursaute au moindre bruit, à la moindre stimulation. Ses déclarations peuvent être confuses ou incohérentes. L'homme est trop prévenant, répond à la place de sa femme ou lui suggère ses réponses, la contrôle par des expressions du visage ou des attitudes intimidantes.

Les cas particuliers

Les troubles gynécologiques

Les troubles gynécologiques sont variés. Ils seraient trois fois plus fréquents chez les femmes victimes que dans la population générale féminine selon Mc Cauley (22). Certaines lésions sont la conséquence directe des violences : lésions périnéales, infections génitales et urinaires à répétition, infections sexuellement transmissibles (IST). Parmi ces dernières, on peut distinguer les infections à *chlamydia trachomatis* responsables de salpingites et de stérilité ultérieure, les infections à papillomavirus (HPV), et l'infection par le virus de l'immunodéficience humaine (VIH). D'autres troubles sont liés au retentissement psychologique de ces violences. Dellenbach et coll.(10) ont étudié 90 cas de douleurs pelviennes chroniques sans substratum anatomique. Dans 70 % des cas, ils ont retrouvé l'existence antérieure de violences sexuelles ou de maltraitance. Le même constat est fait par Mullen et coll. (25), Rapkin et coll. (28), Reiter et coll. (29), Walling et coll. (34), notamment en cas de violences sexuelles dans l'enfance. D'autres troubles peuvent s'observer : dysovulations avec irrégularités menstruelles et dysménorrhée, troubles de la sexualité à type de vaginisme, dyspareunie et anorgasmie.

La grossesse

C'est un moment privilégié pour dépister les violences. Tous les auteurs considèrent que la grossesse est un facteur déclenchant ou aggravant (30). La fréquence des violences conjugales au cours de la grossesse varie de 3 à 8 % (Amaro et coll. (1), Webster et coll. (35), Martin et coll. (23)) avec des chiffres extrêmes de 0,9 % à 20,1 % dans une enquête de Gazmararian et coll. (12). Ces violences sont graves car elles retentissent à la fois sur la mère et l'enfant.

D'abord, la grossesse peut ne pas être désirée. Elle peut être la conséquence d'un viol conjugal, avoir été décidée par le couple pendant une période d'accalmie ou être la conséquence de l'impossibilité pour la femme d'utiliser une contraception. La grossesse aboutit alors à des interruptions volontaires ou à des déclarations tardives et à des grossesses mal surveillées avec leurs conséquences : accouchements prématurés, retards de croissance in utero. Dans une étude de Parker et coll. (26), les consultations seraient trois fois plus tardives chez les adolescentes victimes de violences (21,9 % au troisième trimestre versus 7,5 %), deux fois plus chez les adultes (15,8 % au troisième trimestre versus 8,7 %). Aux violences s'associent souvent un tabagisme, parfois l'usage d'alcool ou de drogues, des désordres alimentaires, une anémie maternelle, des infections urinaires, toutes conditions qui retentissent sur l'évolution de la grossesse et l'état de l'enfant. Les auteurs américains insistent sur la fréquence de l'usage d'alcool et de drogues et sur le danger de l'association d'alcool et de cocaïne.

Les violences physiques en elles-mêmes peuvent entraîner des avortements spontanés, des ruptures prématurées des membranes et des accouchements prématurés, des décollements prématurés du placenta suivis de souffrance et de mort fœtale, des hémorragies, voire des ruptures utérines.

Le malaise de la femme s'exprime après l'accouchement par une carence de soins à l'enfant, un allaitement déficient, des douleurs abdominales et pelviennes persistantes. Les victimes ont plus souvent des épisodes de dépression dans les suites de couches et font plus souvent des tentatives de suicide.

L'enfant est lui aussi touché par la violence : mort fœtale in utero ou mort-né, retard de croissance in utero (9,5 % des enfants pesaient moins de 2500 g dans l'étude de Parker et coll. (26)). Les lésions fœtales, fractures de membres ou plaies par armes blanches sont très rares car le fœtus est protégé par le liquide amniotique.

D'une manière générale, les femmes victimes se plaignent d'être très isolées. Dans l'étude de Saurel-Cubizolles et coll. (14), un an après la naissance de leur enfant, 46 % d'entre elles ne s'étaient confiées à personne de leur entourage.

La présence d'enfants au foyer

La violence dont l'enfant est témoin a les mêmes effets sur lui que s'il en était victime. Dans l'étude de Thomas et coll. (33), 68 % des enfants avaient été témoins de scènes de violence. Les enfants adoptent alors trois attitudes : la fuite, l'observation silencieuse ou l'intervention. Ils développent toujours un sentiment de culpabilité, adoptent parfois un comportement d'adulte et se sentent investis d'un rôle de protection vis-à-vis de leur mère.

Comme pour leur mère, la violence conjugale a de nombreux impacts sur leur santé. Ils peuvent souffrir de lésions traumatiques, de troubles psychologiques, de troubles du sommeil, de l'alimentation, d'anxiété, d'un état dépressif. Ils peuvent aussi souffrir de troubles psychosomatiques de type régressif : troubles sphinctériens à type d'énurésie ou d'encoprésie, troubles du langage, voire de retards staturo-pondéraux qui se corrigent lorsque l'enfant est placé dans de meilleures conditions. Ils peuvent enfin avoir des troubles du comportement : désintérêt ou surinvestissement scolaire, fugues, agressivité pouvant conduire à la délinquance et à des conduites addictives, tentatives de suicide. Ces enfants, qui cumulent souvent de nombreux handicaps, sont susceptibles de reproduire au cours de leur vie la violence, seul modèle de communication qu'ils connaissent.

LES SUITES DU DÉPISTAGE

Le rôle du médecin ne doit pas se limiter au dépistage (20). Il doit évaluer la gravité de la situation, reconstituer l'histoire, faire le constat des lésions, rédiger le certificat d'incapacité totale de travail (ITT) sur réquisition ou non d'un officier de police judiciaire. Il a aussi un rôle stratégique en donnant des conseils aux femmes, en les informant de leurs droits et en les orientant au mieux des circonstances.

L'évaluation de la gravité

On doit évaluer l'augmentation de la fréquence des actes de violence, leur ancienneté et leur aggravation, leur retentissement sur les enfants au foyer, l'existence d'une grossesse, d'une dépression, de tentatives de suicide de la femme et la peur qu'elle ressent pour sa vie ou celle de ses proches. On doit aussi prendre en compte le contexte d'alcoolisme chronique, de toxicomanie ou de maladies psychiatriques du partenaire, les menaces de mort proférées, les antécédents d'agressions graves. On doit se garder de sous-estimer le caractère très destructeur qu'un climat de violence à long terme exerce sur la femme, quelle que soit la gravité des signes clinique apparents. L'examen a posteriori des cas d'homicide a permis de constater que si les acteurs de santé et la justice avaient tenu compte des signes d'alerte, le drame aurait souvent pu être évité.

Les violences conjugales sont en effet une des causes principales de mortalité des femmes. La mort peut être l'issue ultime de la violence, qu'il s'agisse de suicides, d'homicides ou de décès dus à des lésions du foie ou de la rate par exemple. D'après le ministère de l'Intérieur, en France, 3 femmes meurent du fait de violences conjugales tous les quinze jours. D'autre part, dans une étude de Lecomte et coll. (21) sur une période de sept ans à l'Institut médico-légal de Paris, sur 441 cas, 31 % des homicides de femmes avaient été perpétrés par le mari, 20 % par son partenaire sexuel et dans seulement 15 % des cas le meurtrier était inconnu de la victime. Ces chiffres sont très proches de ceux des statistiques nord-américaines où 30 à 60 % des meurtres sont perpétrés par le partenaire masculin.

Le dossier, le certificat et les soins

Il est indispensable de faire un dossier gardant la trace de la consultation, qu'un certificat soit établi ou non. Tous les éléments recueillis à l'interrogatoire et à l'examen doivent y être consignés. Dans l'enquête de Cécile Morvant (24), 50 % des médecins généralistes interrogés ne l'avaient pas rempli ou ne l'avaient fait qu'imparfaitement.

Le certificat est une pièce essentielle. Il est établi sur réquisition ou non d'un officier de police judiciaire, témoigne des dires de la patiente et doit comporter, outre l'identification du médecin et de la femme, la date et l'heure de l'examen, les dires de la victime, la description exhaustive des lésions en respectant les termes médicaux appropriés, la liste des examens complémentaires prescrits, les conséquences fonctionnelles des blessures et la détermination de l'ITT qui concerne, répétons-le, les activités usuelles de la victime et les tâches ménagères. C'est un document médico-légal capital qui détermine, en partie, l'opportunité des poursuites et l'importance des peines. Si l'ITT est égale ou inférieure à 8 jours, la peine est de 3 ans d'emprisonnement et 45 000 euros d'amende, si elle est supérieure à 8 jours, la peine est de 5 ans d'emprisonnement et 75 000 euros d'amende. Si la femme ne l'utilise pas immédiatement, le certificat constitue un élément de preuve. Le médecin doit émettre des réserves quant à un éventuel retentissement psychique ultérieur et indiquer qu'un nouvel examen sera nécessaire pour affiner la détermination de l'ITT.

Les soins ne doivent pas se limiter à traiter les lésions constatées mais aussi les manifestations douloureuses et le retentissement psychologique.

L'information et l'orientation de la femme

Si la situation paraît grave, le médecin peut décider *une hospitalisation immédiate* ou adresser la femme à *un service médico-judiciaire* où le personnel possède le savoir-faire pour le constat des lésions, l'établissement du certificat, les conseils à donner. Il peut aussi conseiller à la femme de *porter plainte* auprès de la police, de la gendarmerie ou du procureur de la république (soit en se rendant directement au service du procureur, soit par écrit), en gardant un récépissé du dépôt de plainte, tout en sachant que ces plaintes n'enclenchent encore que rarement une action judiciaire. Après un classement sans suite, la victime peut se constituer partie civile auprès du doyen des juges d'instruction. Lorsque les faits établissent incontestablement une infraction pénale, la victime peut également recourir à la citation directe, avec l'aide d'un avocat.

Le médecin doit informer la femme de son *droit de quitter le domicile conjugal* et de partir avec ses enfants, à condition de savoir où se réfugier, d'emporter les documents importants (carte d'identité ou de séjour, passeport, livret de famille, carnet de santé, chéquier), et les éléments de preuve (certificats médicaux, témoignages, récépissé de dépôt de plaintes ou d'enregistrement de déclarations de main courante). Il doit alors conseiller à la femme de signaler son départ au commissariat de police ou à la brigade de gendarmerie. Cependant, il n'est pas rare que la femme soit réticente. Divers facteurs interviennent dans sa conduite apparemment paradoxale : sa fatigue physique, son état dépressif, le souci de préserver l'unité familiale et les enfants, la crainte de ne pouvoir surmonter les obstacles matériels, la crainte d'affronter les institutions judiciaires, la crainte que l'abandon du domicile conjugal ne se retourne contre elle dans une instance de divorce, enfin la peur de représailles. À ce propos, on peut signaler à la femme que selon l'article 434/5 du nouveau code pénal : « Toute menace ou tout autre acte d'intimidation à l'égard de quiconque, commis en vue de déterminer la victime d'un crime ou d'un délit à ne pas porter plainte ou à se rétracter, est puni de trois ans d'emprisonnement et d'une amende ».

Les mentalités évoluant, *l'éloignement rapide du conjoint violent* du domicile conjugal est de plus en plus souvent appliqué. Le conjoint, dans les cas de violences graves ou d'antécédents judiciaires, peut être placé en garde à vue, déféré en comparution immédiate ou cité à comparaître dans un délai maximum de deux mois pendant lesquels il est placé sous contrôle judiciaire. Certains procureurs éloignent le mari et lui imposent un séjour dans un foyer d'accueil pendant un temps plus ou moins long avant de regagner le foyer conjugal, ce qui, semble-t-il, fait réfléchir certains agresseurs. Enfin, la nouvelle loi sur le divorce du 26 mai 2004, dans son article 22, stipule que : « Lorsque les violences exercées par un époux mettent gravement en danger son conjoint, un ou plusieurs enfants, le juge peut statuer sur la résidence séparée des époux, en précisant lequel des deux continuera à résider dans le logement conjugal. Sauf circonstances particulières, la jouissance du logement conjugal est attribué au conjoint qui n'est pas l'auteur des violences ». Mais cette loi ne concerne que les couples mariés. En fait, ce que souhaiteraient la ministre de la Parité et de l'Égalité professionnelle et les associations de victimes serait l'éviction du conjoint dans tous les cas de violences caractérisées, même en dehors de toute procédure de divorce, même si aucune plainte n'est déposée par la femme. Reste que dans les cas graves où l'homme est un jaloux compulsif, un pervers, un psychopathe ou encore un migrant, l'agresseur peut retrouver sa femme et la tuer, même après un délai de plusieurs mois.

Si la femme ne veut pas porter plainte immédiatement, elle peut faire *consigner les faits au commissariat de police* (registre de main-courante) ou à la gendarmerie (procès verbal de renseignement judiciaire), en conservant la date et le numéro d'enregistrement du signalement. Cette formalité n'entraîne pas de poursuite judiciaire mais sera un élément utile si la femme décide ultérieurement de porter plainte, de divorcer ou de se séparer.

Une autre solution est de conseiller à la femme de *s'adresser aux associations d'aide aux victimes*, qui peuvent se porter partie civile, ou à la délégation départementale ou régionale aux droits des femmes.

Le médecin est souvent isolé. Il ne doit pas le rester. Il peut s'assurer d'un lien avec l'hôpital le plus proche, se renseigner sur l'existence d'un réseau local, avoir les adresses et les numéros de téléphone des associations, prendre contact avec le président du Conseil départemental de l'Ordre des médecins, la Délégation départementale ou régionale du Droit des femmes. En définitive, l'intervention la plus efficace peut consister à donner le nom et le numéro de téléphone d'un organisme utile : Tribunal de Grande Instance, associations ou délégations départementales du Droit des femmes.

Le signalement

Si le médecin juge qu'il devrait alerter les autorités mais ne peut le faire parce que la femme ne le veut pas ou que les conditions ne s'y prêtent pas, il serait utile qu'il puisse s'entretenir avec un substitut de procureur ou un policier, sans rompre le secret professionnel, et préparer ainsi une réponse mieux adaptée lors d'une récidive.

Si le médecin estime que la femme est en danger de mort et refuse obstinément de porter plainte, il doit faire un signalement au procureur de la République en vertu de l'article 223-6 (articles 9 et 44 du code de déontologie) et de l'article 226-14 : le secret n'est pas applicable « à celui qui informe les autorités judiciaires, médicales ou administratives, de sévices ou privations dont il a eu connaissance et qui ont été infligées à un mineur de quinze ans ou à une personne qui n'est pas en mesure de se protéger en raison de son âge ou de son état physique ou psychique ». Cependant, le médecin ne doit jamais mentionner directement le nom de l'agresseur et doit employer la formule « aux dires de la femme » afin d'éviter une violation du secret professionnel (articles 226-13 du code pénal et 4 et 51 du code de déontologie).

L'article 226-14 laissant dans l'imprécision la notion « d'état physique ou psychique », il est important de tenir compte de certains facteurs de fragilité de la femme, en dehors de la grossesse qui est un facteur aggravant ainsi que la menace avec arme. Ces facteurs ont été signalés dans le rapport « Les femmes victimes de violences conjugales, le rôle des professionnels de santé » paru en 2001 (13) : un état de santé délabré, la présence d'enfants au foyer, une dépression, une tendance suicidaire ou une tentative de suicide, une menace de mort.

La prévention

Elle peut s'exercer au cours de la grossesse puisque l'on sait qu'une femme qui a été elle-même victime de violences ou témoin d'actes de violences entre ses parents a tendance à reproduire cette maltraitance sur ses propres enfants.

LA RÉTICENCE DES MÉDECINS

Quel que soit le pays considéré, la réticence des médecins a des causes identiques bien décrites dans la thèse de Cécile Morvant (24) faisant état d'une enquête portant sur 235 médecins, l'article de Parsons et coll. (27) où l'enquête porte sur 933 médecins, et ceux de Chez et Jones (8), Horan et coll. (15), Sug et Inui (32).

Beaucoup de médecins pensent que toute enquête est une intrusion dans la vie privée du couple et craignent d'offenser leur patiente en posant certaines questions. Ils ont été formés au respect de l'intimité, l'article 51 du code de déontologie précisant d'ailleurs que le médecin ne doit pas s'immiscer, sans raison professionnelle, dans les affaires de famille ni dans la vie privée de ses patientes. Ils sont découragés par l'attitude de certaines femmes, leur réticence à se confier, leur ambivalence, leur refus de quitter leur compagnon, de porte plainte, mais aussi par la fréquence des retraits de plainte ou des décisions de médiation qui les mettent en porte-à-faux. Ils savent la difficulté d'agir sur le comportement de l'agresseur. Dans certains cas, ils ont du mal à déterminer les responsabilités respectives. Ils se méfient de ces femmes qui provoquent sans cesse leur mari par des attitudes agressives ou soumises, sans parler des couples qui entretiennent des relations sado-masochistes. Ils hésitent d'autant plus que certains hommes psychorigides ou pervers narcissiques sont très manipulateurs, et se présentent comme des hommes respectables et sympathiques. Les médecins peuvent aussi douter de la parole des enfants et craindre de devenir un instrument dans les mains de l'un quelconque des protagonistes, notamment lorsque les couples divorcent et se disputent la garde des enfants. Ils peuvent aussi être l'objet de menaces physiques ou de pressions de la part d'un conjoint occupant une fonction sociale importante. D'autres médecins se plaignent du manque de temps car il en faut indiscutablement pour écouter et rassurer les patientes traumatisées, les examiner et les conseiller.

Mais deux raisons semblent prédominer pour expliquer leur réticence.

– L'une est commune à de nombreux pays : l'insuffisance ou l'absence de formation. En France, nombreux sont ceux qui n'ont reçu *aucune formation* au cours de leurs études, contrairement aux sages-femmes et aux infirmières. Ils ne savent comment aborder le problème et prendre de bonnes décisions. Ils redoutent d'aggraver la situation par des réactions inadéquates. Paradoxalement, les étudiants vont rarement aux cours organisés par leur doyen. Ils ne prennent conscience de leur ignorance qu'une fois installés et brutalement confrontés aux diverses violences.

– L'autre est plus spécifique à la France : la crainte des *retombées judiciaires*, surtout si les médecins sont amenés à faire des signalements au procureur de la République. Ils connaissent mal les lois et les arcanes de la justice et ne se sentent pas toujours soutenus par les conseils ordinaux départementaux. On doit reconnaître que, face à la loi, leur situation est délicate. Ils sont pris entre le devoir de protection de leurs patients et les impératifs du secret professionnel, entre l'article 223-6 du code pénal et 44 du code de déontologie médicale sur l'obligation de porter secours, et la jurisprudence soulignant qu'il convient d'apprécier « si le péril est imminent et constant et nécessite une intervention immédiate » et d'autre part l'article 226-13 du code pénal et 4 du code de déontologie médicale prévoyant de sévères sanctions pour violation du secret professionnel.

Quoi qu'il en soit, les médecins doivent prendre garde à la manière de rédiger les certificats, et à rester le plus objectifs possible.

Certains maris ou concubins n'hésitent pas à porter plainte auprès des conseils de l'Ordre à propos de certificats qu'ils disent faux, mensongers ou tendancieux, déplaçant ainsi le procès de l'agresseur vers le soignant.

Dans l'étude de Chambonnet et coll. (7), 82 % des médecins pensent qu'il s'agit effectivement d'un problème difficile à gérer, les difficultés étant dues dans 61 % des cas au comportement de la femme elle-même, dans 64 % aux difficultés de l'exercice de leur métier, dans 34 % au conjoint et dans 30 % à la lenteur de la réponse des partenaires sociaux. Le résultat de ces craintes et du manque de formation est que, si les médecins font des certificats dans 80 % des cas, ceux-ci ne sont pas toujours correctement rédigés. Les médecins font moins de 10 % de dépistage systématique. Ils ne recueillent pas toujours les données cliniques et les examens complémentaires (50 % des cas). Ils ont tendance à gérer seuls le problème (70 % des cas) et à ne prescrire que des traitements symptomatiques : anxiolytiques, antidépresseurs, antalgiques, hypnotiques, qui atténuent les symptômes mais ne traitent pas la cause et risquent d'enclencher un véritable cercle vicieux. Ils ne donnent les renseignements utiles à la femme que dans 45 % des cas (7).

La réticence des médecins s'exprime par le très faible pourcentage de signalements émanant de leur part, environ 10 % dans le cas de violences conjugales et 2 % dans celui des maltraitances d'enfants.

CONCLUSION

Les violences faites aux femmes sont devenues un problème majeur de santé publique (18, 30), impliquant de plus en plus les médecins et le personnel de santé. L'enquête Enveff (16) a révélé que les femmes victimes s'estimaient en moins bon état de santé que les femmes n'ayant jamais subi de violences. 16 % ont qualifié leur état de « moyen » et 4 % de « médiocre » ou « mauvais ». Elles ont des affections chroniques plus fréquentes et la probabilité d'avoir été hospitalisées (12 % en dehors de la grossesse) ou en arrêt de travail au cours des 12 derniers mois est significativement plus élevée. Enfin, elles ont une consommation accrue de médicaments psychotropes (22 %). D'autre part, selon l'Organisation mondiale de la santé, les femmes victimes perdent entre une et quatre années de vie en bonne santé et la prise en charge ambulatoire d'une femme victime coûte deux fois et demi plus cher à la société que celle des autres femmes. Les violences contribuent également à surcharger l'activité des services de secours de la police et à encombrer les tribunaux. À Paris, en 2002, 49 % des « mains courantes » et 60 % des interventions nocturnes de la police ont concerné des violences familiales.

Il serait essentiel que les gynécologues et gynécologues-obstétriciens apprennent à mieux dépister ces violences, à les identifier précocement, à traiter les femmes victimes et à leur donner des conseils avisés, recommandations contenues dans un récent rapport de l'Académie nationale de médecine (14).

Résumé

La famille, loin d'être cet espace protégé qu'il devrait être, est le lieu où s'observent les violences les plus fréquentes envers les femmes. Elles se manifestent par des comportements masculins agressifs ne se limitant pas aux coups et sévices corporels mais incluant d'autres formes de violences : verbales, psychologiques, sexuelles, voire économiques. Souvent insidieuses, elles s'installent progressivement et se développent selon des cycles dont l'intensité augmente avec le temps. Les lésions traumatiques sont très variées et siègent plutôt sur la face antérieure du corps. Elles sont multiples et d'âges différents. Les lésions peuvent être graves : fracture des dents, du massif maxillo-facial, des os propres du nez ou d'un membre, décollement de la rétine ou perforation du tympan. Elles sont à l'origine de séquelles limitant l'activité, entraînant une impotence fonctionnelle que le médecin devra apprécier pour déterminer l'incapacité totale de travail (ITT). Toutes les pathologies chroniques peuvent être aggravées. Les troubles psychosomatiques sont nombreux, notamment les troubles gynécologiques. Au cours de la grossesse les violences peuvent provoquer des avortements spontanés, des ruptures prématurées des membranes et des accouchements prématurés, des décollements prématurés du placenta suivis de souffrance et de mort fœtale. Les retards de croissance in utero sont fréquents. À l'extrême, les violences peuvent entraîner la mort de la femme, qu'il s'agisse de suicide, d'homicide ou de décès dus à des lésions internes. Les troubles psychiques sont non moins graves et 50 % des victimes souffrent de dépression conduisant parfois à des tentatives de suicide. Pour tenter de faire face à la situation, de nombreuses femmes abusent de tabac, d'alcool, de drogues ou de médicaments psychoactifs. D'autres présentent les signes d'un syndrome post-traumatique.

Les enfants sont très souvent témoins des violences et les effets sont les mêmes sur eux que s'ils en étaient personnellement victimes. Devant de tels dégâts, les médecins doivent réagir. Leur rôle est primordial : dépister, apprécier la gravité de la situation, faire un dossier détaillé, établir un certificat utilisable par la justice, sur réquisition ou non, informer et orienter la femme, éventuellement faire un signalement. L'examen a posteriori des cas d'homicides a permis de constater que si les acteurs de santé et la justice avaient tenu compte des signes d'alerte, le drame aurait souvent pu être évité. Et pourtant, nombre de médecins restent réticents. Beaucoup pensent que toute enquête est une intrusion dans la vie privée du couple. Ils sont découragés par l'attitude de certaines femmes, leur refus de quitter leur compagnon, de porter plainte, mais aussi par la fréquence des retraits de plainte ou des décisions de médiation qui les mettent en porte-à-faux. Ils savent la difficulté d'agir sur le comportement de l'agresseur. Ils éprouvent parfois de la difficulté à déterminer les responsabilités respectives. Ils hésitent d'autant plus que certains hommes psychorigides ou pervers narcissiques se présentent comme des hommes respectables. Ils peuvent aussi être l'objet de menaces physiques ou de pressions de la part d'un conjoint occupant une fonction sociale importante. D'autres médecins se plaignent du manque de temps. Mais deux raisons semblent prédominer pour expliquer leur réticence : l'absence de formation et l'éventualité de retombées judiciaires.

Bibliographie

1. Amaro H, Fried LE, Cabral H Zuckerman B. Violences during pregnancy and substance use. AJPH 1990; 80: 575-579.
2. American College of Obstetricians and Gynecologists. The Battered woman. Washington: American College of Obstetricians and Gynecologists. 1989, Technical bulletin, n° 124.
3. American College of Obstetricians and Gynecologists. Domestic violence. Washington: American College of Obstricians and Gynecologists. 1995, Technical bulletin n° 209.
4. Bradley F, Smith M, Long J, O'Dowd T. Reported frequency of domestic violence: cross sectional survey of women attending general pratice. BMJ 2002; 324: 271-273.
5. Bréart G, Saurel-Cubizolles MJ. Les violences conjugales. Données épidémiologiques. Bull Acad Natle Méd 2002; 186: 939-948.
6. Campbell JC. Health consequences of intimate partner violence. Lancet 2002; 359: 1331-1336.
7. Chambonet JY, Douillard V, Urion J, Mallet R. La violence conjugale: prise en charge en médecine générale. Rev Prat Med Gen 2000; 507: 1481-1485.
8. Chez R.A., Jones R.F. The battered woman. Amer J Obstet Gynecol 1995; 173: 677-679.
9. Council on scientific Affairs, Americain Medical Association. Violence against women: relevance for medical practitioners. JAMA 1992; 267: 3184-3189.
10. Dellenbach P, Haeringer MT. Douleur pelvienne chronique. L'expression d'un problème psychologique. Presse Med 1996; 25: 615-620.
11. Eisenstat SA, Bancroft L. Domestic violence. N Engl J Med, 1999; 341: 886-892.
12. Gazmararian JA, Lazorick S, Spitz A. et al. Prevalence of violence against pregnant women. JAMA 1996; 275: 1915-1920.
13. Henrion R. Les femmes victimes de violences conjugales: le rôle des professionnels de santé. Rapport au Ministre Délégué à la Santé. Paris. La Documentation française. 2001.
14. Henrion R. Les violences familiales. Recommandations. Bull Acad Natle Méd, 2002; 186: 75-84.
15. Horan DL, Chapin J, Klein L, Schmidt LA, Schulkin J. Domestic violence screening practices of obstetrician-gynecologists. Obstet Gynecol 1998; 92: 785-789.
16. Jaspard M, Brown E, Condon S et coll. Les violences envers les femmes en France. Une enquête nationale. La Documentation française, Paris, 2003.
17. Jones RF. Domestic violence: let our voices be heard. Obstet Gynecol 1993; 81: 1-4.
18. Krug EG, Dahlenberg LL, Mercy JA, Zwi A, Lozano-Ascencio R. Rapport mondial sur la violence et la santé. Organisation mondiale de la santé. Genève 2002.

19. Kyriacou DN, Anglin D, Taliaferro E et al. Risk factors for injury to women from domestic violence. N Engl J Med 1999; 341: 1892-1898.

20. Lebas J, Morvant C, Chauvin P. Les conséquences des violences conjugales sur la santé des femmes et leur prise en charge en médecine de premier recours. Bull Acad Natle Méd 2002; 186: 949-961.

21. Lecomte D, Tucker ML, Fornes P. Homicide in women, a report of 441 cases from Paris and its suburbs over a 7-year period. J Clin Forensic Med 1998; 5: 15-16.

22. Mc Cauley J, Kern DE, Kolodner K. The "battering syndrome": prevalence and clinical characteristics of domestic violence in primary care internal medicine practices. Ann Intern Med 1995; 123: 737-746.

23. Martin SL, English KT, Clark KA, Cilenti D, Kupper LL. Violence and substance use among North Carolina pregnant women. Am J Public Health 1987; 77: 1337-1339.

24. Morvant C. Le médecin face aux violences conjugales: analyse à partir d'une étude effectuée auprès de médecins généralistes. Thèse. Paris. 2000.

25. Mullen PE, Romans-Clarkson SE, Walton VA, Herbison GP. Impact of sexual and physical abuse on women's mental health. Lancet 1998; 841-845.

26. Parker B, Mc Farlane J, Soeken K. Abuse during pregnancy: effects on maternal complications and birth weight in adult and teenage women. Obstet Gynecol 1994; 84: 323-328.

27. Parsons LH, Zaccaro D, Wells B, Stowall TG. Methods of attitudes toward screening obstetrics and gynecology patients for domestic violence. Amer J Obstet Gynecol 1995; 173: 381-387.

28. Rapkin AJ, Kames LD, Darke LL, Stampler FM, Naliboff BD. History of physical and sexual abuse in women with chronic pelvic pain. Obstet Gynecol 1990; 76: 92-96.

29. Reiter RC, Shakerin LR, Gambone JC, Milburn AK. Correlation between sexual abuse and somatization in women with somatic and non somatic pelvic pain. Am J Obstet Gynecol 1991; 165: 104-109.

30. Richardson JO, Coid J, Petruckevitch A et al. Identifying domestic violence: cross sectional study in primary care. BMJ, 2002, 324: 274-277.

31. Saurel-Cubizolles MJ, Blondel B, Lelong N, Romito P. Violence conjugale après une naissance. Contracept Fertil Sex, 1997, 25: 159-164.

32. Sug NK, Inui T. Primary case physician's response to domestic violence. JAMA. 1992, 267: 3157-3160.

33. Thomas A, Telmon N, Allery JP. et al. La violence conjugale dix ans après. Concours Med, 2000, 122: 2041-2044.

34. Walling MK, O'Hara MW, Reiter RC, Milburn AK, Lilly G, Vincent SD. Abuse history and chronic pain in women: II. A multivariate analysis of abuse and psychological morbidity. Obstet. Gynecol. 1994, 84: 200-206.

35. Webster J, Chandler J, Battistutta D. Pregnancy outcomes and health care use: effects of abuse. Am J. Obstet. Gynecol. 1996, 174: 760-767.

Tabac et reproduction : la part de l'homme et de la femme

P. MONNIER-BARBARINO, S. SÉPANIAK, O. MOREL, T. FORGES*
(Nancy)

INTRODUCTION

Alors que l'impact du tabagisme sur les systèmes cardiovasculaire et respiratoire d'une part, sur la grossesse et l'enfant d'autre part est connu depuis de nombreuses années, la recherche d'effets du tabac sur la fertilité n'a mobilisé l'énergie des professionnels que plus récemment. Pour l'OMS, plus de 30 % de la population mondiale de plus de 15 ans fume (75). Depuis le début des années 90, une diminution globale de la consommation du tabac est observée, mais avec une progression chez les femmes et chez les jeunes (4). L'approche des conséquences du tabac sur la reproduction a tout d'abord concerné les femmes, par le biais de la grossesse et du fœtus (25, 58). Puis les conséquences du tabagisme féminin sur les périodes pré- et post-conceptionnelles ont été analysées. Mais ce n'est que depuis une quinzaine d'années que se sont développés des travaux sur la relation entre tabagisme masculin et fertilité.

Parmi plus de 4000 composants de la fumée de cigarette, différentes substances, telles que la cotinine (métabolite de la nicotine), des

* Centre d'Assistance Médicale à la Procréation – Maternité Régionale Universitaire
10, rue du Docteur Heydenreich – BP 4213 – 54042 NANCY CEDEX

hydrocarbures poly-aromatiques ou le cadmium ont été mises en évidence dans le liquide folliculaire ou le plasma séminal (79, 82), y compris en cas de tabagisme passif (48, 84).

Dans ce travail, les auteurs se proposent de faire la synthèse des conséquences du tabagisme masculin et féminin sur la fertilité. Toutefois, l'analyse de la littérature est rendue difficile en raison de certains biais qui seront explicités. Seront discutés l'impact du tabac sur les gamètes, les embryons et les enfants ainsi que les stratégies thérapeutiques possibles pour la prise en charge des couples fumeurs qui sollicitent une assistance médicale à la procréation (AMP).

RELATION TABAGISME ET FERTILITÉ : LES DIFFICULTÉS MÉTHODOLOGIQUES

A. Hétérogénéité des définitions

1. La quantification du tabagisme

Dans la majorité des études, les caractéristiques du tabagisme (passif, actif, nombre de cigarettes consommées par jour, durée de l'intoxication, délai depuis le sevrage) sont évaluées par un questionnaire que les patients remplissent. La fiabilité des réponses est toute relative.

Des mesures plus objectives de cette intoxication sont possibles mais présentent également des limites. Plusieurs paramètres peuvent être dosés : monoxyde de carbone (CO), cotinine (métabolite de la nicotine), thiocyanates (métabolites des cyanures organiques). Si la mesure de la nicotinémie est un reflet quantitatif direct et contemporain de la consommation de tabac, les autres marqueurs ne permettent qu'une appréciation indirecte. La mesure du taux de CO dans l'air expiré est de réalisation facile, d'un rapport fiabilité/coût intéressant, mais peu diffusée dans les équipes d'AMP. La cotininémie, dosage plus fiable, est plus chronophage et nécessite un appareillage sophistiqué, donc coûteux, et un personnel qualifié. Quant aux thiocyanates, il existe de nombreuses interférences qui rendent ce dosage peu intéressant et donc rarement prescrit. Par ailleurs, les mesures les plus courantes n'apprécient que la consommation des heures précédant l'évaluation, ce qui limite leur portée pour établir scientifiquement un lien de causalité. En effet, le taux de CO varie en fonction de l'activité physique et surtout du temps écoulé depuis la dernière cigarette ; sa mesure permet de quantifier le tabagisme des dernières 24 heures précédant l'examen. La demie-vie d'élimination de la cotinine est d'environ 20 heures ; 4 à 5 jours d'abstinence tabagique permettent de revenir à des taux de non-fumeurs. Par contre, son dosage est un moyen efficace d'apprécier le tabagisme passif. Enfin, il faut préciser que tous ces dosages sont à la charge du patient.

2. La définition de l'infertilité

La plupart des études européennes parlent d'infertilité à partir de 24 mois d'absence de grossesse, alors que les études nord-américaines prennent un délai de 12 mois, ce qui introduit un biais dans les populations analysées. C'est ainsi qu'il est plus intéressant de parler de retard moyen à la conception.

B. Biais de recrutement

La population analysée varie selon la question posée. Souvent, seuls les couples des centres d'AMP sont étudiés. Les couples infertiles ne demandant pas une prise en charge médicalisée ne sont pas pris en compte. Lorsqu'il s'agit d'étudier le délai d'obtention d'une grossesse, seuls les couples ayant obtenu une grossesse évolutive sont inclus. Les fausses couches spontanées sont souvent laissées pour compte.

Par ailleurs, concernant la descendance, dans la majorité des études la dissociation entre tabagisme exclusivement pré-conceptionnel et tabagisme persistant pendant la grossesse puis après la naissance n'est pas précisée. Ceci rend difficile l'analyse de la part de responsabilité du tabagisme pré-conceptionnel ou in utero sur la fertilité. Souvent, seuls deux groupes sont comparés : enfants de couples fumeurs et non fumeurs (14).

C. Implications multi-factorielles

Enfin, le thème de l'infertilité est par essence multifactoriel. De nombreux facteurs peuvent influencer la fertilité d'un couple et/ou venir potentialiser les effets du tabac : la pollution environnementale, une co-intoxication (café, alcool, thé, drogues). Dans un couple, une hypofertilité d'un des deux membres peut être corrigée par une hyperfertilité de l'autre, venant ainsi gommer l'impact d'un facteur environnemental externe.

Malgré ces difficultés méthodologiques, l'analyse de la littérature permet de dégager de grandes lignes de réflexion pour aider à la prise en charge de couples et/ou de patients fumeurs.

LES RÉPERCUSSIONS DU TABAGISME SUR LES GAMÈTES

A. Chez la femme fumeuse

Les ovocytes sont particulièrement vulnérables à l'exposition tabagique lors de la reprise pré-ovulatoire de la maturation méiotique (43).

Chez la femme adulte, de nombreuses études ont conclu à une relation négative entre tabac et fertilité féminine spontanée. Dès 1988, une étude prospective française portant sur 1887 couples avait montré une baisse de 15 % du pourcentage cumulatif de grossesses à un an chez les femmes fumeuses (12). Cette notion a été retrouvée ultérieurement par un travail multicentrique européen (5) puis par une méta-analyse de Hugues et Brennan concernant au total 50 000 femmes (26). Sur les 13 études analysées, 12 fois l'odds ratio (OR) était inférieur à 1 (variant de 0,33 à 0,97). De plus, le risque d'avortement spontané s'est avéré majoré dans 6 études sur 7. Ce risque d'avortement spontané est expliqué en partie par une altération de la fonction lutéale (20, 50). Une étude canadienne a montré que la diminution de la fécondabilité était d'autant plus marquée que la consommation de cigarettes était élevée (10). Dans leur méta-analyse, Augood et al. ont regroupé 12 études, soit un échantillon de 30 000 femmes (2). Le risque d'infertilité était augmenté chez les patientes fumeuses (OR : 1,60, IC 95 % (1,34-1,91)) ainsi que le risque de mettre plus d'un an à concevoir (OR : 1,42, IC 95 % (1,27-1,58)). Enfin, Hull et al, sur 12 106 couples, ont trouvé également une majoration de 23 % du risque de ne pas concevoir avant 6 mois et de 54 % du risque de ne pas concevoir avant 1 an chez les fumeuses (29). Par contre il semble que cet effet néfaste soit réversible avec l'arrêt de l'intoxication (10).

Quant à la ménopause, la notion d'une survenue plus précoce, en moyenne de 2 ans, est connue depuis plusieurs décennies (6, 34, 46). Le pourcentage de patientes fumeuses est augmenté dans les tableaux de défaillance ovarienne prématurée (65). Par ailleurs, une diminution de la synthèse d'estradiol au cours de cycles spontanés chez les femmes fumeuses a été publiée il y a plusieurs années (40). Cette diminution de l'estradiol pourrait être expliquée par une inhibition de l'aromatase des cellules de la granulosa (3). Il est également possible que la 2-hydroxylation hépatique, voie majeure d'inactivation des estrogènes, soit augmentée chez la femme fumeuse (18).

La piste de l'induction d'un stress oxydatif au sein du follicule de De Graaf a été évoquée plus récemment (51). Par ailleurs, le tabac, par le biais notamment des hydrocarbones polycycliques aromatiques qu'il contient, interagit avec le récepteur Ahr (*aryl hydrocarbon receptor*), qui active à son tour une voie de l'apoptose médiée par Bax, d'où l'ovotoxicité constatée (42). Le récepteur Ahr est également activé par la dioxine. Par contre, à ce jour, le ligand naturel endogène du récepteur Ahr n'est pas connu.

En fécondation in vitro (FIV), les cohortes étudiées sont beaucoup plus faibles. Il a été décrit une élévation significative du taux de base de FSH plasmatique, une majoration des doses de gonadotrophines nécessaires pour la stimulation alors que moins d'ovocytes sont recueillis et que plus de cycles sont abandonnés, évoquant une diminution de la réserve ovarienne chez la fumeuse (15, 85). Van Voorhis et al. ont montré une diminution du taux d'estradiol dans une série de 499 patientes (66). Une revue récente de la littérature par Zenzes a permis de calculer une diminution du nombre moyen d'ovocytes recueillis de 8 %, passant à 17,2 % quand seules sont prises en compte les patientes qui consomment plus de 10 cigarettes /jour (81). La diminution de la réserve ovarienne chez les patientes fumeuses a été confirmée histologiquement par Westhoff et al. à partir du nombre moyen de follicules par coupe d'ovaires ôtés lors d'une hystérectomie, avec un indice significativement plus bas chez la fumeuse (6,8 ± 12,1 versus 3,4 ± 5,2) (73). De plus, il semble exister une synergie entre le facteur âge, pour lequel la relation avec la diminution de la réserve ovarienne est connue, et la consommation tabagique (81). Par contre, la proportion d'ovocytes de maturité complète est augmentée alors que celle d'ovocytes de maturité intermédiaire est diminuée chez les patientes fumeuses. Cette sélection d'ovocytes matures est corrélée à la concentration en cotinine dans le liquide folliculaire dans un travail sur 234 couples et 2020 ovocytes (83). Cela suggère que les ovocytes sont particulièrement vulnérables aux agressions externes immédiatement après la reprise de la méiose, d'où un déficit relatif des ovocytes de maturité intermédiaire et un excès d'ovocytes matures (81). Cette maturité ovocytaire se traduit par une élévation du taux de fertilisation chez les fumeuses par rapport aux non-fumeuses (nombre d'embryons/nombre d'ovocytes) dans plusieurs études (23, 28, 52, 59, 64, 67).

Outre la diminution de la réserve ovarienne, d'autres anomalies ovocytaires ont été décrites. L'épaisseur de la zone pellucide serait augmentée, comme le rapportent Shiloh et al. sur une série de 169 femmes et 903 ovocytes, sans différence selon que le tabagisme est actif ou passif (56). Les ovocytes diploïdes seraient majorés proportionnellement à l'importance de l'intoxication tabagique, par immaturité méiotique (non-expulsion du premier globule polaire), ce qui est en contradiction avec les observations précédentes (85).

B. Chez l'homme fumeur

La notion d'un tabagisme masculin allonge également le délai de conception spontanée lorsque la consommation est supérieure à 15 cigarettes par jour (24). L'accès plus facile aux gamètes mâles explique une bibliographie plus fournie sur les effets potentiels du tabac sur ces cellules.

Pour ce qui concerne les paramètres spermiologiques classiques, il est difficile de conclure formellement à une baisse de la numération des spermatozoïdes dans l'éjaculat, en raison de la faible puissance des études et d'une grande variabilité du paramètre. Il semble cependant exister une tendance à la diminution de cette numération (60, 70). Des études chez le rat ayant montré qu'une exposition chronique à la nicotine entraîne une atrophie testiculaire et une altération de la spermatogenèse (72), il est important de tenir compte de la quantité et de la durée du tabagisme (69). Une tendance négative similaire a été notée concernant la vitalité des spermatozoïdes des fumeurs (80). Cependant les résultats de cette étude sont à considérer avec prudence en raison du petit nombre de patients (20 fumeurs et 20 non-fumeurs). Il est par contre à souligner une diminution moindre de la vitalité de spermatozoïdes de non-fumeurs placés dans du plasma séminal de fumeurs. La toxicité du plasma séminal des fumeurs serait donc réversible. La mobilité est, elle aussi, altérée. Certains composants (hydrocarbures, aldéhydes) auraient une action similaire à celle observée au niveau des bronches, à savoir une inhibition du mouvement ciliaire (49). Une étude en microscopie électronique a conforté cette hypothèse en objectivant des anomalies structurales du flagelle, essentiellement au niveau de l'axonème (80). Chez les fumeurs, la tératospermie n'échappe pas aux effets de la cigarette. Plusieurs équipes ont montré une corrélation négative entre consommation de tabac et pourcentage de spermatozoïdes de forme normale (8, 45, 77) avec une relation dose-effet (16).

Les composants de la fumée de cigarette peuvent générer un stress oxydatif qui cause des dommages de l'ADN, en produisant une fragmentation double ou simple brin (54). Le mécanisme de cette fragmentation n'est pas encore bien compris mais il semble lié à la production de radicaux libres. Or le plasma séminal des fumeurs serait plus pauvre en substances anti-oxydantes (19) et les spermatozoïdes matures possèdent très peu de mécanismes de défense pour neutraliser et éliminer les radicaux libres, à la différence de l'ovocyte qui est pourvu d'un système de réparation de l'ADN, qui pourtant ne le met pas à l'abri d'effets délétères du tabac (11).

À l'échelon du chromosome, la relation entre fumée de cigarette et aneuploïdies est établie depuis plusieurs années (13). Tous les chromosomes ne semblent pas présenter la même sensibilité aux composants du tabac, une atteinte préférentielle des chromosomes 1 et 13 a été relevée (55), ainsi qu'une augmentation du taux de disomies, augmentation corrélée à la concentration de cotinine dans les urines (53). Ces anomalies seraient liées à l'interférence de certaines substances mutagènes de la fumée de cigarette avec le fuseau méiotique. Le risque d'atteinte des cellules germinales par le tabac semble majoré chez l'homme par rapport à la femme (38) en raison du grand nombre de divisions méiotiques et mitotiques nécessaire à la spermatogenèse, et peut-être à la pauvreté en mécanismes anti-oxydants de défense.

En FIV, comme chez la femme, il a été décrit une diminution des taux de grossesses évolutives à 12 semaines si l'homme fume, sur une série rétrospective de 498 cycles de traitement (36). Sur une autre série de 415 cycles, cette diminution des taux de succès a été objectivée, non seulement en FIV classique (32 % de grossesses cliniques versus 18 % lorsque l'homme fume), mais également en fécondation assistée (ICSI) (38 % de grossesses cliniques versus 22 % si le partenaire fume) (87). Ce mauvais pronostic en AMP a été mis en relation avec l'existence d'un taux élevé de fragmentation de l'ADN, des valeurs supérieures à 30 % semblant compromettre les chances de succès, aussi bien en FIV qu'en ICSI (17, 22, 61).

LES RÉPERCUSSIONS DU TABAGISME SUR LES EMBRYONS

Les études sont peu nombreuses, la recherche sur l'embryon étant très réglementée. Par ailleurs, les travaux ont été réalisés à partir d'embryons issus d'AMP, ce qui représente un biais toutefois incontournable puisque cette analyse est impossible en reproduction naturelle.

A. Tabagisme féminin

Alors que la proportion d'ovocytes matures est plus élevée et le taux de fertilisation plus grand, une diminution des taux de grossesses chez les fumeuses a été rapportée par différentes équipes (9, 39, 66). Les deux méta-analyses déjà citées en fécondation naturelle ont également analysé les études en FIV. Dans le travail de Hugues et

Brennan, les 7 études en FIV ont toutes conclu à une diminution des chances de grossesse avec un OR moyen de 0,57 (IC 95 % (0,42-0,78)) (26). Les conclusions ont été les mêmes dans la méta-analyse d'Augood et al. (2) portant sur 9 études en FIV avec un OR à 0,66 (IC 95 % (0,49-0,88)). Comme en fertilité naturelle, l'effet néfaste du tabac paraît réversible. Ainsi, dans l'étude de Van Voorhis et al., si les taux de grossesses sont diminués de 50 % chez les femmes qui fument au cours du cycle de FIV, ces taux sont identiques aux non-fumeuses chez les femmes qui arrêtent de fumer avant leur traitement (66).

L'apoptose, processus de mort cellulaire programmée, contrôle la normalité des populations cellulaires durant l'embryogenèse (81). Plusieurs études (41, 78) ont montré un effet anti-apoptotique de la nicotine et de la cotinine sur différentes lignées cellulaires. Zenzes et Reed expliquent par ce mécanisme d'inhibition de l'apoptose une augmentation des « beaux » embryons de grade I et II avec l'élévation de la concentration folliculaire de cotinine (81). Les embryons des fumeuses présenteraient une certaine résistance à la fragmentation, mais cette résistance à la mort cellulaire pourrait ainsi faciliter la survie d'embryons porteurs d'anomalies génétiques. Ainsi, une majoration de zygotes triploïdes a été objectivée chez les fumeuses (81).

Ce phénomène pourrait participer, en plus de l'altération de la fonction lutéale, à l'augmentation du taux de fausses couches spontanées chez les fumeuses (23, 26, 44, 52). Le taux de fausses couches spontanées pourrait également être influencé par l'environnement endométrial. L'aspect échographique de l'endomètre ne semble pas modifié (27), mais les taux plasmatiques de *placental protein 14* (PP 14) sont significativement abaissés chez la femme fumeuse en début de grossesse (74). Par ailleurs, comme au niveau ovocytaire, il a été montré une augmentation de l'épaisseur de la zone pellucide des embryons de fumeuses d'où la suggestion de réaliser une éclosion assistée pour faciliter l'implantation (56).

B. Tabagisme masculin

Une augmentation de la fragmentation cellulaire et une morphologie anormale des embryons issus de couples dont l'homme était fumeur ont été rapportées (62). Il existe également une augmentation significative du risque de fausse couche spontanée précoce objectivée sur une cohorte de 526 couples lorsque le conjoint fume plus de 20 cigarettes par jour (68).

LES RÉPERCUSSIONS DU TABAGISME SUR LES ENFANTS

A. Tabagisme féminin

Outre les pathologies gravidiques liées au tabac, qui ne seront pas exposées ici, l'exposition prénatale au tabac majore le risque de mort subite du nourrisson (37) mais aussi le taux de mortalité infantile au cours de la première année de vie dans une série danoise de 25 102 enfants issus d'une grossesse monofœtale (76). Par ailleurs, les bébés de mères fumeuses présentent des symptômes de manque pendant les premiers jours de vie (21), puis ultérieurement seront plus à risque de développer un syndrome d'hyperactivité (47, 63). Le risque de développement d'une dépendance à la nicotine à l'adolescence (14) et à l'âge adulte (7) est aussi majoré dans la descendance de mères fumeuses.

Une étude récente sur 1770 jeunes hommes a conclu à une association entre exposition in utero au tabac maternel et altération des paramètres spermiologiques d'une part, et diminution de taille des testicules d'autre part (32). Sur le versant féminin, les ovocytes sont particulièrement sensibles à l'exposition tabagique au cours de la vie fœtale au stade diplotène de la première division méiotique (43). Plusieurs travaux ont analysé la fécondité des filles exposées in utero au tabagisme maternel. En 1989, une étude prospective sur 221 couples avait montré une diminution de la fécondité chez les femmes exposées in utero à la fumée de cigarette de leur mère (71). Cette notion a été confirmée sur une plus large série danoise de 430 couples (31). Ainsi, le tabagisme maternel, outre ses conséquences néfastes sur l'organisme de la fumeuse, aurait des effets à long terme sur les capacités de reproduction de la descendance.

Nous n'insisterons pas sur la majoration connue des affections de l'arbre respiratoire chez les enfants. En effet, des études animales ont confirmé que l'exposition au tabagisme in utero a un effet délétère sur le développement pulmonaire fœtal (35). Quant aux risques de retentissement sur le développement intellectuel et de majoration de certains cancers, les études épidémiologiques actuelles ne sont pas consensuelles, compliquées par les biais de recrutement évoqués plus haut.

B. Tabagisme masculin

Plusieurs équipes ont noté une relation entre tabagisme paternel et apparition de cancers chez les enfants (57). Une étude de Ji et al., sur 642 enfants de 0 à 5 ans avec un père fumeur avant la conception et une mère non fumeuse, a montré une association entre tabagisme paternel et augmentation de leucémies aiguës ou lymphomes. Par contre, lorsque le tabagisme paternel a débuté après la naissance, cette augmentation n'est pas observée (33). D'autres auteurs ont noté une prévalence plus élevée de tumeurs cérébrales sur une population de 3600 enfants (30).

LES STRATÉGIES THÉRAPEUTIQUES

La première étape de la prise en charge passe par une sensibilisation du couple, de l'homme et/ou la femme, à la nécessité d'un sevrage tabagique complet et définitif. Une prise en charge en consultation de tabacologie et/ou un soutien grâce à des associations d'aide à l'arrêt du tabac doivent être proposés.

Lorsque le couple est engagé dans cette démarche, il est possible d'adjoindre un traitement médicamenteux complémentaire à visée anti-oxydante. Il semble que cette thérapeutique puisse en particulier diminuer le taux de fragmentation de l'ADN générée par les radicaux libres dans les spermatozoïdes (86). Cette piste thérapeutique n'a pas été testée chez la femme, mais poserait des difficultés pour contrôler son efficacité, hors AMP, en raison des difficultés d'accessibilité des gamètes féminins. Il convient d'associer tous les jours 150 mg de vitamine A, 400 mg de vitamine C, 400 mg de vitamine E, 60 mg de β–carotène, 50 mg de zinc et 0,4 mg de sélénium. Ce traitement est prescrit par voie orale pendant au moins 6 mois (soit deux cycles de spermatogenèse). À l'issue, un contrôle du taux de fragmentation de l'ADN des spermatozoïdes est effectué et si la diminution du taux de fragmentation n'est pas suffisante, le traitement est reconduit, en l'absence d'une grossesse spontanée dans l'intervalle.

CONCLUSION

Alors que les équipes d'AMP s'engagent dans des stratégies diagnostiques, très complexes parfois, pour tenter d'obtenir quelques grossesses supplémentaires, la prise en charge du tabagisme du couple est souvent laissée pour compte. L'analyse de la littérature, malgré ses contradictions et ses imperfections, illustre l'impact négatif de la cigarette sur la fonction de reproduction, tant chez la femme que chez l'homme, ainsi que les risques potentiels pour la descendance.

Il est donc impératif de proposer une prise en charge active de cette addiction, basée sur la motivation des équipes médicales et l'information des couples, alors que notre société assume une prise en charge à 100 % des frais médicaux liés à la stérilité. L'AFSSAPS (Agence française de sécurité sanitaire des produits de santé) a publié en 2003 une recommandation de bonne pratique sur les stratégies thérapeutiques médicamenteuses et non médicamenteuses de l'aide à l'arrêt du tabac qui guide le praticien pour réussir cette prise en charge (Tableau I) (1).

Tableau I. Les différentes étapes d'aide à l'arrêt du tabac, d'après la Recommandation de Bonne Pratique de l'AFSSAPS (1)

Première étape : Évaluer et renforcer la motivation

Évaluation de la dépendance (Test de Fagerström)

Si dépendance moyenne ou forte :
Évaluer le terrain (tr. anxieux/dépressifs)
Rechercher une codépendance (alcool-cannabis)

Deuxième étape : « Sevrage » proprement dit

Dépendance faible	*Dépendance moyenne ou forte*
Accompagnement psychologique + Automédication (TNS*)	Thérapie cognitivo-comportementale ou accompagnement psychologique ET Ttt pharmacologique de la dépendance TNS* ou Bupropion LP

Troisième étape : Prévention et traitement des rechutes

Fréquentes, ces rechutes ne sont pas des échecs mais constituent une étape vers le succès final

*TNS : Traitement nicotinique de substitution

Résumé

La relation tabac-santé est de plus en plus perçue comme négative, mais les impacts de la fumée de cigarette sur la reproduction, en dehors de la grossesse elle-même, sont peu considérés, non seulement par le public mais aussi par les professionnels. Or l'analyse de la littérature permet de conclure à un effet négatif du tabagisme, actif ou passif, aussi bien féminin que masculin sur la reproduction. En fertilité spontanée, le tabagisme féminin ou masculin est responsable d'un retard de conception. Chez les femmes fumeuses, la ménopause survient en moyenne 2 ans plus tôt. Les paramètres spermiologiques classiques (numération, vitalité, mobilité, morphologie) sont également modifiés chez l'homme fumeur. Dans les deux sexes, le tabac induit un stress oxydatif au niveau des gamètes qui cause des dommages de l'ADN. En fécondation in vitro, moins d'ovocytes sont recueillis chez la femme fumeuse, mais la fragmentation embryonnaire est inhibée par le tabac, permettant la survie d'embryons génétiquement altérés. Au total les taux de grossesses évolutives sont abaissés, aussi bien lorsque la femme fume que lorsque seul un tabagisme masculin est pris en compte. Les effets sur la descendance ne sont pas encore totalement cernés. En dehors des pathologies de l'arbre respiratoire, l'exposition pré-natale au tabac majore le risque de mort subite du nourrisson et le taux de mortalité infantile durant la première année de vie. Le risque de dépendance à la nicotine à l'adolescence et à l'âge adulte est aussi majoré. La fécondité des garçons et des filles exposés in utero au tabagisme maternel est diminuée. Enfin, la majoration de certains cancers serait possible. Il est donc impératif de proposer une prise en charge active de cette addiction comme préalable à toute AMP. Le temps premier consiste à convaincre le sujet fumeur de la nécessité d'un sevrage, des médications anti-oxydantes pouvant être prescrites dans un second temps.

Bibliographie

1. AFSSAPS 2003. Les stratégies thérapeutiques médicamenteuses et non médicamenteuses de l'aide à l'arrêt du tabac. http://afssaps.sante.fr/pdf/5/rbp/tabgem.pdf. (Page consultée le 5 août 2004).

2. Augood C, K Duckitt, AA Templeton. 1998. Smoking and female infertility: a systematic review and meta-analysis. Hum Reprod 13: 1532-9.

3. Barbieri RL, PM McShane, KJ Ryan. 1986. Constituents of cigarette smoke inhibit human granulosa cell aromatase. Fertil Steril 46: 232-6.

4. Baromètre santé 2000. Vanves : CFES : 2001. Volume 1. Méthode. Guilbert P, Baudier F, Gautier A, Goubert AC, Arwidson P, Janvrin MP : 144 p. Volume 2. Résultats. Guilbert P, Baudier F, Gautier A (sous la dir.) : 480 p.

5. Bolumar F, J Olsen, J Boldsen. 1996. Smoking reduces fecundity: a European multicenter study on infertility and subfecundity. The European Study Group on Infertility and Subfecundity. Am J Epidemiol 143: 578-87.

6. Brambilla DJ, SM McKinlay. 1989. A prospective study of factors affecting age at menopause. J Clin Epidemiol 42: 1031-9.

7. Buka SL, ED Shenassa, R Niaura. 2003. Elevated risk of tobacco dependence among offspring of mothers who smoked during pregnancy: a 30-year prospective study. Am J Psychiatry 160: 1978-84.

8. Chia SE, CN Ong, FM Tsakok. 1994. Effects of cigarette smoking on human semen quality. Arch Androl 33: 163-8.

9. Crha I, D Hruba, J Fiala, P Ventruba, J Zakova, M Petrenko. 2001. The outcome of infertility treatment by in-vitro fertilisation in smoking and non-smoking women. Cent Eur J Public Health 9: 64-8.

10. Curtis KM, DA Savitz, TE Arbuckle. 1997. Effects of cigarette smoking, caffeine consumption, and alcohol intake on fecundability. Am J Epidemiol 146: 32-41.

11. de Lamirande E, C Gagnon. 1995. Impact of reactive oxygen species on spermatozoa: a balancing act between beneficial and detrimental effects. Hum Reprod 10 Suppl 1: 15-21.

12. de Mouzon J, A Spira, D Schwartz. 1988. A prospective study of the relation between smoking and fertility. Int J Epidemiol 17: 378-84.

13. Dellarco VL, KH Mavournin, MD Waters. 1986. Aneuploidy Data Review Committee: summary compilation of chemical data base and evaluation of test methodology. Mutat Res 167: 149-69.

14. DiFranza JR, CA Aligne, M Weitzman. 2004. Prenatal and postnatal environmental tobacco smoke exposure and children's health. Pediatrics 113: 1007-15.

15. El-Nemr A, T Al-Shawaf, L Sabatini, C Wilson, A M Lower, J G Grudzinskas. 1998. Effect of smoking on ovarian reserve and ovarian stimulation in in-vitro fertilization and embryo transfer. Hum Reprod 13: 2192-8.

16 Evans HJ, J Fletcher, M Torrance, TB Hargreave. 1981. Sperm abnormalities and cigarette smoking. Lancet 1: 627-9.

17. Evenson DP, LK Jost, D Marshall, MJ Zinaman, E Clegg, K Purvis, P de Angelis, OP Claussen. 1999. Utility of the sperm chromatin structure assay as a diagnostic and prognostic tool in the human fertility clinic. Hum Reprod 14: 1039-49.

18. Fotherby K. 1990. Interactions with oral contraceptives. Am J Obstet Gynecol 163: 2153-9.

19. Fraga CG, PA Motchnik, A @J Wyrobek, DM Rempel, BN Ames. 1996. Smoking and low antioxidant levels increase oxidative damage to sperm DNA. Mutat Res 351: 199-203.

20. Gocze PM, I Szabo, DA Freeman. 1999. Influence of nicotine, cotinine, anabasine and cigarette smoke extract on human granulosa cell progesterone and estradiol synthesis. Gynecol Endocrinol 13: 266-72.

21. Godding V, C Bonnier, L Fiasse, M Michel, E Longueville, P Lebecque, A Robert, L Galanti. 2004. Does in utero exposure to heavy maternal smoking induce nicotine withdrawal symptoms in neonates? Pediatr Res 55: 645-51.

22. Guerin JF, M Benchaib. 2003. Are IVF results predictable through the analysis of sperm DNA fragmentation? Gynecol Obstet Fertil 31: 1058-60.

23. Harrison KL, TM Breen, JF Hennessey. 1990. The effect of patient smoking habit on the

outcome of IVF and GIFT treatment. Aust N Z J Obstet Gynaecol 30: 340-2.

24. Hassan MA, SR Killick. 2004. Negative lifestyle is associated with a significant reduction in fecundity. Fertil Steril 81: 384-92.

25. Herriot A, WZ Billewicz, FE Hytten. 1962. Cigarette smoking in pregnancy. Lancet 1: 771-3.

26. Hughes EG, BG Brennan. 1996. Does cigarette smoking impair natural or assisted fecundity? Fertil Steril 66: 679-89.

27. Hughes EG, J Yeo, P Claman, EV YoungLai, MA Sagle, S Daya, JA Collins. 1994. Cigarette smoking and the outcomes of in vitro fertilization: measurement of effect size and levels of action. Fertil Steril 62: 807-14.

28. Hughes EG, EV YoungLai, SM. Ward. 1992. Cigarette smoking and outcomes of in-vitro fertilization and embryo transfer: a prospective cohort study. Hum Reprod 7: 358-61.

29. Hull MG, K North H Taylor, A Farrow, WC Ford. 2000. Delayed conception and active and passive smoking. The Avon Longitudinal Study of Pregnancy and Childhood Study Team. Fertil Steril 74: 725-33.

30. Huncharek M, B Kupelnick, H Klassen. 2001. Paternal smoking during pregnancy and the risk of childhood brain tumors: results of a meta-analysis. In Vivo 15: 535-41.

31. Jensen TK, TB Henriksen, NH Hjollund, T Scheike, H Kolstad, A Giwercman, E Ernst, J P Bonde, NE Skakkebaek, J Olsen. 1998. Adult and prenatal exposures to tobacco smoke as risk indicators of fertility among 430 Danish couples. Am J Epidemiol 148: 992-7.

32. Jensen TK, N Jorgensen, M Punab, TB Haugen, J Suominen, B Zilaitiene, A Horte, AG Andersen, E Carlsen, O Magnus, V Matulevicius, I Nermoen, M Vierula, N Keiding, J Toppari, NE Skakkebaek. 2004. Association of in utero exposure to maternal smoking with reduced semen quality and testis size in adulthood: a cross-sectional study of 1,770 young men from the general population in five European countries. Am J Epidemiol 159: 49-58.

33. Ji BT, XO Shu, MS Linet, WZheng, S Wacholder, YT Gao, DM Ying, F Jin. 1997. Paternal cigarette smoking and the risk of childhood cancer among offspring of nonsmoking mothers. J Natl Cancer Inst 89: 238-44.

34. Jick H, J Porter. 1977. Relation between smoking and age of natural menopause. Report from the Boston Collaborative Drug Surveillance Program, Boston University Medical Center. Lancet 1: 1354-5.

35. Joad JP. 2000. Smoking and pediatric respiratory health. Clin Chest Med 21: 37-46, vii-viii.

36. Joesbury KA, WR Edirisinghe, MR Phillips, J L Yovich. 1998. Evidence that male smoking affects the likelihood of a pregnancy following IVF treatment: application of the modified cumulative embryo score. Hum Reprod 13: 1506-13.

37. Kahn A, J Groswasser, P Franco, S Scaillet, T Sawaguchi, I Kelmanson, B Dan. 2004. Sudden infant deaths: stress, arousal and SIDS. Pathophysiology 10: 241-252.

38. Kessels K. 1997. More mutations in males. Nature 390: 236.

39 Klonoff-Cohen, H, L Natarajan, R Marrs, B Yee. 2001. Effects of female and male smoking on success rates of IVF and gamete intra-Fallopian transfer. Hum Reprod 16: 1382-90.

40. MacMahon B, D Trichopoulos, P Cole, J Brown. 1982. Cigarette smoking and urinary estrogens. N Engl J Med 307: 1062-5.

41. Marana HR, JM Andrade, GA Martins, JS Silva, MA Sala, SP Cunha. 1998. A morphometric study of maternal smoking on apoptosis in the syncytiotrophoblast. Int J Gynaecol Obstet 61: 21-7.

42. Matikainen T, GI Perez, A Jurisicova, JK Pru, JJ Schlezinger, HY Ryu, JLaine, TSakai, SJ Korsmeyer, RF Casper, DH Sherr, J Tilly. 2001. Aromatic hydrocarbon receptor-driven Bax gene expression is required for premature ovarian failure caused by biohazardous environmental chemicals. Nat Genet 28: 355-60.

43. Mattison DR 1993. Sites of female reproductive vulnerability: implications for testing and risk assessment. Reprod Toxicol 7 Suppl 1: 53-62.

44. Maximovich A, SA Beyler. 1995. Cigarette smoking at time of in vitro fertilization cycle initiation has negative effect on in vitro fertilization-embryo transfer success rate. J Assist Reprod Genet 12: 75-7.

45. Merino G, SC Lira, JC Martinez-Chequer. 1998. Effects of cigarette smoking on semen characteristics of a population in Mexico. Arch Androl 41: 11-5.

46. Midgette AS, JA Baron. 1990. Cigarette smoking and the risk of natural menopause. Epidemiology 1: 474-80.

47. Olds D. 1997. Tobacco exposure and

impaired development : a review of the evidence. MMDD Res Rev 3: 257-69.

48. Pacifici R, I Altieri, L Gandini, A Lenzi, AR Passa, S Pichini, M Rosa, P Zuccaro, F Dondero. 1995. Environmental tobacco smoke: nicotine and cotinine concentration in semen. Environ Res 68: 69-72.

49. Pacifici R, I Altieri, L Gandini, A Lenzi, S Pichini, M Rosa, P Zuccaro, F Dondero. 1993. Nicotine, cotinine, and trans-3-hydroxycotinine levels in seminal plasma of smokers: effects on sperm parameters. Ther Drug Monit 15: 358-63.

50. Paksy K, K Rajczy, Z Forgacs, P Lazar, A Bernard, I Gati, G S Kaali. 1997. Effect of cadmium on morphology and steroidogenesis of cultured human ovarian granulosa cells. J Appl Toxicol 17: 321-7.

51. Paszkowski T, RN Clarke, MD Hornstein. 2002. Smoking induces oxidative stress inside the Graafian follicle. Hum Reprod 17: 921-5.

52. Pattinson HA, PJ Taylor, MH Pattinson. 1991. The effect of cigarette smoking on ovarian function and early pregnancy outcome of in vitro fertilization treatment. Fertil Steril 55: 780-3.

53. Rubes J, X Lowe, D Moore 2nd, S Perreault, V Slott, D Evenson, SG Selevan, AJ Wyrobek. 1998. Smoking cigarettes is associated with increased sperm disomy in teenage men. Fertil Steril 70: 715-23.

54. Saleh RA, A Agarwal, RK Sharma, DR Nelson, AJ Thomas Jr. 2002. Effect of cigarette smoking on levels of seminal oxidative stress in infertile men: a prospective study. Fertil Steril 78: 491-9.

55. Shi Q, E Ko, L Barclay, T Hoang, A Rademaker, R Martin. 2001. Cigarette smoking and aneuploidy in human sperm. Mol Reprod Dev 59: 417-21.

56. Shiloh H, S Lahav-Baratz, M Koifman, D Ishai, D Bidder, Z Weiner-Meganzi, M Dirnfeld. 2004. The impact of cigarette smoking on zona pellucida thickness of oocytes and embryos prior to transfer into the uterine cavity. Hum Reprod 19: 157-9.

57. Sorahan T, PA McKinney, JR Mann, RJ Lancashire, CA Stiller, JM Birch, HE Dodd, RA Cartwright. 2001. Childhood cancer and parental use of tobacco: findings from the inter-regional epidemiological study of childhood cancer (IRESCC). Br J Cancer 84: 141-6.

58. Stahlmann E. 1965. The dangers of cigarette smoking for the female sex. Landartz 41: 688.

59. Sterzik K, E Strehler, M De Santo, N Trumpp, M Abt, B Rosenbusch, A Schneider. 1996. Influence of smoking on fertility in women attending an in vitro fertilization program. Fertil Steril 65: 810-4.

60. Stillman RJ, MJ Rosenberg, BP Sachs. 1986. Smoking and reproduction. Fertil Steril 46: 545-66.

61. Sun JG, A Jurisicova, RF Casper. 1997. Detection of deoxyribonucleic acid fragmentation in human sperm: correlation with fertilization in vitro. Biol Reprod 56: 602-7.

62. Tarin JJ. 1996. Potential effects of age-associated oxidative stress on mammalian oocytes/embryos. Mol Hum Reprod 2: 717-24.

63. Thapar A, T Fowler, F Rice, J Scourfield, M van den Bree, H Thomas, G Harold, D Hay. 2003. Maternal smoking during pregnancy and attention deficit hyperactivity disorder symptoms in offspring. Am J Psychiatry 160: 1985-9.

64. Trapp M, P Kemeter, W Feichtinger. 1986. Smoking and in-vitro fertilization. Hum Reprod 1: 357-8.

65. van Noord PA, JS Dubas, M Dorland, H Boersma, E te Velde. 1997. Age at natural menopause in a population-based screening cohort: the role of menarche, fecundity, and lifestyle factors. Fertil Steril 68: 95-102.

66. Van Voorhis BJ, JD Dawson, DW Stovall, AE Sparks, CH Syrop. 1996. The effects of smoking on ovarian function and fertility during assisted reproduction cycles. Obstet Gynecol 88: 785-91.

67. Van Voorhis BJ, CH Syrop, DG Hammitt, MS Dunn, GD Snyder. 1992. Effects of smoking on ovulation induction for assisted reproductive techniques. Fertil Steril 58: 981-5.

68. Venners SA, X Wang, C Chen, L Wang, D Chen, W Guang, A Huang, L Ryan, J O'Connor, B Lasley, J Overstreet, A Wilcox, X Xu. 2004. Paternal smoking and pregnancy loss: a prospective study using a biomarker of pregnancy. Am J Epidemiol 159: 993-1001.

69. Vine MF 1996. Smoking and male reproduction: a review. Int J Androl 19: 323-37.

70. Vine MF, BH Margolin, HI Morrison, BS Hulka. 1994. Cigarette smoking and sperm density: a meta-analysis. Fertil Steril 61: 35-43.

71. Weinberg CR, A @J Wilcox, DD Baird. 1989. Reduced fecundability in women with prenatal exposure to cigarette smoking. Am J Epidemiol 129: 1072-8.

72. Weisberg E. 1985. Smoking and reproductive health. Clin Reprod Fertil 3: 175-86.

73. Westhoff C, P Murphy, D Heller. 2000. Predictors of ovarian follicle number. Fertil Steril 74: 624-8.

74. Wheeler T, T Chard, F Anthony, C. Osmond. 1995. Relationships between the uterine environment and maternal plasma concentrations of insulin-like growth factor binding protein-1 and placental protein 14 in early pregnancy. Hum Reprod 10: 2700-4.

75. WHO. 1997. Tobacco on health. A global status report., Geneva (Switzerland).

76. Wisborg K, U Kesmodel, TB Henriksen, SF Olsen, NJ Secher. 2001. Exposure to tobacco smoke in utero and the risk of stillbirth and death in the first year of life. Am J Epidemiol 154: 322-7.

77. Wong WY, CM Thomas, HM Merkus, GA Zielhuis, WH Doesburg, RP Steegers-Theunissen. 2000. Cigarette smoking and the risk of male factor subfertility: minor association between cotinine in seminal plasma and semen morphology. Fertil Steril 74: 930-5.

78. Wright SC, J Zhong, H Zheng, JW Larrick. 1993. Nicotine inhibition of apoptosis suggests a role in tumor promotion. Faseb J 7: 1045-51.

79. Younglai EV, WG Foster, EG Hughes, K Trim, JF Jarrell. 2002. Levels of environmental contaminants in human follicular fluid, serum, and seminal plasma of couples undergoing in vitro fertilization. Arch Environ Contam Toxicol 43: 121-6.

80. Zavos P M, J R Correa, S Antypas, P N Zarmakoupis-Zavos, C N Zarmakoupis. 1998. Effects of seminal plasma from cigarette smokers on sperm viability and longevity. Fertil Steril 69: 425-9.

81 Zenzes M T. 2000. Smoking and reproduction: gene damage to human gametes and embryos. Hum Reprod Update 6: 122-31.

82. Zenzes M T, L A Puy, R Bielecki. 1997. Immunodetection of cotinine protein in granulosa-lutein cells of women exposed to cigarette smoke. Fertil Steril 68: 76-82.

83. Zenzes M T, T E Reed, R F Casper. 1997. Effects of cigarette smoking and age on the maturation of human oocytes. Hum Reprod 12: 1736-41.

84. Zenzes M T., T E Reed, P Wang, J Klein. 1996. Cotinine, a major metabolite of nicotine, is detectable in follicular fluids of passive smokers in in vitro fertilization therapy. Fertil Steril 66: 614-9.

85. Zenzes M T, P Wang, R F Casper. 1995. Cigarette smoking may affect meiotic maturation of human oocytes. Hum Reprod 10: 3213-17.

86. Zhang J, S Jiang, R R Watson. 2001. Antioxidant supplementation prevents oxidation and inflammatory responses induced by sidestream cigarette smoke in old mice. Environ Health Perspect 109: 1007-9.

87. Zitzmann M, C Rolf, V Nordhoff, G Schrader, M Rickert-Fohring, P Gassner, H M Behre, R R Greb, L Kiesel, E Nieschlag. 2003. Male smokers have a decreased success rate for in vitro fertilization and intracytoplasmic sperm injection. Fertil Steril 79 Suppl 3: 1550-4.

RECOMMANDATIONS POUR LA PRATIQUE CLINIQUE

—

Hémorragies du post-partum immédiat

AVANT-PROPOS

Ces recommandations pour la pratique clinique ont été réalisées en partenariat avec l'Agence Nationale d'Accréditation et d'Évaluation en Santé (ANAES). Elles ont été établies conformément aux règles méthodologiques préconisées par l'ANAES et ont été soumises au Conseil scientifique de l'ANAES.

Les conclusions et recommandations présentées dans ce document ont été rédigées en toute indépendance par le groupe de travail de ces recommandations pour la pratique clinique. Leur teneur n'engage en aucune manière la responsabilité de l'ANAES.

Le « texte long » des présentes recommandations, incluant l'ensemble des rapports des experts et des références bibliographiques, est publié dans un supplément au *Journal de gynécologie, obstétrique et biologie de la reproduction,* décembre 2004; 33 (8).

MÉTHODE UTILISÉE, QUESTIONS ABORDÉES

F. GOFFINET[1, 2]

Compte tenu du développement de plus en plus rapide des nouvelles techniques et d'une diffusion dans la littérature médicale d'une quantité très importante d'informations, il est impossible pour le clinicien de tout assimiler et, a fortiori, d'en faire la synthèse. Les conséquences sont qu'il existe de grandes variations dans les pratiques avec de nombreuses pratiques médicales inappropriées, voire inutiles. Cette situation a conduit de nombreux pays à mettre au point des recommandations concernant les traitements, le diagnostic, les moyens de prévention et la prise en charge des pathologies. Depuis plusieurs années, le Collège National des Gynécologues et Obstétriciens Français (CNGOF) organise des Recommandations pour la Pratique Clinique (RPC) dans le domaine de la gynécologie et de l'obstétrique. Le but de ces recommandations est d'aider le clinicien à prendre une décision médicale en lui fournissant une synthèse du niveau de preuve scientifique existant. Il ne s'agit en aucun cas de critères de jugement de la pertinence des pratiques médicales, ni des normes de qualité de ces pratiques, ni enfin des mesures de performances des pratiques.

Pour éviter que la validité des recommandations puisse être mises en doute, l'ANAES a défini un certain nombre de principes méthodologiques objectifs que nous avons adoptés depuis de nombreuses années. Cette année, si le CNGOF reste le promoteur des RPC sur l'Hémorragie du Post-Partum (HPP), celles-ci ont été élaborées en partenariat avec l'ANAES. Cette démarche méthodologique rigoureuse peut apparaître contraignante mais est indispensable pour définir clairement les interventions sur la santé qui sont appropriées, celles qui ne le sont pas et celles pour lesquelles il existe une équivoque tant au niveau des preuves scientifiques que du consensus des membres du groupe de travail.

1. Service de gynécologie et obstétrique de Port-Royal
Hôpital Cochin-Saint-Vincent-de-Paul – Université Paris V
123 Bd de Port-Royal, – 75014 PARIS
2. Unité de recherche épidémiologique en santé périnatale et en santé des femmes, INSERM U149 – 123 Bd de Port-Royal – 75014 PARIS

Rappelons les cinq étapes qui nous ont permis d'élaborer ces RPC sur l'HPP :

1. Désignation par le promoteur (CNGOF) des membres du comité d'organisation (avec un président scientifique et un coordinateur). Prise de contact avec les différentes sociétés professionnelles impliquées dans la question afin de constituer un groupe de travail qui comprendra des représentants de ces sociétés et les experts.

2. Élaboration des questions précises et désignation des experts par le comité d'organisation pour répondre à ces questions. Un niveau de preuve scientifique accompagne chaque donnée scientifique importante dans le texte des experts (Tableau I).

3. Analyse de la littérature par les experts et rédaction de conclusions provisoires à partir des rapports des experts, en affectant un grade de recommandations (Tableau I) pour chaque affirmation importante.

4. Envoi des conclusions et des textes à des lecteurs experts sur le sujet, à des praticiens du secteur privé ou public prenant en charge des femmes enceintes et à des associations d'usagers.

5. Rédaction des conclusions définitives par l'ensemble du groupe de travail après avoir analysé la pertinence des critiques des lecteurs.

Les questions auxquelles le groupe a tenté de répondre sont les suivantes :

- Quelle est l'importance du problème en santé publique ?
- Quels sont les facteurs de risque en période anténatale et pendant le travail ?
- Quelle est la prise en charge recommandée en période anténatale et au moment de l'accouchement pour les femmes identifiées à risque d'HPP ?
- Quelle est la prise en charge recommandée en période anténatale et au moment de l'accouchement pour l'ensemble des femmes enceintes, dans le but de diminuer le risque de survenue ou les conséquences d'une HPP ?
- Quelle est la prise en charge initiale recommandée en cas d'HPP ?
- Quelle est la prise en charge recommandée en cas d'HPP qui persiste ?
- Quelles sont les méthodes invasives recommandées et quelle stratégie adopter en cas d'HPP menaçant le pronostic vital ?

Pour conclure, le lecteur constatera que de nombreuses recommandations sont affectées d'un grade « accord professionnel ». Celui-ci a été décidé en général car il existait un consensus dans le groupe et souvent dans les recommandations émanant de sociétés d'autres pays développés. Ces recommandations sont des recommandations de professionnels qui s'adressent aux professionnels pour les aider et ne sont en aucun cas des obligations qui leur seraient opposables. Nous sommes conscients qu'en marge des situations classiques et habituelles, le praticien devra s'adapter à certaines situations particulières impliquant des décisions, dictées par ses connaissances et son expérience, qui n'entrent pas forcément dans ces recommandations.

Enfin, c'est dans les conditions d'exercice habituelles en milieu hospitalier que ces recommandations ont été élaborées. Nous n'avons pas travaillé sur la prise en charge de l'HPP dans des conditions d'exercice inhabituelles ou rares en France qui doivent donner lieu à une évaluation spécifique comme : accouchement à domicile (peu de données, peu d'accouchements en France), accouchement en maison de naissance (structure qui n'existe pas encore en France et qui devrait donner lieu à une évaluation), accouchement en piscine.

Chaque article sélectionné a été analysé selon les principes de lecture critique de la littérature. Sur la base de cette analyse de la littérature, le groupe de travail a proposé, chaque fois que possible, des recommandations. Selon le niveau de preuve des études sur lesquelles elles sont fondées, les recommandations ont un grade variable, coté de A à C selon l'échelle proposée par l'ANAES (voir tableau I). En l'absence d'études, les recommandations sont fondées sur un accord professionnel.

Tableau I. Niveaux de preuve et grades des recommandations selon l'ANAES

Niveau de preuve scientifique fourni par la littérature (études thérapeutiques)	Grade des recommandations
Niveau 1 Essais comparatifs randomisés de forte puissance Méta-analyse d'essais comparatifs randomisés Analyse de décision basée sur des études bien menées	**A** Preuve scientifique établie
Niveau 2 Essais comparatifs randomisés de faible puissance Études comparatives non randomisées bien menées Études de cohorte	**B** Présomption scientifique
Niveau 3 Études cas-témoins	**C** Faible niveau de preuve
Niveau 4 Études comparatives comportant des biais importants Études rétrospectives Séries de cas	

LE GROUPE DE TRAVAIL

Ces recommandations professionnelles ont été élaborées par le Collège National des Gynécologues et Obstétriciens Français en partenariat avec l'ANAES, à la demande du Collège National des Gynécologues et Obstétriciens Français et de la Direction Générale de la Santé.

La méthode de travail a été celle décrite dans le guide « *Recommandations pour la pratique clinique – Base méthodologique pour leur réalisation en France – 1999* » publié par l'ANAES.

Les organismes et sociétés savantes dont les noms suivent ont été sollicités pour participer à ce travail :
- Collège National des Sages-Femmes ;
- Direction Générale de la Santé ;
- Établissement Français du Sang ;
- Société Française d'Anesthésie Réanimation ;
- Société Française de Médecine Périnatale ;
- Société Française de Radiologie.

Promoteur

Collège National des Gynécologues et Obstétriciens Français (en partenariat avec l'Agence Nationale d'Accréditation et d'Evaluation en Santé).

Comité d'organisation

G. Lévy (Président), F. Goffinet (coordonnateur, CNGOF), B. Carbonne (CNGOF), F. Courtois (Établissement Français du Sang), P. Dosquet (ANAES), J.-P. Laissy (Société Française de Radiologie), F. Mercier (Société Française d'Anesthésie-Réanimation), C. Revel (ANAES), V. Tessier et F. Teurnier (Collège National des Sages-Femmes).

Experts du groupe de travail

G. BAGOU (anesthésiste-réanimateur, Lyon), F. BAYOUMEU (anesthésiste-réanimateur, Nancy), G. BOULAY (anesthésiste-réanimateur, Paris), F. CAUMEL-DAUPHIN (sage-femme secteur privé, Paris), F. COURTOIS (Établissement Français du Sang, Paris), C. D'ERCOLE (gynécologue-obstétricien, Marseille), M. DREYFUS (gynécologue-obstétricien, Caen), A. FRANÇOIS (Établissement Français du Sang, Paris), J.-P. LAISSY (radiologue, Paris), B. LANGER (gynécologue-obstétricien, Strasbourg), O. LE DREF (radiologue, AP-HP Paris), A. MIGNON (anesthésiste-réanimateur, Paris), J. PATUREAU (médecin inspecteur de santé publique, DGS), J.-P. PELAGE (radiologue, Paris), F. PIERRE (gynécologue-obstétricien, Poitiers), D. SUBTIL (gynécologue-obstétricien, Lille), V. TESSIER (sage-femme, Paris), E. VERSPYCK (gynécologue-obstétricien, Rouen).

Lecteurs

J.-P. AGHER (gynécologue-obstétricien, CH Toulon), B. BAILLEUX (gynécologue-obstétricien, CH Seclin), F. BERTHIER (SAMU, CHU Nantes), M.-L. BIDET, (EFS, Angers), F. BRETELLE (gynécologue-obstétricien, CHU Marseille), T. CHAMPLON (radiologue, CH Melun), M. CORBILLON (sage-femme, CHU Amiens), L. CRAVELLO (gynécologue-obstétricien, CHU Marseille), M.-J. DARMON (cadre infirmière, CHU Nice), C. DOGNIN (gynécologue-obstétricien, CH Douai), E. DRAHI (médecin généraliste, St-Jean de Braye), A.-S. DUCLOY-BOUTHORS (anesthésiste, CHU Lille), H. FARUEL-FOSSE (sage-femme, secteur privé, Tarbes), D. FOSTER (radiologue, secteur privé, Neuilly), P. GILLARD (gynécologue-obstétricien, CHU Angers), N. HELOU-PROVOST (anesthésiste, CHU Lille), D. KRAUSE (radiologue, CHU Dijon), R. KUTNAHORSKY (gynécologue-obstétricien, CHU Colmar), N. LAURENCEAU (sage-femme, secteur public, Lyon), M. LE DU (sage-femme, maternité publique, Château-Gontier), A.-M. LEHR-DRYLEWICZ (médecin généraliste, Parcay-Meslay), P. MAHIOU (anesthésiste, secteur privé, Grenoble), A. MAUBON (radiologue, CHU Limoges), A. MAYAUD (anesthésiste, CHU Caen), P. MONNIER-BARBARINO (gynécologue-obstétricien, CHU Nancy), O. MULTON (gynécologue-obstétricien, secteur privé, St-Herblain), F. NGUYEN (sage-femme, CHI Poissy-St-Germain), P. NGUYEN-THANH (médecin généraliste, Vernon), J. PADOVAN (sage-femme, secteur privé, Paris), O. PARANT (gynécologue-obstétricien, CHU Toulouse), A. PASCAL (gynécologue-obstétricien, secteur privé, Marseille), E. PEYNAUD (biologiste, AP-HP Colombes), H.-J. PHILIPPE (gynécologue-obstétricien, CHU Nantes), B. POLITUR (médecin généraliste, Cayenne), P. POULAIN (gynécologue-obstétricien, CHU Rennes), H. RÉALI (sage-femme, maternité privée, Reims), D. RIETHMULLER (CHU Besançon), F. ROUBINET (EFS, Tours), P. ROZENBERG (gynécoloque-obsttricien, CH Poissy), J.-F. SCHVED (biologiste, CHU Montpellier), B. SENEZ (médecin généraliste, Eyzin-Pinet), D. THERBY (gynécologue-obstétricien, CH Roubaix), O. THIEBAUGEORGES (gynécologue-obstétricien, CHU Nancy), R. THIERY-BAJOLET (cadre infirmière, Saint-Brice-Courcelles), C. VAYSSIERE (gynécologue-obstétricien, CHU Schiltigheim), N. WINER (gynécologue-obstétricien, CHU Nantes).

LA PROBLÉMATIQUE

Durant les années 1990-2000, l'hémorragie du post-partum (HPP) a constitué la principale cause de décès maternel en France. Le taux de décès par hémorragie obstétricale a été au moins deux fois supérieur à celui d'autres pays développés. Cette constatation justifie la publication de recommandations pour la pratique clinique.

L'HPP se définit par une perte sanguine de plus de 500 ml dans les 24 heures qui suivent la naissance. Bien que l'HPP concerne environ 5 % des naissances et que la plupart de ces hémorragies soient bien tolérées, le volume de 500 ml doit rester le seuil à partir duquel une prise en charge active doit être déclenchée (accord professionnel).

FACTEURS DE RISQUE

Les principaux facteurs de risque connus d'hémorragie – avant ou pendant le travail – ne permettent pas de sélectionner avec une sensibilité et une spécificité suffisantes les patientes devant faire l'objet de mesures préventives spécifiques avant la naissance. Ainsi, la majorité des HPP surviennent sans qu'aucun facteur de risque soit clairement retrouvé. Par conséquent, il n'est pas possible en l'état actuel des connaissances de recommander une stratégie de prévention de l'HPP qui reposerait sur l'identification de facteurs de risque (accord professionnel).

PRINCIPES DE BASE APPLICABLES À TOUTE FEMME ENCEINTE EN PÉRIODE ANTÉNATALE

En plus des consultations prénatales, chaque femme enceinte sera adressée en consultation d'anesthésie. La collaboration avec l'équipe d'anesthésie a pour objet de mettre en place les mesures minimales nécessaires à la prise en charge de l'ensemble des patientes en cas de survenue d'une HPP (accord professionnel).

Il est rappelé que dans le cadre de l'HPP, comme pour l'ensemble de la prise en charge de la grossesse, les professionnels sont tenus d'informer les patientes au cours de la grossesse et au moment de l'accouchement des bénéfices et inconvénients des interventions proposées en vue d'une prise de décision éclairée (RPC « *Informations aux femmes enceintes* », ANAES 2004, à paraître).

Il est recommandé que tout établissement prenant en charge des accouchements organise les modalités d'approvisionnement et d'acheminement des produits sanguins labiles (PSL) de telle sorte que leur délai d'obtention soit inférieur à 30 mn. Une procédure décrivant cette organisation sera établie entre la maternité et le site transfusionnel dont elle dépend (accord professionnel).

Dans chaque maternité, il est recommandé de décrire les modalités de prise en charge des HPP dans un protocole adapté aux conditions locales d'exercice et régulièrement réactualisé, ainsi que d'y faire figurer la liste téléphonique de tous les acteurs potentiellement impliqués (accord professionnel).

Par ailleurs, il est recommandé de vérifier régulièrement la disponibilité des drogues susceptibles d'être utilisées en cas d'HPP. Enfin, il est recommandé que chaque maternité réalise un audit de ses cas d'HPP afin de vérifier le respect des procédures (accord professionnel).

Il est recommandé que chaque maternité dispose d'un praticien dont les compétences chirurgicales sont suffisantes pour l'exécution des gestes d'hémostase en cas d'HPP sévère (accord professionnel).

Pour toute femme enceinte, il est recommandé de disposer, à l'entrée en salle de naissance, des documents transfusionnels comportant : les deux déterminations du groupe sanguin ABO RH1 (D) et du phénotype RH et KEL1 valides, ainsi que le résultat d'une recherche d'agglutinines irrégulières (RAI) datant de moins d'un mois (accord professionnel). En leur absence, ces examens doivent être prélevés et acheminés vers le laboratoire dans les plus brefs délais. En cas de situation à très haut risque hémorragique dépistée avant la naissance, ou en cas de césarienne programmée, il est recommandé de disposer d'une RAI datant de moins de 3 jours (accord professionnel).

Les consultations prénatales et d'anesthésie permettent en outre d'identifier le plus précocement possible les patientes à risque très élevé d'HPP et de planifier leur prise en charge. Il s'agit essentiellement des patientes présentant un placenta recouvrant, une suspicion de placenta accreta ou des troubles sévères de l'hémostase (accord professionnel). Lorsque le diagnostic est posé, il est recommandé :

– d'orienter la patiente vers un centre comportant un plateau médico-technique adapté (soins intensifs maternels, produits sanguins disponibles sur place, gynécologues-obstétriciens et anesthésistes-réanimateurs présents 24h/24) (accord professionnel) ;

– de réaliser une numération formule sanguine (NFS) afin de dépister une anémie et de prescrire, dans ce cas, une supplémentation en fer et en folates. Ce traitement améliore les paramètres biologiques (grade A) et pourrait permettre de diminuer la nécessité de transfusion en cas d'hémorragie (grade C).

La transfusion autologue programmée n'a pas d'indication dans les situations à risque élevé d'HPP. Elle peut être envisagée en cas de phénotype érythrocytaire rare ou d'allo-immunisation complexe (grade C).

PRÉVENTION CLINIQUE ET PHARMACOLOGIQUE DE L'HPP AU MOMENT DE L'ACCOUCHEMENT

Il est recommandé de réaliser systématiquement :

– une surveillance régulière en salle de naissance pendant les deux heures qui suivent un accouchement (accord professionnel). Cette surveillance porte sur l'importance des pertes sanguines, la qualité du globe utérin, la fréquence cardiaque et la mesure de la pression artérielle. Ces données seront consignées dans le dossier de la patiente (accord professionnel) ;

– une prise en charge active de la délivrance qui doit comporter au minimum des gestes cliniques : au moment du décollement placentaire, traction contrôlée du cordon associée à une contre-pression suspubienne à l'aide de la main abdominale. De plus, un massage de l'utérus sera effectué après l'expulsion du placenta si l'utérus est hypotonique (grade A) ;

– un examen du placenta afin de vérifier s'il est complet. La rétention de cotylédons ou de membranes indique une révision utérine (accord professionnel) ;

– une injection prophylactique d'ocytocine (grade B) ; cette administration peut être faite soit au moment du dégagement de l'épaule antérieure de l'enfant (délivrance dirigée) soit après l'expulsion du placenta (grade B). Elle consiste en l'injection par voie intraveineuse directe lente (ou intramusculaire) de 5 à 10 UI d'ocytocine ;

– une délivrance artificielle lorsque le placenta n'est pas expulsé dans un délai de 30 minutes (grade C).

La précocité du diagnostic est un élément essentiel du pronostic de toute HPP. La quantification peut être facilitée par la mise en place d'un sac de recueil placé sous la patiente dès la fin de l'expulsion fœtale (grade C). Son efficacité à réduire le risque ou la gravité des HPP reste cependant à établir.

Dans le cas de la césarienne, les pertes sanguines sont plus importantes que dans un accouchement par voie basse et l'estimation de ces pertes est particulièrement difficile. Il est recommandé de réaliser une délivrance dirigée plutôt que d'effectuer une délivrance manuelle immédiate (grade B).

Le misoprostol n'est pas recommandé en prophylaxie de l'HPP ; en effet, il est moins efficace que l'ocytocine dans cette indication et ses effets secondaires sont plus nombreux (grade A).

PRISE EN CHARGE INITIALE DE L'HPP

La notion d'hémorragie du post-partum doit être immédiatement communiquée à tous les intervenants potentiels (obstétriciens, sages-femmes, anesthésistes-réanimateurs, infirmières), la prise en charge optimale étant multidisciplinaire et réalisée de manière conjointe et simultanée (accord professionnel).

Le facteur temps étant primordial, il est important de noter l'heure initiale du diagnostic de l'hémorragie, d'évaluer quantitativement les pertes sanguines, et de débuter un relevé chronologique des éléments de surveillance et de prise en charge sur une feuille spécifique (accord professionnel).

La cause du saignement doit être recherchée sans délai, les plus fréquentes étant l'atonie utérine, la rétention placentaire et les plaies cervico-vaginales (accord professionnel).

La mise en condition minimale comporte :

- La vérification qu'une voie veineuse fonctionnelle est en place ;
- La mise en place d'une surveillance : scope, pression artérielle non invasive, oxymètre de pouls ;
- La réalisation d'une expansion volémique initialement avec des cristalloïdes.

Une anesthésie adaptée à la pratique des gestes obstétricaux est réalisée dans les conditions de sécurité optimale et dans de brefs délais (accord professionnel). Si la femme ne dispose pas d'une RAI datant de moins de 3 jours, il est recommandé de faire une nouvelle RAI et de prévenir la structure transfusionnelle de la situation (accord professionnel).

Si la délivrance n'a pas eu lieu, une délivrance artificielle effectuée sous anesthésie est impérative pour permettre d'obtenir la vacuité utérine (accord professionnel). Si elle a déjà eu lieu, la révision utérine s'impose, même si la délivrance semble complète (accord professionnel).

La vessie doit être vide et l'utérus massé s'il est hypotonique (accord professionnel).

Un examen de la filière génitale sous valves est recommandé en cas de suspicion de lésion cervico-vaginale, ou systématiquement si une anesthésie générale est réalisée pour les gestes endo-utérins (accord professionnel).

Parallèlement, il est recommandé d'administrer des utérotoniques de façon systématique (grade C). L'ocytocine est préconisée en première intention à la posologie de 5 à 10 UI par une injection intraveineuse lente (grade C). Un traitement d'entretien est ensuite instauré à l'aide d'une perfusion au débit de 5 à 10 UI par heure pendant deux heures.

Les prostaglandines ne sont pas recommandées en première intention dans le traitement de l'HPP (accord professionnel).

La réalisation de gestes endo-utérins est associée à la pratique d'une antibioprophylaxie à large spectre (grade C).

Il est nécessaire de recourir aux phases suivantes du traitement si l'hémorragie persiste au-delà de 15 à 30 minutes (accord professionnel). Ce délai sera modulé en fonction de l'abondance de l'hémorragie, de son retentissement hémodynamique et des moyens thérapeutiques mis en œuvre pour maintenir l'état hémodynamique.

PRISE EN CHARGE DE L'HPP QUI S'AGGRAVE

Comme dans l'étape précédente, la prise en charge optimale est multidisciplinaire, réalisée de manière conjointe et simultanée ; le facteur temps est, là encore, un facteur pronostique majeur (accord professionnel).

L'équipe obstétricale doit se reposer la question de l'étiologie obstétricale de l'hémorragie : inspection du col et du vagin systématiquement si elle n'a pas déjà été réalisée et révision de la cavité utérine, si nécessaire ; mais ces deux gestes ne doivent pas retarder la suite de la prise en charge.

Il est recommandé d'administrer dans le délai de 15 à 30 mn après le début de l'hémorragie un traitement par sulprostone en perfusion intraveineuse à la seringue électrique (grade C). Les voies intramusculaire et intramyométriale sont contre-indiquées (grade C). On débute à posologie comprise entre 100 et 500 microgrammes par heure. Cette posologie est adaptée en fonction de la réponse au traitement, jugée sur la persistance de l'hémorragie et la tonicité utérine ; la posologie maximale de perfusion est de 500 microgrammes par heure (accord professionnel).

Il n'est pas recommandé d'utiliser le misoprostol en intrarectal dans cette indication (accord professionnel).

Prise en charge par l'équipe d'anesthésie-réanimation :

Le monitorage installé initialement (électrocardioscope, mesure régulière non invasive de la pression artérielle, oxymétrie de pouls) est complété par un sondage vésical à demeure permettant la surveillance de la diurèse horaire (accord professionnel).

La mise en condition est complétée par la pose d'une deuxième voie d'abord veineuse et d'un prélèvement sanguin pour établir un bilan biologique standard (NFS-plaquettes, TP, TCA, fibrinogène). Il pourra être associé une mesure immédiate du taux d'hémoglobine par un appareil portable (type Hemocue®). Les bilans seront répétés en fonction de l'évolution de la situation clinique.

Cette mise en condition minimale peut être complétée, en cas d'hémorragie abondante ou qui se prolonge, par :

– un remplissage vasculaire et une transfusion idéalement réalisés grâce à un accélérateur-réchauffeur de perfusion (accord professionnel) ;

– la mise en place d'un abord veineux fémoral gauche et d'un cathéter artériel (utile pour la surveillance hémodynamique et les prélèvements répétés) (accord professionnel).

En cas d'hémorragie abondante, il faut d'emblée prévenir le site transfusionnel afin qu'il puisse gérer l'approvisionnement des divers produits sanguins labiles (accord professionnel). Si la RAI date de plus de 3 jours, l'attente du résultat ne doit pas faire retarder la transfusion en cas d'urgence vitale potentielle (accord professionnel). La transfusion de culots globulaires est recommandée pour maintenir un taux d'hémoglobine entre 7 et 10 g/dl tant que l'hémorragie persiste. En cas de troubles de l'hémostase associés à une hémorragie, le plasma frais congelé (PFC) (15 à 20 ml/kg) peut être utilisé en première intention (accord professionnel). Une transfusion de concentrés plaquettaires est recommandée en cas de thrombopénie inférieure à 50 000/ml associée à une hémorragie active au cours d'une césarienne, et pour une thrombopénie inférieure à 30 000/ml au cours d'un accouchement par voie basse (RPC AFSSAPS, 2003).

En présence de troubles de la conscience et d'un état hémodynamique instable, l'intubation oro-trachéale avec ventilation mécanique est nécessaire pour optimiser la ventilation et l'oxygénation, ainsi que pour assurer la protection des voies aériennes de l'inhalation du contenu gastrique (grade C).

En cas de troubles de la coagulation, le cathéter péridural est laissé en place. Son retrait ne sera effectué qu'après normalisation du bilan biologique (grade C).

MÉTHODES INVASIVES

Si après 30 mn de perfusion de sulprostone, il n'est pas noté d'amélioration ou si la situation s'aggrave, il faut choisir d'autres stratégies thérapeutiques (embolisation, chirurgie) (accord professionnel). Si la stratégie appropriée n'est pas possible sur place, il faut envisager un transfert pour effectuer le geste d'hémostase (accord professionnel).

DÉCISION ET ORGANISATION D'UN TRANSFERT

La décision et l'organisation du transport médicalisé sont consensuelles entre les différents praticiens (service demandeur, SAMU-SMUR, service d'accueil) (accord professionnel). Le choix de la structure d'accueil tient compte du plateau technique, des possibilités d'hospitalisation sur place et du facteur temps (accord professionnel).

Un état hémodynamique instable contre-indique le transport vers une autre structure et conduit à une chirurgie d'hémostase sur place (accord professionnel).

Pendant le transport, seules des techniques de réanimation peuvent être envisagées, les gestes endo-utérins ne sont pas réalisables (accord professionnel).

La surveillance et l'anesthésie-réanimation de la patiente lors de l'embolisation ne relèvent pas de l'équipe du SMUR mais des médecins de la structure d'accueil (accord professionnel).

Dès la décision de transfert de la patiente, et afin d'anticiper l'obtention des produits sanguins, les documents immuno-hématologiques et les informations nécessaires sont communiqués au service d'accueil. La malade doit être transférée avec ses documents originaux ou des copies de ceux-ci (accord professionnel).

Dans le cas particulier d'une hémorragie compliquant un accouchement survenu hors maternité et devant l'inefficacité du traitement initial (vacuité vésicale, massage utérin, ocytociques puis éventuellement révision utérine et sulprostone), il faut privilégier le transport médicalisé rapide vers une structure hospitalière adaptée et préalablement informée plutôt que de s'attarder sur place (accord professionnel).

STRATÉGIE DE PRISE EN CHARGE PAR LES MÉTHODES INVASIVES

L'embolisation artérielle

L'indication de recourir à l'embolisation doit être posée de façon pluridisciplinaire entre les équipes de gynécologie-obstétrique, d'anesthésie-réanimation et de radiologie interventionnelle (accord professionnel).

L'embolisation artérielle est réalisée dans une salle d'angiographie disposant d'un matériel de réanimation, sous la surveillance constante d'une équipe d'anesthésie-réanimation et d'obstétrique (accord professionnel).

La présence d'un gynécologue-obstétricien est recommandée afin de pouvoir effectuer dans les meilleurs délais un geste chirurgical d'hémostase en cas d'échec de la procédure ou d'apparition d'un état de choc hémorragique (accord professionnel). Une situation hémodynamique instable peut conduire à renoncer à une embolisation qui paraissait initialement indiquée, notamment si son délai de réalisation et/ou les moyens de réanimation sur place apparaissent moins favorables qu'un passage immédiat au bloc opératoire (accord professionnel).

Si les conditions requises sont réunies (hémodynamique stable, proximité du plateau technique, possibilité de transfert rapide), l'embolisation artérielle est recommandée en cas :

- d'atonie utérine résistant aux utérotoniques, en particulier après un accouchement par voie basse ;
- d'hémorragie d'origine cervico-utérine (placenta recouvrant) ;
- de thrombus vaginal ;
- de déchirure cervico-vaginale déjà suturée ou non accessible (grade C).

L'embolisation artérielle n'est pas contre-indiquée par l'existence d'une coagulopathie (accord professionnel).

L'embolisation peut également être discutée en cas d'hémorragie persistant après des ligatures artérielles (sélectives ou proximales) ou une hystérectomie (grade C).

La chirurgie

Dans les circonstances où l'hémorragie s'aggrave ou échappe au traitement médical, le recours à l'anesthésie générale est recommandé pour la chirurgie, même si une analgésie péridurale était déjà en place (accord professionnel).

Si l'accouchement a eu lieu par césarienne ou si les conditions optimales de réalisation de l'embolisation ne sont pas réunies, les ligatures vasculaires, associées pour certains à un capitonnage des parois utérines, constituent le geste chirurgical le plus approprié en première intention (grade C). Ces ligatures peuvent être celles des artères utérines éventuellement associées à celles des ligaments ronds et des utéro-ovariens ou une ligature bilatérale des artères hypogastriques. Les ligatures des artères utérines sont plus simples à réaliser et ont une morbidité moindre. Il n'existe cependant pas de données permettant de privilégier l'une de ces techniques ; le choix repose essentiellement sur l'expérience du chirurgien (accord professionnel).

L'hystérectomie d'hémostase est en général décidée après l'échec de l'embolisation ou des ligatures vasculaires ; elle peut cependant être réalisée d'emblée si la situation l'impose (accord professionnel).

Elle est préférentiellement subtotale, cette technique étant plus simple, plus rapide et aussi efficace que l'hystérectomie totale en dehors de situations particulières (placenta praevia accreta, rupture complexe du segment inférieur ou déchirure cervicale grave associée) (accord professionnel).

Après embolisation ou chirurgie, la surveillance de la patiente dans une structure adaptée de type réanimation, soins intensifs ou salle de surveillance post-interventionnelle est une mesure indispensable (accord professionnel).

Cas particulier du placenta accreta

Deux situations principales peuvent être envisagées :

– en l'absence d'hémorragie, le placenta peut être laissé en place en partie ou en totalité car cela limite les risques d'hémorragie à court terme (grade C). Il n'existe actuellement pas de preuve suffisante pour affirmer l'utilité d'un traitement complémentaire systématique associé (ligatures artérielles, embolisation ou méthotrexate) ;

– en cas d'hémorragie modérée, une ligature artérielle éventuellement associée à un capitonnage utérin (en cas de césarienne) ou une embolisation artérielle (en cas de voie basse) peuvent être réalisées. Une hystérectomie s'impose en cas d'échec ou d'hémorragie grave d'emblée (accord professionnel).

Schéma 1. Prise en charge initiale d'une hémorragie du post-partum immédiat

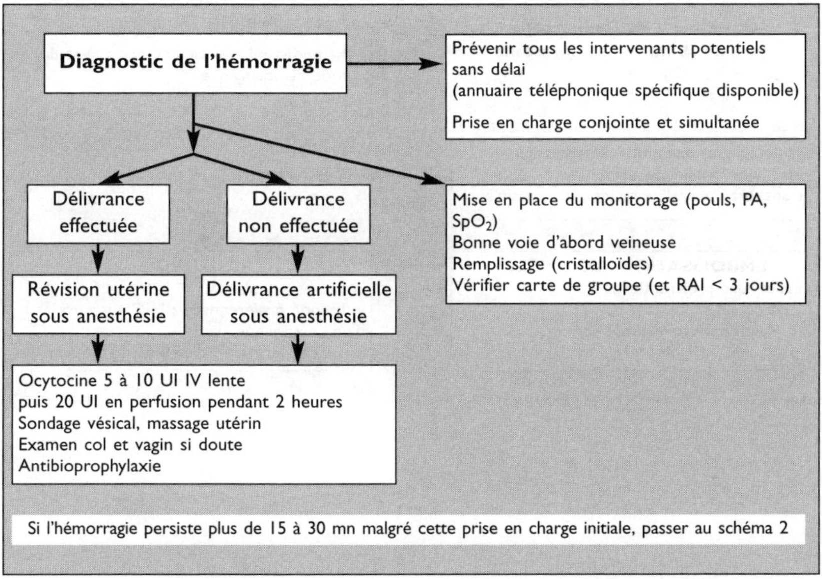

Schéma 2. Prise en charge d'une hémorragie du post-partum immédiat qui persiste au-delà de 15 à 30 mn

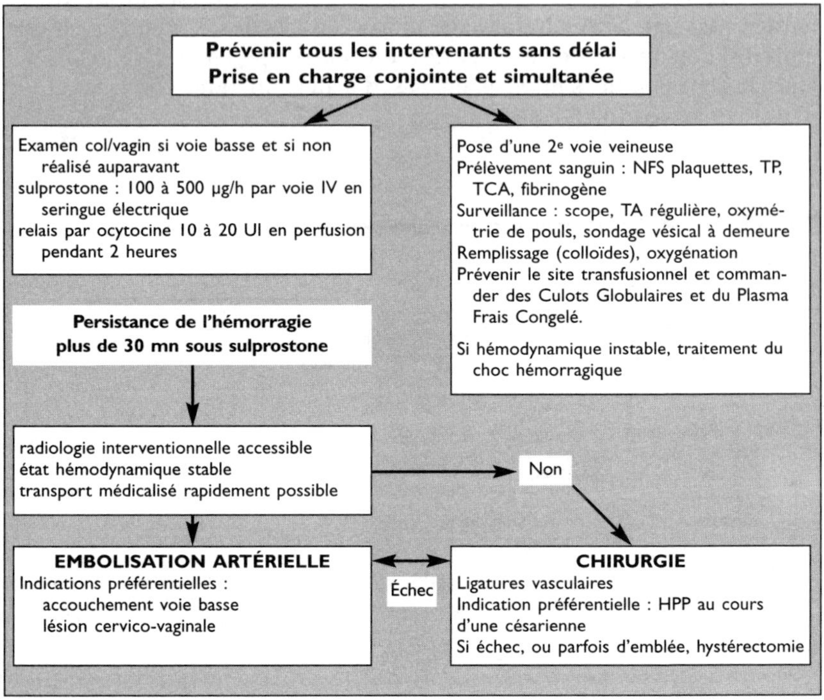

LISTE ALPHABÉTIQUE DES NOMS D'AUTEURS DES VINGT-HUIT VOLUMES 1977-2004

INDEX ALPHABÉTIQUE DES MATIÈRES DES VINGT-HUIT VOLUMES 1977-2004

NOTA : les textes de l'année 1977 (premières Journées Nationales du Collège) ont paru dans un numéro spécial du Journal de Gynécologie, Obstétrique et Biologie de la Reproduction, *Tome 7, n° 3 bis, 1978.*

Composition : CNGOF

Achevé d'imprimer en novembre 2004
sur les presses de l'imprimerie Le Révérend Valognes
Dépôt légal novembre 2004